Trebert · Psychiatrische Altenpflege

W0046417

Martin Trebert

Psychiatrische Altenpflege

Ein praktisches Lehrbuch

Beltz Verlag · Weinheim und Basel

Neu ausgestattete Sonderausgabe 1997 des Titels
»Trebert: Psychiatrische Altenpflege. Ein praktisches Lehrbuch«
Beltz Psychologie Verlags Union, ISBN 3-621-27184-8

© 1997 Beltz Verlag · Weinheim und Basel
Herstellung: Klaus Kaltenberg
Druck: Druckhaus Beltz, Hemsbach
Umschlaggestaltung: Atelier Adolf Bachmann, Reischach
Umschlagabbildung: Bavaria Bildagentur, Gauting (Masterfile Cooperation)
Printed in Germany

ISBN 3-407-21022-1

Inhaltsverzeichnis

Vorwort zur dritten Auflage

Die dritte Auflage dieses Lehrbuchs berücksichtigt die neueren Entwicklungen in der Bezeichnung und Klassifikation psychischer Störungen. Konnte bei den vorangegangenen Auflagen noch das Klassifikationssystem der Amerikanischen Psychologischen Vereinigung (DSM-III-R) als fortschrittlichstes Bezugssystem gelten, orientiert sich diese Auflage an der mittlerweile erschienenen neuesten Überarbeitung des Klassifikationssystems der Weltgesundheitsorganisation (Internationale Klassifikation psychischer Störungen, ICD-10 Kapitel V (F)). Da das System der Weltgesundheitsorganisation in Deutschland sowie international als verbindlich übernommen wird, eröffnen die dort eingeführten Begriffe und Definitionen verbesserte Möglichkeiten, psychiatrische Begriffe und ihre Bedeutungen in einheitlicher und allgemeinverständlicher Weise zu verwenden.

Vor allem im Bereich der für die Altenpflege so wichtigen hirnorganischen Erkrankungen mußten durch die Bezugnahme auf das neue Klassifikationssystem einige Bezeichnungen verändert werden. So werden die „Organisch Bedingten Psychischen Störungen" nunmehr als „Organische psychische Störungen" bezeichnet, statt des Begriffs „Verwirrtheitszustand" wird der Ausdruck „Delir" verwendet und statt „Multiinfarkt-Demenz" heißt die entsprechende Kategorie nunmehr „vaskuläre Demenz". Hinter den veränderten Begriffen stehen selbstverständlich zum Teil auch veränderte Bedeutungen, die allerdings in der Regel eher für den Diagnostiker als für Pflegende relevant sind. Der interessierte Leser sei hier auf die am Ende jedes Kapitels stehenden Erläuterungen zu „Begriffen und Begriffsverwirrungen" verwiesen.

Beim Thema Depression wurde auf die Übernahme der WHO-Systematik verzichtet, da diese hier eher diagnostischen Anforderungen genügt, inhaltlich aber zumindest für das Feld der Alterspsychiatrie den Verständniszugang meines Erachtens eher erschwert. Auf die jeweils entsprechenden Begriffe der ICD-10 wird im Text verwiesen.

Zur Erleichterung des Umgangs mit den unterschiedlichen psychiatrischen Bezeichnungen wurde für diese Auflage ein Register angefügt.

Weitere kleinere Veränderungen – wie etwa erweiterte Erläuterungen zur biographieorientierten Arbeitsweise – berücksichtigen neuere Entwicklungen im Arbeitsfeld Altenhilfe sowie eigene Erfahrungen des Autors, aber auch aktuelle Forschungsergebnisse.

Hünstetten-Limbach, im April 1995   *Martin Trebert*

Danksagung

Dieses Buch hat eine lange Geschichte. Es entstand im Rahmen des Unterrichts zur Altenpflege-Ausbildung sowie für die Zwecke der Fortbildung von Mitarbeitern in der Altenhilfe. Am Anfang stand ein kurzes Skript, in dem ich grundlegende Fakten zur Demenz beschrieben habe. Im Laufe der Zeit entstanden weitere Skripte zu anderen Themenbereichen der Alterspsychiatrie. Ich habe sie in Aus- und Fortbildung verwendet und die Teilnehmer immer wieder um Rückmeldungen und Kritik gebeten. Aufgrund ihrer Anregungen ergaben sich stets neue Überarbeitungen. Ich möchte allen danken, die auf diese Weise zur Entstehung des Buches beigetragen haben.

Mein besonderer Dank gilt Frau Heide Moerschel, Unterrichtsschwester am Hufeland-Haus in Frankfurt/M. Sie beriet mich immer wieder in medizinisch-pflegerischen Fragen und trug ganz wesentlich zur Entstehung des Kapitels über die akuten Verwirrtheitszustände bei.

Viel verdanke ich auch den Bewohnerinnen und Bewohnern des Hufeland-Hauses. Am meisten gelernt habe ich von den dementen Patienten – gerade jenen also, die meinen Dank in dieser Form nicht mehr aufnehmen können. Um so mehr hoffe ich, daß dieses Buch letztlich ihnen zugute kommt.

Hofheim, im Februar 1991

1. Psychische Krankheit im Alter

Zahlreiche alte Menschen sind von psychischer Krankheit betroffen. Viele dieser Störungen werden allerdings von pflegenden, von Angehörigen und auch von den Erkrankten selbst übersehen. Viele Symptome werden mißverstanden – es heißt dann „… der will ja nur nicht mehr" oder „… der tut doch bloß so" oder auch „… ist doch normal, in seinem Alter…".

Tatsächlich ist es nicht immer leicht, eine psychische Störung bei Älteren zu erkennen – geschweige denn, angemessen darauf zu reagieren. Oft werden Krankheitssymptome vorschnell auf den „hirnorganischen Abbau" geschoben, ohne daß dies näher untersucht würde. Die Zeiten, in denen mit der Etikette „Altersschwachsinn" jegliche weitere Behandlung für sinnlos erklärt wurde, sollten jedoch vorbei sein. Psychische Erkrankungen des Alters sind behandelbar. Auch dort, wo sie nicht geheilt werden können, ist ihr Verlauf beeinflußbar – und die Lebensqualität der Betroffenen kann bei sachkundiger und menschlicher Pflege wesentlich verbessert werden.

Dieses Buch will einen Beitrag leisten zur Aufklärung. Grundwissen über die häufigsten psychischen Erkrankungen des Alters ist eine Voraussetzung für Pflege und Hilfeleistungen bei Älteren. Mindestens genauso wichtig sind aber die Fähigkeit und die Bereitschaft, sich auf die Sorgen und Nöte alter Menschen einzulassen und die helfende Beziehung bewußt zu gestalten. Ich will daher nicht nur Fachwissen über Krankheitsbilder vermitteln. Ein wesentliches Anliegen des Buches ist es auch, das Augenmerk immer wieder auf die Beziehung zwischen dem Helfer und dem alten Menschen zu richten.

Der Grundgedanke ist, daß Hilfe und Pflege sich nicht an der Erkrankung ausrichten, sondern am kranken Menschen. Dies gilt in der Begegnung mit alten Menschen in ganz besonderem Maß. Gerade bei alten Menschen verflechten sich die seelischen, körperlichen und sozialen Entwicklungen in besonders enger Weise miteinander – eine Tatsache, die in der Gerontologie als Wissenschaft schon lange ihren Niederschlag gefunden hat, indem hier die Zusammenarbeit von Medizin, Psychiatrie, Psychologie und Soziologie bereits Tradition hat.

Psychische *und* körperliche Erkrankungen des Alters weisen einige Besonderheiten auf, die gewissermaßen die speziellen Rahmenbedingungen von Krankheiten bilden:

Die Lebensphase des „Alters" wird in unserer Gesellschaft in etwa markiert durch den üblichen Zeitpunkt des Austritts aus dem Berufsleben. Für heutige Pensionäre und „junge Alte" ist dies ein Zeitraum, der einerseits von Erwartungen und Möglichkeiten geprägt ist, die früheren Generationen meistens unbekannt waren: Bei weitgehender finanzieller Selbständigkeit, eigener Haushaltsführung und gut erhaltener Beweglichkeit kann ein großer Teil der „neuen Alten" diesen Spielraum zur Entfaltung eigener Interessen und Neigungen nutzen.

Daß die Mehrzahl alter Menschen in unserer Gesellschaft die letzte Lebensphase als Chance und sinnerfüllten Lebensabschnitt begreift, sollte über der

Beschäftigung mit den Krankheiten des Alters nie aus den Augen verloren werden. Da dieses Buch von den psychischen Erkrankungen handelt, wird hier allerdings notwendigerweise mehr von den Schattenseiten der möglichen Entwicklungen im Alter die Rede sein. So kann beispielsweise die Pensionierung auch als schwerer Verlust erlebt werden; die Neuorientierung in der gewonnenen Freizeit für den einzelnen und auch in Partnerschaften zum Lebensproblem werden. Einkommensverluste können – besonders bei Witwen – zu schwerwiegenden Einschränkungen in der Lebensführung zwingen. Krankheiten sind häufig das bestimmende Element dieser Lebensphase. Gerade im Zusammenhang mit psychischen Erkrankungen wird immer wieder von der Auseinandersetzung mit Verlusten aller Art die Rede sein: Verlust des Partners bzw. der Partnerin, Verlust der körperlichen Beweglichkeit oder der geistigen Kräfte, Verluste an Rollen und Aufgaben. Die Art der Bewältigung dieser Schwierigkeiten ist mitentscheidend für Gesundheit und Lebensqualität im Alter.

Psychisch krank im Alter – wie viele sind betroffen?

Etwa 25 % der Menschen über 65 zeigen psychische Störungen.

Am häufigsten sind hirnorganische Störungen und Depression.
(Quelle: Häfner 1986)

Die Grenzen zwischen psychischer Gesundheit und psychischer Krankheit sind grundsätzlich fließend: Mehr oder weniger deutlich kann wohl jeder „Gesunde" bei sich selbst einige Schwächen entdecken, die – bei stärkerer Ausprägung – vielleicht als psychische Krankheit erscheinen würden. Ebenso lassen sich auch beim „Verrücktesten" unter den psychisch Kranken gesunde Anteile finden. Gerade bei alten Menschen ist die Grenze zwischen Gesundheit und Krankheit im seelischen wie auch im körperlichen Bereich besonders schwer zu ziehen. Eine gewisse Verlangsamung und eine Verminderung der geistigen Umstellungsfähigkeit gehören beispielsweise durchaus zu den normalen Alterungserscheinungen. Es ist daher sehr schwierig, die Grenze zu geistigen Einbußen zu ziehen, die zu Beginn einer dementiellen Erkrankung auftreten. Einen alten Menschen vorschnell als psychisch krank abzustempeln, wäre aber ebenso verkehrt, wie eine behandlungsfähige Störung als „Alterserscheinung" zu übergehen.

Zu den Eigenheiten der psychischen Erkrankungen im Alter zählt auch, daß psychische Störungen noch viel enger als in früheren Lebensphasen mit körperlichen Störungen verknüpft sind. Wer psychisch krank ist, ist häufig auch körperlich krank. Umgekehrt sind körperliche Krankheiten oft mit psychischen Störungen verknüpft. (Hierauf gehe ich im Kapitel 8 „Psychosomatik" noch ausführlicher ein).

Ebenso eigentümlich für die psychischen Erkrankungen des Alters ist die Unschärfe der Krankheitsbilder: Symptome unterschiedlicher Krankheitsbilder fließen ineinander über, so daß die Diagnosestellung auch für den Fachmann oft problematisch ist. Die enge Verknüpfung mit körperlichen Symptomen trägt ebenfalls dazu bei, daß Krankheitseinteilungen und Diagnosen leicht fragwürdig werden. Auch psychische Erkrankungen, die beim Erwachsenen noch eindeutig diagnostizierbar waren, erscheinen oft „abgeflacht" und weniger klar erkennbar, wenn der Mensch älter wird.

Häfner (1986, S. 34f.) hat beispielhaft beschrieben, auf welche Weise psychische Störungen, körperliche Störungen und die Art der Lebensführung miteinander verwoben sein können: „Ein passiver Lebensstil begünstigt Bewegungsmangel und Überernährung. In deren Folge kann sich ein Diabetes mellitus entwickeln, der nach langjährigem Bestehen das Auftreten einer Depression und die Entwicklung eines zerebralen Gefäßprozesses begünstigt. Die depressive Krankheit hat eine Vernachlässigung diätetischer Regeln und medizinischer Verordnungen zur Folge, die zu Dekompensation des Diabetes und, im Zusammenhang damit, zu einem Hirninfarkt führt. Als Folge des Hirninfarkts verbleibt eine Demenz mit Pflegebedürftigkeit."

Die bestehenden Schwierigkeiten der eindeutigen Krankheitseinteilung können aber auch positiv gewendet werden: Gerade weil Krankheitsbilder im Alter nicht so scharf ausgeprägt sind, verbietet es sich fast von selbst, die Krankheiten anstatt der Menschen zu behandeln. Tatsächlich müssen die Persönlichkeit und die Lebenssituation des kranken alten Menschen in einer möglichst umfassenden Weise berücksichtigt werden. Hierzu gehören seine Vergangenheit mit ihren lebensgeschichtlich bedeutsamen Prägungen, die Lebensführung, die augenblickliche Situation im sozialen Umfeld, die Wohnsituation usw. ebenso wie die Zukunftsperspektiven.

Gute Rahmenbedingungen im Lebensfeld können Krankheiten verhindern bzw. haben entscheidenden Einfluß auf den Krankheitsverlauf. Vielfach steht man vor Krankheiten, die letztlich nicht heilbar sind – hier stellt sich die Frage nach der Lebensqualität, die im Leben *mit* der Krankheit noch erreichbar ist.

Hilfe und Pflege für psychisch kranke alte Menschen ist vor die Aufgabe gestellt, ein möglichst umfassendes Verständnis des Betroffenen und seiner Symptome zu entwickeln und dementsprechend umfassend unter Einbeziehung der psychischen, körperlichen und sozialen Gesichtspunkte zu reagieren. Die Grundlagen eines solchen ganzheitlichen Verständnisses psychiatrischer Altenpflege stelle ich im nachfolgenden Kapitel dar.

Die anschließende Schilderung der psychiatrischen Krankheitsbilder gliedert sich in vier große Bereiche: Organisch Bedingte Psychische Störungen; Depression – wobei ein spezielles Kapitel der Problematik der Selbsttötung im Alter gewidmet ist – Wahnhafte Störungen und Schizophrenie; Abhängigkeitserkrankungen. Diese Aufteilung orientiert sich an der Häufigkeit – die genannten Krankheitsbilder sind die häufigsten psychischen Erkrankungen des Alters. Die Kenntnis dieser Syndrome ist eine wesentliche Basis qualifizierter Pflege in der Alterspsychiatrie.

Das abschließende Kapitel „Psychosomatik" geht auf die Zusammenhänge von sozialen Beziehungen, körperlichen Erkrankungen und psychischen Störungen im Alter ein. Hierzu gehörte auch die Frage nach den Prozessen der Krankheitsbewältigung. Es bietet damit Hinweise auf die Grundlagen eines psychosomatischen Verständnisses in der Pflege alter Menschen.

Innerhalb der Psychiatrie und auch innerhalb der Alterspsychiatrie gibt es über die hier gegebene Aufgliederung hinaus verwirrend viele Systeme von Krankheitseinteilungen, die sowohl untereinander als auch mit der hier gewählten Einteilung z.T. im Widerspruch stehen – andere Gliederungen wären jederzeit möglich. Dieses Buch versucht, sich in seiner Aufteilung an den Krankheitssymptomen zu orientieren. Insofern folgt es neueren Entwicklungen in der psychiatrischen Diagnostik.

Das nunmehr vorliegende neue Klassifikationssystem der Weltgesundheitsorganisation (ICD-10) stellt einen wichtigen Schritt zur Vereinheitlichung der psychiatrischen Begriffsverwendung dar. Die dort verwendeten Begriffe und Definitionen werden daher von mir in der hier vorliegenden dritten Auflage durchgehend verwendet.

2. Die Pflege psychisch kranker alter Menschen

Dieses Kapitel beschreibt einige Grundlagen, die das Selbstverständnis von Pflegenden, die besonderen Aufgabenstellungen und die gesellschaftlichen Rahmenbedingungen der Pflege psychisch kranker alter Menschen betreffen. In diesem Zusammenhang stellen sich eine Fülle von Fragen: Was heißt „psychiatrische Altenpflege"? Welche Aufgaben haben AltenpflegerInnen in der Pflege psychisch kranker alter Menschen? Welche Rolle spielen Angehörige? Wie ist die Stellung der psychiatrischen Altenpflege im Rahmen der Institutionen der Gesundheitsversorgung und im gesellschaftspolitischen Rahmen? Welche Alternativvorstellungen gibt es? Wie ist die Ausbildungssituation?

2.1 Was heißt „Pflege"?

Wer die Frage nach den Aufgaben in der Pflege psychisch kranker alter Menschen beantworten will, muß beim Begriff der „Pflege" anfangen. Die Auffassungen darüber, was „Pflege" eigentlich ist, haben sich im Lauf der Geschichte verändert. Das Motiv der christlich geprägten Fürsorge und das Bild der Helferin als Mutter wirken bis heute im Selbstverständnis der Pflegenden nach. Dieser Einfluß ist auch abzulesen an der gesellschaftlichen Stellung der Pflegeberufe. Trotz moralischer Anerkennung bleibt die Wertschätzung – die sich in unserer Gesellschaft vor allem in Geld ausdrückt – gering: Pflege ist extrem unterbezahlt. Damit verknüpft ist die Tatsache, daß Pflege immer noch weitgehend ein Frauenberuf ist.

In den letzten Jahrzehnten hat sich aber auch ein neues Pflegeverständnis entwickelt. Dieses neue Verständnis wurde von verschiedenen Autorinnen formuliert: Virginia Henderson (1963), Nancy Roper (1980) und andere entwickelten eigene Pflegetheorien. Grundlegende Aussagen finden sich für den deutschen Sprachraum im Werk von Liliane Juchli (1987). Trotz unterschiedlicher Schwerpunkte bei verschiedenen Autorinnen läßt sich als Grundaussage in etwa zusammenfassen:

Pflege ist in erster Linie Hilfe zur Selbsthilfe. Sie dient dem Bejahen der Realität und ihrer Bewältigung. Sie richtet sich an den Gesunden (als Gesundheitserziehung und Vorbeugung) und an den Kranken. Sie ist nicht nur an der Heilung von Krankheiten orientiert, sondern vor allem an der Person des Pflegebedürftigen. Als ganzheitliche Pflege richtet sie sich an den ganzen Menschen und nimmt dabei seine Bedürfnisse zum Ausgangspunkt. Ganzheitliche Pflege berücksichtigt individuell alle wichtigen körperlichen, geistigen, seelischen und sozialen Gegebenheiten.

Pflege wird in modernen Pflegetheorien als „Pflegeprozeß" aufgefaßt. Das heißt, in der pflegerischen Arbeit mit dem Patienten findet eine Entwicklung statt. Diese Entwicklung ist planbar. Sie hat ein Ziel und ein Ergebnis. Das Ergebnis ist überprüfbar und – in gewissem Umfang – vorhersagbar. Das Verständnis der pflegerischen Arbeit als Pflegeprozeß führt also zur geplanten Pflege. Voraussetzung der geplanten Pflege ist die Pflegedokumentation: Die systematische Aufzeichnung aller Beobachtungen und pflegerischen Verrichtungen[1]. Die Einführung des Pflegeprozeß-Ansatzes, von Pflegedokumentation und Pflegeplanung werden auch von der Weltgesundheitsorganisation aktiv gefördert.

Ganzheitliche und bedürfnisorientierte Pflege läßt sich besser verstehen, wenn man eine Vorstellung von den grundlegenden menschlichen Bedürfnissen hat. Das einfache und unmittelbar einleuchtende Modell menschlicher Bedürfnisse, wie es der amerikanische Psychologe A. Maslow entwickelte, hat sich als anschauliche und hilfreiche Grundlage erwiesen (s. Abb. 1).

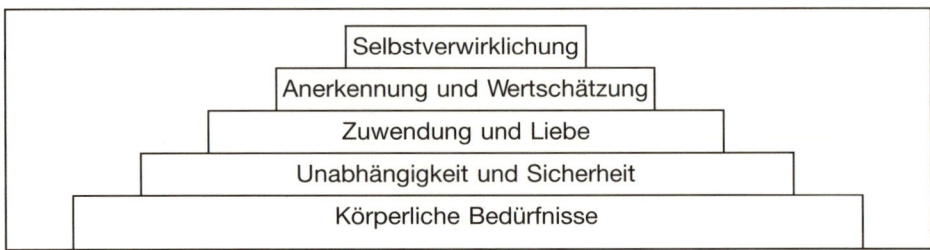

Abb. 1. Die Bedürfnispyramide nach Maslow (1977)

Maslow unterscheidet die körperlichen Bedürfnisse, Bedürfnisse nach Unabhängigkeit und Sicherheit, nach Zuwendung und Liebe, nach Anerkennung und Wertschätzung sowie nach Selbstverwirklichung. Er geht davon aus, daß zunächst die grundlegenden körperlichen Bedürfnisse wie Hunger, Durst, Schlaf, Bewegung u. a. befriedigt sein müssen; sie sind die Basis aller Lebensaktivität. Erst dann treten weitergehende Bedürfnisse in den Vordergrund.

Aus dem Modell von Maslow kann abgeleitet werden, welche Aktivitäten des täglichen Lebens (ATL) zur Erfüllung der menschlichen Grundbedürfnisse notwendig sind. Diese müssen in der geplanten pflegerischen Arbeit Beachtung finden. Die Orientierung an den Aktivitäten des täglichen Lebens gehört zu den Grundlagen zielgerichteter Pflege.

Basis aller Lebensaktivitäten ist die Befriedigung der körperlichen Bedürfnisse nach Essen, Trinken, Ausscheiden, Ruhen und Schlafen, Bewegung, Temperaturausgleich, Atmen.

Auf der seelischen und sozialen Ebene führen die Bedürfnisse nach Sicherheit und nach Zugehörigkeit zu einer Gemeinschaft zum Streben nach Absicherung vor Gefahren oder Verlusten und dem Suchen nach Anerkennung und Wertschätzung durch Beschäftigung und soziale Kontakte.

Das Streben nach Selbstverwirklichung führt zu allen Aktivitäten, die als sinnstiftend für das eigene Leben erfahren werden – sie dienen der Weiterentwicklung der eigenen Persönlichkeit (für den Kranken kann das z. B. die Auseinandersetzung mit seiner Erkrankung sein).

---

1 Die Ansätze zur Pflegeplanung können hier nicht im einzelnen vorgestellt werden. Grundlagen werden u. a. bei Juchli (1987) erläutert. Eine praktische Anleitung bietet Reimann (1985). Pflegeplanung in der stationären Altenpflege wird von Braun und Halisch (1989) anschaulich beschrieben.

2.2 Besondere Aufgaben in der Altenpflege

Das hier dargestellte Verständnis von ganzheitlicher Pflege ist sicher grundlegend – gleich ob die zu Pflegenden Kinder, Erwachsene oder alte Menschen sind. Darüber hinaus gibt es einige Besonderheiten, die für die Pflege alter Menschen typisch sind. Sie können hier nur angedeutet werden:
– Altenpflege trifft auf Menschen in einer besonderen Lebensphase: dem Alter. Diese Phase wird vom alten Menschen ebenso wie von seiner Umgebung häufig gleichgesetzt mit Krankheit, mit Abbau aller geistigen und körperlichen Kräfte, usw. Dieses falsche Bild muß in der Altenpflege in Rechnung gestellt werden – allerdings nicht unwidersprochen! Die Erkenntnisse der Alternswissenschaft (Gerontologie) sind Grundlagen der Pflege alter Menschen.
– Krankheiten alter Menschen sind besonders oft chronische Erkrankungen. Das Behandlungsziel ist daher häufig eine Linderung der Beschwerden oder eine verbesserte Anpassung an das Leben mit der Erkrankung. Altenpflege orientiert sich weniger am Ideal des völlig gesunden Menschen (den es sowieso nicht

gibt). Sie strebt nicht immer eine „Heilung" an. (Im Gegensatz zum sogenannten „kurativen Modell" in der Krankenpflege mit der Abfolge Krankheit–Behandlung–Heilung). Ihre Orientierung findet sie in der Lebensqualität des Betroffenen.

– Alte Menschen leiden gehäuft unter mehreren Krankheiten zugleich („Multimorbidität"). Altenpflege muß die Wechselwirkung zwischen diesen Erkrankungen und zwischen den jeweiligen Behandlungen berücksichtigen und dabei stets die Frage nach den Auswirkungen auf das Leben der Betroffenen stellen.

– Alte Menschen blicken auf viele Jahrzehnte der Lebenserfahrung zurück, die sie geprägt haben. Das Verständnis für den alten Menschen kann nur unter Berücksichtigung dieser geschichtlichen und persönlichen Erfahrungen gelingen. Gleichzeitig stammen aber die Pflegenden aus einer ganz anderen Generation – sie benötigen Hintergrundwissen und Einfühlungsvermögen, die über gängige Klischees vom „Leben früher" hinausgehen. (Ein solches Klischee ist beispielsweise die Vorstellung vom früheren idyllischen Leben der Großfamilie).

– Die Pflege alter Menschen erstreckt sich oft über lange Zeiträume – oft über Jahre, oft bis hin zum Tod. Die Beziehungen zwischen Pflegebedürftigen und Pflegenden können daher vergleichsweise eng und persönlich werden. Dies stellt ganz besondere Anforderungen an die verantwortungsbewußte und professionelle Gestaltung der Beziehung.

– Pflegende sind im Haus der Gepflegten oder im Zimmer des Heimbewohners die „Gäste" – sie dringen in eine schützenswerte Privatsphäre ein (auch wenn diese oft nicht respektiert wird). Im Krankenhaus ist dagegen der Patient der „Gast" (Braun/Halisch 1989).

Die hier genannten „besonderen Bedingungen" der Altenpflege bilden in ihrer Gesamtheit den typischen Hintergrund für das Berufsfeld. Einiges davon kann allerdings auch in Pflegebereichen außerhalb der Altenpflege zutreffen. So gibt es beispielsweise auch bei jüngeren Patienten unheilbare Erkrankungen oder Mehrfacherkrankungen (Multimorbidität). Die idealtypische Abfolge Krankheit–Behandlung–Heilung ist auch bei jüngeren Patienten oft nicht gegeben. Trotz einiger Unterschiede zwischen Altenpflege und Krankenpflege gibt es daher doch zahlreiche Gemeinsamkeiten und sich überschneidende Aufgabenbereiche.

Alle genannten besonderen Bedingungen für die Pflege alter Menschen führen dazu, die Ganzheitlichkeit als pflegerisches Prinzip in besonderer Weise zu betonen. Noch gibt es kein allgemeingültiges Berufsbild des Altenpflegers und noch keine spezielle Theorie der Altenpflege. Dennoch hat sich im Sinne der ganzheitlichen Pflege das Selbstverständnis von Altenpflege als „sozialpflegerischer Beruf" durchgesetzt: Nur unter Berücksichtigung und Einbeziehung der Lebensgeschichte, des heutigen Lebensumfeldes in allen seinen Aspekten und der Zukunftsaussichten des alten Menschen kann Altenpflege qualifiziert betrieben werden.

2.3 Die besonderen Aufgaben in der Pflege psychisch kranker alter Menschen

Die Pflege psychisch kranker alter Menschen wird auch als „psychiatrische Altenpflege" bezeichnet. Psychische Erkrankungen weisen im Alter zum Teil andere Symptome und andere Verläufe auf als in den vorhergehenden Lebensabschnitten. Typisch ist die besonders enge Verflechtung von sozialen, psychischen und körperlichen Vorgängen und Störungen. Kennzeichnend ist auch, daß die besonderen Probleme des Alterns und die psychischen Krankheitsprozesse wechselseitig aufeinander einwirken. „Psychiatrische Altenpflege" ist daher nicht einfach die Anwendung allgemeinpsychiatrischer Kategorien auf alte Menschen, sondern ein eigenes Fachgebiet, das auf der Verknüpfung psychiatrischer und gerontologischer Erkenntnisse beruht.

Die Pflege psychisch kranker alter Menschen setzt das oben beschriebene grundlegende Verständnis von Kranken- und Altenpflege als ganzheitlichem Pflegeprozeß voraus. Als besondere Bedingungen für die psychiatrische Altenpflege lassen sich nennen:

Die Probleme der Pflegebedürftigen liegen nicht nur im körperlichen Bereich, in schwierigen sozialen Situationen oder in der Bewältigung des Alterns, sondern auch in psychischen Veränderungen. Häufig treten körperliche, soziale und psychische Probleme gleichzeitig auf und sind eng miteinander verknüpft. Um auf diese besonderen Problemlagen eingehen zu können, benötigt der Pfleger Fachwissen über die psychischen Erkrankungen des Alters – die Krankheitsursachen, die Krankheitsverläufe, die Behandlungsmöglichkeiten. Es müssen aber nicht nur besondere krankheitsentsprechende Pflegemaßnahmen erfolgen. Durch die psychischen Erkrankungen ist vielmehr vor allen Dingen das Verhältnis zwischen Pflegenden und Gepflegten selbst betroffen. Die Beziehung zum Pflegebedürftigen wird zum wesentlichen Mittelpunkt der beruflichen Arbeit (s. u.).

Auch wenn in der Pflege psychisch kranker alter Menschen die professionelle Gestaltung der Beziehung zwischen Pfleger und Pflegebedürftigen zum Mittelpunkt der beruflichen Aufgaben wird, bleibt der Arbeitsinhalt doch weiterhin „Pflege". Es wäre ein grobes Mißverständnis, wenn man unter Beziehungspflege hauptsächlich verstehen würde, Gespräche zu führen oder vermeintlich besonders „edlen" Tätigkeiten, wie gemeinsamem Spiel oder gemeinsamen Ausflügen etc., nachzugehen. Selbstverständlich gehört dies auch dazu! Da Pflege sich aber an den Bedürfnissen des Patienten orientieren muß, gilt die „Hilfe zur Selbsthilfe" in jedem Fall zunächst der Absicherung der körperlichen Grundbedürfnisse (s. Modell von Maslow). Dies beansprucht vor allen Dingen bei Mehrfacherkrankten oft die ganze Aufmerksamkeit von Pflegenden wie Gepflegten. Die Qualität der Beziehung ist dabei entscheidend für die Qualität der Pflege. Sie zeigt sich beispielsweise in der kompetenten und rücksichtsvollen Hilfestellung beim Waschen. „Beziehung" beginnt nicht erst im gemeinsamen Gespräch, sondern – mindestens ebenso bedeutsam – in der partnerschaftlichen Bewältigung der grundlegenden Aktivitäten des täglichen Lebens.

Die enge Verflochtenheit von psychischen und körperlichen Erkrankungen gerade bei Alterspatienten macht darüber hinaus ein psychosomatisches Pflegeverständnis notwendig: Körperliche Symptome können psychische Konflikte zum Ausdruck bringen; psychische Störungen können auf körperliche Erkrankungen

9

zurückgehen (vgl. Kap. 8 Psychosomatik). Ärztliche und pflegerische Maßnahmen greifen in diese Zusammenhänge ein – oft ungezielt und ohne es zu wollen. Hier wären fundierte Kenntnisse aller an der Gesundheitsversorgung Beteiligten notwendig. Leider sind unter Ärzten wie unter Pflegern psychosomatische Kenntnisse eher gering – hier besteht noch großer Nachholbedarf, der zur Zeit auch im Bereich der Aus- und Fortbildung noch nicht annähernd erfüllt wird.

Die Berücksichtigung der Lebensgeschichte alter Menschen sollte zum beruflichen Rüstzeug jeglicher Altenpflege gehören. In der Pflege psychisch kranker alter Menschen erlangt deren Biographie allerdings besondere Bedeutung. Zahlreiche psychische Störungen wurzeln in der individuellen Lebensgeschichte und sind nur auf diesem Hintergrund zu verstehen. Bei den Organisch Bedingten Psychischen Störungen kommt es aufgrund des Nachlassens der Merkfähigkeit beim Kranken zu einer Orientierung an der eigenen Vergangenheit, die um so länger erinnert werden kann, je weiter sie zurückliegt. Hier ergeben sich therapeutisch sinnvolle Anknüpfungspunkte. Die Kenntnis der Biographie des Kranken ist dabei notwendige Voraussetzung. Geschichtliche Grundkenntnisse sind notwendig, um individuelle Erzählungen, Daten und Fakten in ihrer Bedeutung richtig einordnen zu können.

In die geplante Pflege psychisch kranker alter Menschen sollte die Frage nach der Art der Beziehung zwischen Pflegenden und Gepflegtem, nach den psychosomatischen und den lebensgeschichtlichen Zusammenhängen von Krankheit, Gesundheit und Lebensbewältigung eingehen. Werden diese Zusammenhänge gesehen und verstanden, dämpfen sich unrealistische Heilungserwartungen von selbst. Jede Erkrankung (seelisch oder körperlich) hat ihre eigene Einbettung in ein bestimmtes soziales Umfeld, eine bestimmte körperliche Verfassung und eine bestimmte Lebensgeschichte. Sie läßt sich auch bei guter Pflegeplanung nicht einfach „wegplanen". Geplante Pflege kann aber zur Besserung oder Heilung beitragen, sie kann Angebote zur besseren Lebensbewältigung machen. Eine solche Pflege erkennt ihre eigenen Grenzen und trägt damit auch dazu bei, die Selbstüberforderung der Helfer zu verhindern. Eine derart umfassend verstandene und ausgeführte Pflege psychisch kranker alter Menschen ist gemeint, wenn ich von psychiatrischer Altenpflege spreche.

2.4 Pflege und Beziehung

Psychische Erkrankungen werden beeinflußt durch die Art der Beziehungen, die der Kranke erlebt. Umgekehrt haben auch die Erkrankungen erheblichen Einfluß auf das Verhältnis zwischen Gepflegtem und Pflegenden. Therapeutisch ungünstige Beziehungen können eine Erkrankung aufrechterhalten oder verschlimmern, im ungünstigsten Fall sogar hervorrufen. Fördernde Beziehungen leisten einen wesentlichen Beitrag zur Bewältigung oder Heilung. Der Pfleger psychisch Kranker muß daher von seinem beruflichen Selbstverständnis her den Beziehungen zu den Pflegebedürftigen größte Aufmerksamkeit schenken und sie immer wieder erneut überprüfen und hinterfragen. Er selbst ist in seiner Person und seiner beruflichen Beziehungsfähigkeit gefragt und in Frage gestellt. Er muß sich auf einen andauernden Lernprozeß einlassen, der ebenso anstrengend wie lohnend ist. Es handelt sich dabei allerdings nicht nur um einen individuellen Lernprozeß; mindestens ebenso entscheidend ist die gemeinsame Arbeit im Team.

Die grundlegenden Anforderungen an die Fähigkeiten zur professionellen Gestaltung der Beziehungen zu Kollegen wie zu Pflegebedürftigen lassen sich unter dem Begriff „interaktive Kompetenz" zusammenfassen („interaktiv" meint hier den Bereich des wechselseitigen Kontakts zwischen Menschen, „Kompetenz" steht für „Fähigkeit" – es geht also um die Fähigkeiten im zwischenmenschlichen Kontakt. Vgl. Knobling 1985, S. 269 ff.). Zur interaktiven Kompetenz zählen die Fähigkeiten zu Empathie, Rollendistanz, Ambiguitäts- und Frustrationstoleranz sowie moralischem Bewußtsein:

Im zwischenmenschlichen Kontakt sollten Pflegende in der Lage sein, sich in andere einzufühlen („Empathie"). Empathie bezeichnet die Fähigkeit, „Erlebnis und Bedürfnislagen der Patienten einzufühlen, nicht nur medizinische, sondern soziale Situationen und Gefühle zu berücksichtigen," die Bedeutung der „individuellen Symbole (Kleidung, Bilder) und der Biographie zu pflegen, aber auch die Ohnmächtigkeit und Abhängigkeit der Patienten empfinden, d.h., dem Patienten verstehend gegenübertreten zu können" (Hartmann u.a. 1992, S. 31). Zum einfühlenden Verstehen kann sich jede Begegnung mit psychisch Kranken die Tatsache zunutze machen, daß psychische Krankheit und psychische Gesundheit nur graduell unterschiedliche menschliche Lebensmöglichkeiten darstellen. Eben weil der Kranke gar nicht so völlig anders ist, kann ich in mir ähnliche Empfindungen oder Gedanken entdecken, die mir die Einfühlung in den anderen ermöglichen. Dies setzt als Grundhaltung voraus, daß ich zuallererst bereit bin, mich selbst kennenzulernen und diese Kenntnis in mein berufliches Handeln systematisch einzubringen. Anders ausgedrückt: Je besser ich mich selbst verstehe, um so besser verstehe ich auch andere – in ihren kranken und ihren gesunden Anteilen.

Eine wesentliche Voraussetzung, beziehungszentrierte Pflege leisten zu können, ist ein Mindestmaß von Rollendistanz. Das heißt, jeder Pflegende muß sich über sein Wissen, sein Können, seine Aufgaben und seine Absichten im klaren sein. Dieses Selbstbewußtsein – seine berufliche Identität – macht es ihm möglich, sich mit den vielfältigen Ansprüchen und Rollenerwartungen von Pflegebedürftigen, Kollegen, Vorgesetzten oder Angehörigen auseinanderzusetzen.

Enttäuschungen (Frustrationen) und Unklarheiten (Ambiguitäten) müssen vom Pflegenden ausgehalten werden („Frustrationstoleranz" und „Ambiguitätstoleranz"). Hierzu gehört die Einsicht in die Begrenztheit der eigenen Möglichkeiten, aber auch die Fähigkeit, Konflikte zuzulassen und „widerstrebende Bedürfnisse und Gefühle sowie widersprüchliche Rollenerwartungen nebeneinander stehen zu lassen" (Knobling 1985, S. 273).

Das moralische Bewußtsein des Pflegenden bildet die ethische Grundlage des beruflichen Handelns. Gefordert ist die moralische Grundentscheidung für eine partnerschaftliche Haltung gegenüber dem alten Menschen, die ihn trotz aller Hilfsbedürftigkeit als gleichberechtigt und achtenswert in seiner Individualität akzeptiert. „Damit sollte eine Ethik für Altenpfleger entstehen, die bestimmte Verhaltensweisen, z.B. die Infantilisierung alter Menschen, verwirft, aber auch die Verhältnisse, in denen alte Menschen in Pflegeheimen zu leben und Pflegende zu arbeiten haben, konstruktiv kritisiert" (Hartmann u.a. 1992, S. 331/332).

Die Fähigkeiten des Pflegers zum Umgang mit dem Pflegebedürftigen werden in der psychiatrischen Altenpflege in besonderer Weise gefordert. Die Krankheit des Patienten kann der Beziehung u.U. eine eigene Prägung geben, bestimmte Eigentümlichkeiten des Patienten können beim Pfleger bewußte oder unbewußte

Konflikte oder Erwartungen wecken, ebenso können durch die Art der Beziehung beim Patienten Krankheitssymptome verstärkt, verändert oder gebessert werden.

Die Art und Weise, in der psychische Erkrankungen die Beziehungen zwischen Pflegenden und Gepflegten prägen können, sei hier bereits kurz angedeutet: Desorientierte mißverstehen ihre Umgebung oft, sie vergessen was ihnen gesagt wurde – das gegenseitige Einvernehmen muß daher immer wieder neu ausgehandelt werden. Depressive können mit ihrer Depressivität „ansteckend" wirken – der Umgang mit diesem „depressiven Sog" muß immer wieder neu überdacht werden. Menschen mit Wahnvorstellungen und insbesondere mit Verfolgungsideen beziehen Pflegende oft in ihren Wahn ein – der Pfleger kann in seiner Rolle als Helfer in Frage gestellt und wie ein Verfolger behandelt werden. Abhängigkeitskranke sind nicht nur von einem Suchtstoff (z.B. Alkohol) abhängig, sondern suchen auch Abhängigkeits-Beziehungen zu den Menschen ihrer Umgebung – eine „Beziehungsfalle" für Pflegende.

Selbstverständlich sind die hier angesprochenen besonderen Schwierigkeiten in der Begegnung mit psychisch Kranken nicht bei allen Patienten gleich. Vielmehr bleiben die eigene Persönlichkeit, bleiben besondere Fähigkeiten und Vorlieben usw. erhalten – die Krankheit macht es allerdings oft schwerer, Zugang zu dieser Individualität zu finden. Gerade durch die Kenntnis der krankheitsbedingten Veränderungen soll es aber möglich werden, im Pflegebedürftigen die verbliebenen gesunden Fähigkeiten anzusprechen und zu fördern. Die Orientierung an der Bewältigung des Alltags führt weg von der übermäßigen Beschäftigung mit den Schwächen des Patienten und hin zu seiner größtmöglichen Selbständigkeit.

Pflegende können hier auf unterschiedliche Art und Weise eingreifen. Sie können dem Patienten vermitteln, daß er von ihnen so angenommen wird, wie er ist. Sie können ihn – buchstäblich oder im übertragenen Sinn – begleiten, sie können ihn stützen. Sie können ihn aber auch anleiten – mit Worten oder durch „Vormachen" oder durch körperliche Führung. Sie können ihn auch – überlegt und mit Vorsicht – mit eigenen Widersprüchen konfrontieren. Sie realisieren damit in ihrem ureigenstem pflegerischen Arbeitsbereich therapeutische Grundhaltungen.

2.5 Rahmenbedingungen für die Pflege psychisch kranker alter Menschen

Jede Pflege kann nur so gut sein, wie die Rahmenbedingungen, unter denen sie geleistet wird. Das betrifft die Anzahl und die Qualifikation der Pflegekräfte, die räumliche und materielle Ausstattung der Versorgungseinrichtungen und ihre Einbindung in ein differenziertes Netz von Hilfsangeboten. Diese Rahmenbedingungen sind in erster Linie abhängig von den finanziellen Möglichkeiten und diese sind wiederum abhängig von der politischen Entscheidung darüber, was Kranke und Alte unserer Gesellschaft wert sind. Betrachtet man die katastrophale Situation in weiten Teilen des Pflegewesens, läßt sich unschwer folgern: Der Wert Pflegebedürftiger wird in unserer Gesellschaft äußerst gering eingeschätzt. Eine Tatsache, die sich deutlich sichtbar auch in der völligen Unterbezahlung pflegerischer Tätigkeit widerspiegelt.

Die Stellung psychisch kranker alter Menschen ist von zwei Seiten bestimmt: Einerseits gehören sie zur Gruppe der Alten (die, obwohl mittlerweile 20% der Bevölkerung, ebenfalls zu den „Außenseitern" der Erwerbsgesellschaft gerechnet werden). Andererseits gehören sie zur Gruppe der psychisch Kranken, bei denen ebenfalls eine lange Tradition von gesellschaftlicher Abwertung und Aussonderung existiert. Die Misere der Altenpflege und die Misere der psychiatrischen Versorgung gipfeln gemeinsam in der völlig unzureichenden Versorgung psychisch kranker alter Menschen.

Wo werden psychisch kranke alte Menschen betreut? Der größte Pflegedienst der Bundesrepublik sind die Familien und Angehörigen – ähnlich ist die Situation in den meisten anderen Ländern. Obwohl sich hartnäckig das Vorurteil hält, Alte würden heutzutage vorwiegend in Heime abgeschoben, werden tatsächlich die meisten pflegebedürftigen alten Menschen zu Hause gepflegt. Nur etwa 4 % der alten Menschen leben in Heimen. Obwohl andererseits etwa jede vierte Frau und jeder zehnte Mann gegen Ende ihres Lebens Aufnahme in einem Heim finden, wird ca. 90 % der Pflege für ältere Menschen von Angehörigen geleistet (vgl. Lehr 1987a, Rückert 1987).

Grundsätzlich gilt dies auch für psychisch kranke alte Menschen. Allerdings zeigte sich in den letzten Jahren, daß vor allem bei fortgeschrittener Desorientiertheit des Patienten Familien an die Grenze ihrer Kraft kommen und schließlich für eine stationäre Unterbringung sorgen.

Prinzipiell besteht bei Laien wie bei Fachleuten Einigkeit darüber, daß die Pflege zu Hause Vorrang vor allen anderen Lösungen haben sollte. Dabei sollte aber nicht übersehen werden, daß dies in den meisten Fällen auf Kosten der Angehörigen geht. Insbesondere Frauen – die Töchter und Schwiegertöchter – tragen die Last der Pflege und die Einschränkungen der persönlichen Freiheit. Im Bereich der körperbezogenen Pflegeleistungen existieren zumindest einige Entlastungsmöglichkeiten durch ambulante Dienste. Der Umgang mit psychisch kranken Angehörigen bringt aber auch starke seelische Belastungen mit sich. Erfahrungen mit Angehörigen-Beratungsstellen oder mit der Selbsthilfe-Organisation von Angehörigen weisen darauf hin, daß Unterstützung durch Beratung notwendig und hilfreich ist (vgl. z. B. von der Horst 1989). Zahlreiche Erfahrungsberichte und Adressen von Gesprächskreisen und Gruppen für pflegende Angehörige sind vom Kuratorium Deutsche Altershilfe zusammengestellt worden (KDA 1989).

Nahezu alle Einrichtungen der ambulanten Pflege sind gegenwärtig in ihrer Arbeit auch mit psychisch kranken alten Pflegebedürftigen konfrontiert. Je nach Arbeitsfeld, Arbeitsweise, Organisation und örtlichen Gegebenheiten ist der Anteil dieser Patienten sehr unterschiedlich. Grundsätzlich sind Einrichtungen der ambulanten Pflege gut geeignet, Betreuungs- und Versorgungsleistungen auch für psychisch kranke Alte zu erbringen: Sie arbeiten gemeindenah, haben den Charakter einer aufsuchenden Hilfe und viele dieser Einrichtungen bieten ein umfassendes Leistungsangebot. Dringend notwendig ist allerdings, die Mitarbeiter für dieses Aufgabenfeld zu qualifizieren. Zu den „klassischen" krankenpflegerischen Tätigkeiten wie etwa dem Verabreichen einer Spritze kommen in der psychiatrischen Altenpflege in hohem Maß Aufgaben zur Unterstützung der Lebensführung hinzu (die Begleitung zum Einkaufen beispielsweise kann therapeutisch ebenso wertvoll sein wie die Medikamentenversorgung). Solche Bedürfnisse müssen erkannt und berücksichtigt werden; die entsprechende Zusammenarbeit mit anderen Berufsgruppen oder Helfern muß fester Bestandteil der Pflegetätigkeit sein.

Psychisch kranke alte Menschen werden häufig auch in Krankenhäusern der Allgemeinversorgung aufgenommen. Zumeist ist ein Unfall oder ein internistischer Notfall der akute Anlaß. Durch die Aufnahme wird das psychische Leiden oftmals erst sichtbar. Eine angemessene Behandlung gerontopsychiatrischer Erkrankungen kann in diesem Rahmen aber nur selten erfolgen – die Möglichkeiten des Krankenhauses und die Bedürfnisse des psychisch kranken alten Menschen sind kaum miteinander in Einklang zu bringen. Dennoch verbleiben auch gerontopsychiatrische Patienten manchmal allzu lange im Allgemeinkrankenhaus, wenn andere Unterbringungsmöglichkeiten nicht gefunden werden können.

Die psychiatrische Klinik oder die psychiatrische Abteilung eines Krankenhauses sind ebenfalls häufig genutzte Durchgangsstationen für psychisch kranke alte Menschen. Hier können prinzipiell die diagnostische Abklärung erfolgen und entsprechende Behandlungsmaßnahmen eingeleitet werden. Personelle und materielle Ausstattung, fachliche Qualifikation sowie die Aufnahmekapazitäten entsprechen allerdings nicht überall den Anforderungen. Vor allem aus finanziellen Gründen wurden in den vergangenen Jahren gerontopsychiatrische Langzeitstationen aufgelöst oder umgewandelt – die entsprechenden Patienten werden zumeist in Heime entlassen (vgl. Jaeger 1987).

Während einerseits ein großer Nachholbedarf an qualifizierter und spezialisierter psychiatrischer Diagnosestellung und Behandlung besteht, ist andererseits zu überlegen, wie dies künftig auch außerhalb des stationären Rahmens erfolgen kann. Problematisch ist die Funktion der psychiatrischen Kliniken oder Abteilungen insofern, als für einige gerontopsychiatrische Patienten jegliche neue Unterbringung eine Überforderung darstellt, die sich nicht zuletzt auch auf das Krankheitsbild verschlimmernd auswirkt. Die durch die Aufnahme hervorgerufene Krise kann sich daher bei der zwangsläufigen Entlassung wiederholen.

Die Altenheime und ganz besonders die Altenpflegeheime bilden die „Endstation" der existierenden Versorgungskette. Hier werden in den letzten Jahren zunehmend vor allem hochbetagte, desorientierte und mehrfacherkrankte Patienten aufgenommen. Sie können von ihren Familien und den ambulanten Diensten nicht mehr versorgt werden bzw. werden aus psychiatrischen Abteilungen und Kliniken entlassen. Der Anteil der psychisch Kranken unter den Pflegeheimbewohnern beträgt etwa 50–70 %, die meisten von ihnen leiden unter einer Organisch Bedingten Psychischen Störung (Jaeger 1987).

Diesem Ansturm psychisch kranker Patienten sind die Heime weder vom Platzangebot noch von der Betreuungsqualität her gewachsen. Das Elend psychiatrischer Altenpflege in der Bundesrepublik zeigt sich hier in seiner vielleicht krassesten Form. Dem bestehenden Mangel kann nur durch massive Investitionen in Qualifizierung und Bezahlung der Mitarbeiter sowie die Steigerung der Wohnqualität von Heimen begegnet werden.

Neben den drei hier genannten großen Versorgungseinrichtungen – der häuslichen Pflege durch Angehörige und ambulante Dienste, den Kliniken und den Heimen – gibt es noch eine ganze Reihe verschiedener Möglichkeiten, den Bedürfnissen psychisch kranker alter Menschen gerecht zu werden: Zu nennen sind hier beispielsweise Tagespflege, Übergangspflege (als Nachsorge nach Klinikaufenthalten), Kurzzeitpflege (zur Entlastung pflegender Angehöriger in Krisen- oder Ferienzeiten), Altenwohngemeinschaften. Allen diesen Angeboten ist gemeinsam, daß sie in der Bundesrepublik erheblich unterentwickelt sind. Hier liegen ganz entscheidende Versäumnisse. Wo derartige Einrichtungen bisher modellhaft erprobt worden sind, zeigte sich zumeist, daß sie das bestehende Angebot um wichtige neue Möglichkeiten bedarfsgerecht ergänzen.

2.6 Ein Modell gerontopsychiatrischer Versorgung

Die Weiterentwicklung des bestehenden Versorgungssystems für psychisch kranke Alterspatienten ist dringend notwendig. Bereits seit vielen Jahren gibt es hierfür Modellvorstellungen, die in Fachkreisen weithin anerkannt sind (vgl. z.B. Gößling 1989). Vorgeschlagen wird die Zusammenarbeit verschiedener Einrichtungen einer Region, in deren Mittelpunkt ein gerontopsychiatrisches Zentrum steht. Ein solches Zentrum könnte eine Tagesklinik, eine Ambulanz sowie eine Beratungsstelle beinhalten (s. Abb. 2). Diskutiert wird in diesem Rahmen auch der Aufbau einer kleinen stationären Einheit zur Behandlung akuter Fälle sowie eines mobilen Teams zum Einsatz im Versorgungsgebiet. Das gerontopsychiatrische Zentrum hat eine wichtige Funktion darin, die anderen Einrichtungen der Region zu unterstützen und zu beraten sowie Fortbildung durchzuführen. Verschiedene Beispiele aus dem Ausland – z.B. aus der Schweiz und aus England – zeigen bereits die verbesserten Möglichkeiten einer solchen regionalen Organisation des Versorgungssystems.

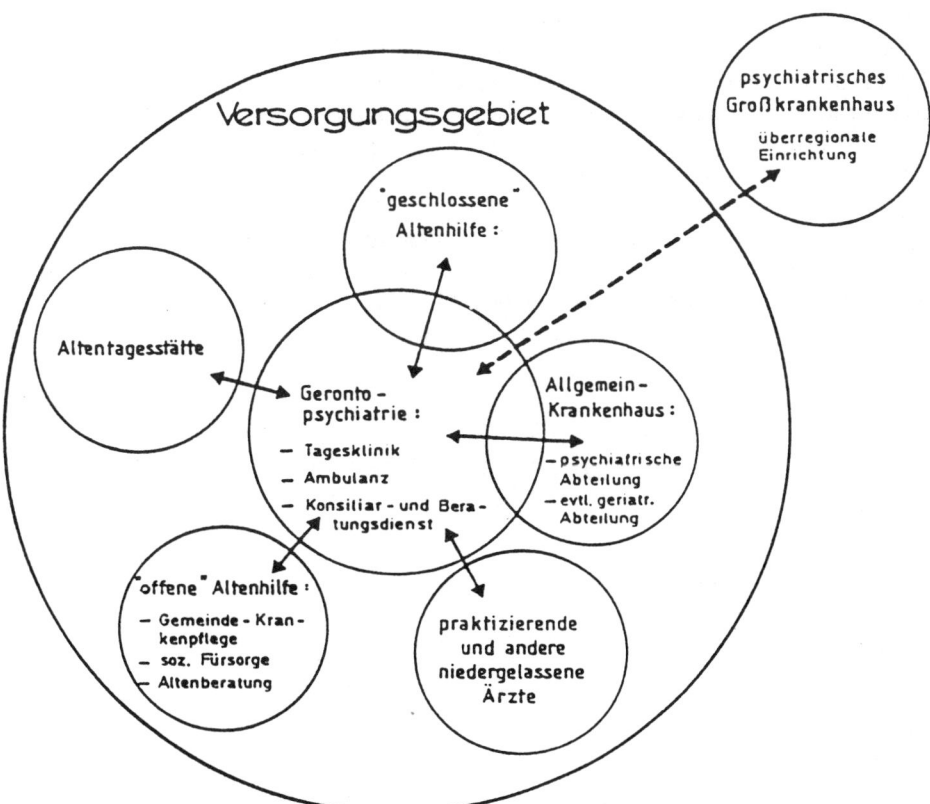

Abb. 2. Das gerontopsychiatrische Zentrum steht im Mittelpunkt eines Systems abgestufter Hilfsangebote (Quelle: Gößling 1989, S. 368)

2.7 Psychiatrische Altenpflege –
Anmerkungen zur Ausbildungssituation in der Bundesrepublik

Zahlreiche Menschen arbeiten in der Pflege psychisch kranker Alter – viele von ihnen haben hierfür keine oder eine nur ungenügende Ausbildung. Dies gilt für Ärzte ebenso wie für examinierte Pflegekräfte oder Pflegehelfer. Leider ist eine schnelle Abhilfe nicht in Sicht. Es wird eine Aufgabe der Zukunft sein, für die jeweiligen Berufsgruppen entsprechende Lehrinhalte in den Grundausbildungen zu verankern. Schon heute werden zunehmend für Pflegekräfte und zum Teil auch für Ärzte Fortbildungen im gerontopsychiatrischen Bereich angeboten. Viele Angebote richten sich auch allgemein an alle, die mit psychisch kranken alten Menschen zu tun haben.

Von ihrer Grundausbildung her bringen zur Zeit in Westdeutschland AltenpflegerInnen die vergleichsweise besten Voraussetzungen mit, da sie in der Regel Grundlagenkenntnisse über geriatrische und gerontopsychiatrische Erkrankungen, Behandlungs- und Interventionsmöglichkeiten sowie entsprechende Arbeitsformen erworben haben (vgl. Radebold/Oesterreich o.J.). Diese Grundausbildung sollte aber noch ergänzt und vertieft werden. In Fort- und Weiterbildungen sollten neben der Erweiterung des theoretischen Wissens vor allem die Probleme der Interaktion und Beziehung zwischen Pflegenden und Gepflegten bearbeitet werden. In der Gestaltung der wechselseitigen Beziehung werden die eigenen Wünsche, Konflikte oder Ängste des Pflegers angesprochen. Die Bearbeitung dieser persönlichen Anteile der beruflichen Tätigkeit erfordert Selbsterfahrung und Supervision als wesentlichen Bestandteil gerontopsychiatrischer Fortbildung. Darüber hinaus muß Aus- und Weiterbildung sich auch kritisch mit den bestehenden Versorgungsstrukturen und Einrichtungen von Gerontopsychiatrie und Altenhilfe auseinandersetzen, denn psychiatrische Altenpflege braucht nicht nur qualifizierte Mitarbeiter, sondern auch institutionelle Strukturen, die eine qualifizierte Berufspraxis ermöglichen.

3. Organisch Bedingte Psychische Störungen

3.1 Fallbeispiel: Frau Funk

Bis ins höhere Alter war Frau Funk eine lebensbejahende und aktive Frau, die mit ihrem Mann in der gemeinsamen Wohnung in einer größeren Stadt wohnte. Die Eheleute hatten zahlreiche Bekannte und unterhielten Kontakte zu ihren beiden erwachsenen Kindern – einer Tochter und einem Sohn – sowie zur weiteren Verwandtschaft. Häufig unternahmen sie kleine Wanderausflüge ins nahe Gebirge.

Herr Funk starb im Alter von 76 Jahren unerwartet durch Herzversagen. Frau Funk war zu diesem Zeitpunkt ebenfalls 76 Jahre alt. Der Tod ihres Mannes bedeutet für sie nicht nur den Verlust eines geliebten und vertrauten Menschen (sie waren seit fast 50 Jahren verheiratet). Er bedeutete auch, daß sie nun alle Dinge des Alltags für sich allein regeln mußte.

Im Lauf ihres Lebens war sie gewohnt gewesen, sich um andere zu kümmern. Ihre Eltern hatten in einem kleinen Dorf eine Metzgerei mit Gastwirtschaft, in der sie und ihre Geschwister schon früh mithelfen mußten. Nach dem Ende der Schulzeit war sie als Dienstmädchen „in Stellung gegangen". Nach ihrer Heirat widmete sie sich ihren Kindern und dem Haushalt, später betreute sie auch über viele Jahre hinweg Alexander, den Sohn der berufstätigen Tochter. Nach dem Tod des Mannes mußte sie zum ersten Mal in ihrem Leben nur für sich selbst sorgen.

Schon bald nach dem Tod von Herrn Funk fiel der Tochter auf, daß ihre Mutter immer häufiger kleine Dinge vergaß. Frau Funk konnte in große Aufregung geraten, wenn sie bestimmte Sachen, die sie verlegt hatte – wie z.B. ihren Schlüsselbund – nicht wiederfinden konnte. Sie war zwar den ganzen Tag mit dem Sauberhalten der Wohnung oder mit Einkaufen beschäftigt, aber merkwürdigerweise schien die Wohnung dennoch immer stärker in Unordnung zu geraten und Frau Funk kehrte von ihren Einkäufen immer häufiger mit leeren Taschen zurück oder sie hatte zwar zwei Laib Brot besorgt, Wurst und Käse aber vergessen.

Manchmal glaubte Frau Funk, ihr Mann lebe noch und sie müsse auch noch für Alexander sorgen. Sie wurde dann sehr ärgerlich, wenn sie das Abendessen für alle zubereiten wollte, ihr Mann aber nicht nach Hause kam und auch Alexander sich nicht blicken ließ. Überdies war der Kühlschrank plötzlich leer. Sie war wütend über die beiden Männer, die anscheinend hinter ihrem Rücken den Kühlschrank leeraßen und ansonsten nicht zu Hause waren.

Ihre Tochter war sehr in Sorge und besuchte sie täglich, mußte sich aber von ihr Vorhaltungen darüber anhören, daß sie so selten im Hause sei. Die Nachbarn wandten sich empört an die Tochter und berichteten, daß Frau Funk nachts häufig im Haus umherginge und an ihren Wohnungstüren läute, immer auf der Suche nach ihrem Mann.

Die Tochter brachte Frau Funk schließlich zu einer Nervenärztin. Diese nahm eine gründliche neurologische Untersuchung vor und stellte ein „Hirnorganisches Psychosyndrom" fest. Die Computertomographie ergab den Nachweis von Schädigungen der Hirngefäße und ihrer Durchblutung, die Ärztin nannte dies „Zerebrovaskuläre Insuffizienz". Sie verschrieb Frau Funk einige Medikamente zur Verbesserung der Hirndurchblutung sowie gegen die nächtliche Unruhe.

Frau Funk hatte den Sinn der Untersuchung durch die fremde Ärztin nicht verstanden und nur ihrer Tochter zuliebe eingewilligt. Sie fühlte sich keineswegs krank und sah auch den Sinn der verschriebenen Medikamente nicht ein. Wenn ihre Tochter sie nicht daran erinnerte, vergaß sie deren Einnahme.

Frau Funk versuchte weiterhin, ihren Haushalt zu organisieren, was ihr aber immer weniger gelang. Sie vergaß häufig zu Essen und magerte immer stärker ab. Als sie im Winter eines Nachts im Nachthemd über die Straße ging, stolperte sie und stürzte. Wenig später wurde sie von einem Passanten gefunden, der den Krankenwagen alarmierte. Frau Funk wurde ins Krankenhaus gebracht, wo sie niemand kannte. Sie hatte leichtes Fieber und schimpfte voller Zorn auf einen Pfleger, den sie für ihren Mann hielt. Das Röntgen machte ihr Angst und sie schrie den Arzt an, der sie davon abhielt, nach Hause zu gehen. Sie sah plötzlich Ratten aus allen Ecken des Zimmers laufen, die sie furchtbar erschreckten, so daß sie laut nach ihrem Mann rief, der ihr beistehen sollte. Mit Hilfe von Beruhigungsmitteln gelang es schließlich, sie zum Schlafen zu bringen.

Die Tochter fand ihre Mutter am nächsten Tag mit Hilfe der Polizei im Krankenhaus. Frau Funk war nun wesentlich ruhiger und in den folgenden Tagen war es sogar manchmal möglich, mit ihr einige vernünftige Gespräche zu führen – obwohl sie zwischendurch immer wieder nach ihrem Mann und nach Alexander fragte, den sie für ihren Sohn hielt. Die Tochter suchte nun nach einem Heimplatz für ihre Mutter. Als sie diesen schließlich gefunden hatte, stimmte Frau Funk auf ihr Drängen hin überraschenderweise dem Umzug ins Heim zu.

Im Heim teilte Frau Funk das Zimmer mit einer anderen Bewohnerin, die ebenfalls desorientiert war. Sie verstand nicht, was um sie herum vorging und verwechselte ihr Zimmer mit ihrer früheren Wohnung. Da sie keine Fremden in der Wohnung haben wollte, schickte sie die Mitbewohnerin häufig ärgerlich hinaus. Wollte diese nicht gehen, kam es mitunter zu Handgreiflichkeiten. Manchmal hielt sie diese Frau aber auch für eine frühere Freundin und saß einträchtig mit ihr zusammen.

Frau Funk wollte gern weiterhin allein für ihren „Haushalt" verantwortlich sein, und es kam zu vielen Streitigkeiten, weil sie nicht duldete, daß andere ihr Zimmer reinigten. Mußte sie ihr Zimmer verlassen, verlor sie vollends die Orientierung und häufig irrte sie dann hilflos im Haus und in der Umgebung umher.

Frau Funk erzählte jetzt in gleichförmiger Weise immer wieder dieselben Geschichten aus ihrer Kindheit. Die Tochter besuchte sie häufig und nahm sie auch auf Ausflüge mit. Bei diesen Gelegenheiten erkannte sie die eigene frühere Wohnung nicht mehr wieder, konnte sich aber auf Besuch in dem Dorf ihrer Kindheit mit Leichtigkeit sogar an die Namen der ehemaligen Nachbarn erinnern.

Im Laufe der nächsten Jahre ließen Frau Funks geistige wie körperliche Kräfte immer mehr nach. In der Folge kam es auch immer weniger zu Auseinandersetzungen mit ihrer Mitbewohnerin oder Mitarbeitern. Sie verlor nach und nach ihre Gehfähigkeit, auch ihre sprachlichen Ausdrucksmöglichkeiten wurden immer eingeschränkter. Sie aß sehr wenig und konnte wegen ihrer Schwäche nur noch für kurze Zeit täglich auf einen Stuhl gesetzt werden. Im Alter von 83 Jahren starb sie eines Nachts in ihrem Bett.

3.2 Die Syndrome – Demenzen und Verwirrtheitszustände

Die Bezeichnung „Organische psychische Störung" dient als Oberbegriff für eine große Gruppe psychiatrischer Erkrankungen. Ein gemeinsames Merkmal dieser Erkrankungen ist, daß organische Veränderungen die Grundlage zur Entwicklung der Störung sind (Ausnahme: Demenz-Syndrom bei Depression, s. Kap. 3.3.3). Das bedeutet nicht, daß Einstellung und Verhalten des Kranken wie seiner Umgebung keinen Einfluß auf den Krankheitsverlauf hätten – tatsächlich spielen psychosoziale Faktoren in der Ausprägung dieser Krankheiten eine große Rolle.

Für die Praxis der psychiatrischen Altenpflege ist es von ganz besonderer Wichtigkeit, die beiden im Alter häufigsten Erscheinungsformen Organisch Bedingter Psychischer Störungen zu kennen und zu unterscheiden. Es handelt sich um die Demenzen einerseits und die verschiedenen Erscheinungsformen des Delirs andererseits.

Zur Unterscheidung von Demenzen und Delirien

Es gibt zahlreiche dementielle Erkrankungen; ihr gemeinsames Merkmal ist die Störung der Merkfähigkeit. In Verbindung hiermit kommt es zu einer allgemeinen Minderung der geistigen Leistungsfähigkeit. Demenzen sind immer langanhaltende Störungen, viele von ihnen verschlimmern sich im Laufe der Zeit und die meisten dieser Erkrankungen sind nicht heilbar.

Delirien können ebenfalls vielfältige Ursachen haben und ihre Symptome sind vielgestaltig. Ein wichtiges gemeinsames Merkmal der deliranten Zustände ist die Beeinträchtigung der Wahrnehmung (zur genaueren Beschreibung s. u.). Im Unterschied zu den Demenzen dauern Delirien in der Regel nicht so lange an; sie zeigen einen Verlauf, der innerhalb von Stunden oder Tagen veränderlich ist. Sie klingen spontan ab bzw. können überwiegend erfolgreich behandelt werden. Allgemein bekannt sind delirante Zustände, wie sie etwa bei hohem Fieber oder im akuten Rausch bei Alkoholismus auftreten.

Die im Fallbeispiel dargestellte Frau Funk (s. Kap. 3.1) leidet an einer Demenz; das herausragende Symptom ist die Störung der Merkfähigkeit. Hiermit verbunden ist eine allgemeine Minderung der geistigen Leistungsfähigkeit. Als sie nachts stürzt und mit Fieber ins Krankenhaus eingeliefert wird, entwickelt sich zusätzlich ein Delir (daß sie Ratten sieht, ist ein deutliches Symptom ihrer gestörten Wahrnehmung).

Demenzen

Das Leitsymptom aller dementiellen Erkrankungen ist die Merkschwäche – die Betroffenen vergessen kurz zurückliegende Ereignisse und Informationen, in schwereren Fällen erinnern sie sich auch nicht mehr an die Zeit ihres Erwachsenenlebens oder der Kindheit, manchmal wissen sie nicht einmal mehr den eigenen Namen. Die Konzentrationsfähigkeit und das Denkvermögen sind eingeschränkt.

Es sind Menschen, die manchmal überraschende und wechselnde Stimmungen zeigen, die oft unruhig oder apathisch sind, die in ihrer Arbeit, im Alltag oder in ihren sozialen Beziehungen beeinträchtigt sind.

Klare diagnostische Kriterien für das Syndrom der Demenz, die international übereinstimmend angewandt werden könnten, stammen von der Amerikanischen Psychiatrischen Vereinigung (hier zitiert nach der deutschen Version des DSM-III-R, S. 145).
Es müssen die Merkmale von A, B, C, D und E vorhanden sein, um eine Demenz diagnostizieren zu können:
A) Nachweisbare Beeinträchtigung des Kurz- und Langzeitgedächtnisses
B) Mindestens eines der folgenden Merkmale:
   (1) Beeinträchtigung des abstrakten Denkens
   (2) Beeinträchtigtes Urteilsvermögen
   (3) Andere Beeinträchtigungen wie
      – Sprachstörung;
      – trotz intakter Motorik Unfähigkeit, praktisch zu handeln;
      – trotz intakter Sinnesorgane Unfähigkeit, die Bedeutung von Gegenständen zu erkennen
      – Probleme bei konstruktiven Aufgaben (z.B. Zeichnen)
C) Die Störung von A) und B) ist so schwer, daß hierdurch die Arbeit, soziale Alltagsaktivitäten oder persönliche Beziehungen zu anderen Menschen deutlich beeinträchtigt werden.
D) Die Störung darf nicht nur während eines Delirs vorhanden sein
E) Entweder (1) oder (2) müssen zutreffen:
   (1) Es ist ein organischer Faktor bekannt, der mit der Entstehung der Störung im Zusammenhang steht.
   (2) Ist kein organischer Faktor bekannt, kann man einen solchen Faktor annehmen, wenn andere psychische Störungen (z.B. eine Depression) ausgeschlossen werden können.

Früher bedeutete die Diagnose „Demenz", daß die Störung sich verschlimmert und die Erkrankung nicht heilbar ist („progredient und irreversibel"). Obwohl dies auch heute noch für die Mehrzahl der dementiellen Erkrankungen zutrifft, ist es doch nicht immer der Fall. Einige dementielle Erkrankungen schreiten nicht voran (z.B. wenn eine Hirnverletzung vorliegt), andere sind heilbar (z.B. wenn die Demenz aufgrund einer Depression entstanden ist).

Die Ursache für die Zunahme der Häufigkeit dementieller Erkrankungen liegt in der veränderten Bevölkerungsentwicklung. Immer mehr Menschen werden immer älter – und mit zunehmendem Alter nimmt die Wahrscheinlichkeit zu, eine der Erkrankungen zu bekommen, die zur Demenz führen. Dementiell erkrankte Patienten stellen einen hohen Anteil unter den Hochbetagten und bilden mittlerweile die zahlenmäßig größte Problemgruppe in Alten- und Pflegeheimen.

Die extreme Zunahme der Zahl dementieller Erkrankungen im höheren Alter führt zu der Frage, ob es sich bei diesen Störungen tatsächlich um besondere Krankheitsbilder handelt. Tatsächlich könnte es sein, daß die zugrundeliegenden hirnorganischen Veränderungen vielleicht eher allgemeine Alterungserscheinungen des Gehirns sind, die sich bei den als „dement" bezeichneten alten Menschen nur besonders stark ausprägen. Insbesondere die bei der Alzheimerschen Erkrankung auftretenden hirnorganischen Veränderungen ähneln jenen Veränderungen, die auch im Gehirn offensichtlich gesunder älterer Menschen feststellbar sind.

Österreich (1983) gibt die Häufigkeit der Demenz wie folgt an:
65–69 Jahre = 2,4 – 5,1 % Demente
70–74 Jahre = 5,3 – 9,1 % Demente
75–79 Jahre = 10,0 – 12,5 % Demente
80–90 Jahre = 20,0 – 24,2 % Demente
über 90 Jahre = über 30 % Demente
Andere Untersuchungen sprechen von Demenz bei 6,3 % der über 65jährigen.
Die Häufigkeit der Demenz bei Heimbewohnern wird in der Regel mit etwa 50 %, z. T.
sogar mit etwa 70 % angegeben.

Andererseits gibt es auch einige Unterschiede in den hirnorganischen Befunden. Da Ursache und Entstehungsweise der Demenz bei Alzheimerscher Erkrankung bisher noch unzureichend geklärt sind, können diese Fragen nach dem heutigen Wissensstand nicht eindeutig beantwortet werden.

Es gibt verschiedene Erkrankungen, die zu dem hier beschriebenen Bild der Demenz führen – sie werden im folgenden dargestellt (Kap. 3.3.1–3.3.4). Das Gesamtbild der Krankheitsanzeichen – das Syndrom – ist bei allen diesen Erkrankungen relativ ähnlich, auch wenn es bei näherer Betrachtung einige Unterschiede im Verlauf und den Symptomen gibt.

Es lassen sich folgende Untergruppen der Demenz aufgrund verschiedener Ursachen unterscheiden:
- Demenz bei Alzheimerscher Erkrankung, ca. 45–70 % aller Dementen (vgl. Kap. 3.3.1)
- Vaskuläre Demenz, ca. 15–25 % aller Dementen (vgl. Kap. 3.3.2)
- Demenz-Syndrom bei Depression, ca. 5 % aller Dementen (vgl. Kap. 3.3.3)
- Demenz aufgrund anderer Ursachen, in diese Gruppe fallen etwa 5 % aller Dementen (vgl. Kap. 3.3.4)

Es können auch mehrere Krankheitsursachen gleichzeitig bestehen. Vor allem bei Hochbetagten finden sich gehäuft sowohl die Demenz bei Alzheimerscher Erkrankung als auch die vaskuläre Demenz.

Jeder hirnorganische Befund bei dementiell Erkrankten bedeutet grundsätzlich, daß eine organische Grundlage für das Nachlassen der Merkfähigkeit sowie weitere Symptome gefunden wurde. Der Zusammenhang zwischen hirnorganischem Befund und der Entwicklung der Symptomatik ist allerdings nicht übermäßig hoch: Es gibt Menschen mit ausgeprägter Symptomatik, bei denen nur geringe hirnorganische Veränderungen gefunden werden können. Ebenso gibt es offensichtlich gesunde alte Menschen, bei denen deutliche Veränderungen des Gehirns feststellbar sind (s. o.). Diese Tatsachen weisen darauf hin, daß auch in der Entwicklung dementieller Erkrankungen die Krankheitsausprägung nicht einfach schicksalhaft vorbestimmt ist. Wie die Krankheit verläuft, welche sekundären Probleme im Laufe der Krankheitsentwicklung entstehen und wie sie bewältigt werden, wird in hohem Maß auch durch die Persönlichkeit des Betroffenen, seine Einstellungen und vorherigen Fähigkeiten, sein soziales Umfeld, das Ausmaß der möglichen Unterstützung, den körperlichen Allgemeinzustand usw. bestimmt.

Dementielle Erkrankungen sind nicht in allen Bevölkerungsschichten gleich verteilt. Durch Hirnfunktionsstörungen bedingte psychische Erkrankungen finden sich ganz besonders häufig in der untersten Unterschicht. Ein ähnlicher Zusammenhang ist in den meisten Untersuchungen auch für andere psychische Erkrankungen gefunden worden. Vermutlich ist die Erklärung für die besondere Häufung hirnorganischer Erkrankungen in der untersten Unterschicht, daß die Zugehörigkeit zur Unterschicht mit einem erhöhten Risiko für zahlreiche körperliche Leiden einhergeht – das gilt beispielsweise für Herzgefäßleiden. Herzerkrankungen sowie andere gesundheitliche Beeinträchtigungen erhöhen aber das Risiko einer Hirnkrankheit (vgl. Häfner 1986).

Für die besonders extreme Zunahme der Zahl dementiell Erkrankter im Pflegeheim gibt es mehrere Gründe. Da die Pflege Dementer noch belastender ist als die Pflege eines „nur" körperlich Kranken, können viele Familien diese Last nicht mehr tragen, so daß – im Vergleich mit anderen Erkrankungen – unverhältnismäßig viele Demente in Pflegeheime aufgenommen werden müssen. Dies trifft besonders für Menschen mit weit fortgeschrittener Krankheitsentwicklung zu. Engagierte Angehörige sowie der fortschreitende Ausbau der ambulanten Dienste ermöglichen es oft, die Pflege zu Hause für diese Kranken über einen langen Zeitraum hinweg zu gewährleisten. Häufig kommt es daher erst bei schwerer Demenz zur Pflegeheimaufnahme. Gleichzeitig sind in den psychiatrischen Krankenhäusern der Bundesrepublik die mit Alterspatienten belegten Langzeitstationen in den letzten Jahren aus Kostengründen stark reduziert worden. Auch die früher dort untergebrachten Patientengruppen finden sich nun größtenteils im Pflegeheim wieder.

Delirien

Ein Delir dauert in der Regel nur kurz an – einige Sekunden oder Minuten bis hin zu einigen Stunden, z. T. auch einige Tage. Es zeigt in seinem Verlauf starke Schwankungen. Die Hauptmerkmale sind (nach ICD-10):
- Störungen des Bewußtseins und der Aufmerksamkeit
- Störungen des Denkens und der Wahrnehmung
- Psychomotorische Störungen wie Verlangsamung der Bewegungen oder Überaktivität, vermehrter oder verminderter Redefluß, verstärkte Schreckreaktion
- Störungen des Schlaf-Wach-Rhythmus
- Affektive Störungen wie Depression, Angst, Furcht, Reizbarkeit, Euphorie, Apathie oder staunende Ratlosigkeit

---

Bewußtseinsstörungen

Der Begriff der Bewußtseinsstörung wird nicht einheitlich definiert. Allgemein gesprochen handelt es sich um eine Störung von Aufmerksamkeit, Auffassung, Merkfähigkeit und Orientierung. Im Anschluß an eine Bewußtseinsstörung besteht beim Patienten nur eine verminderte oder überhaupt keine Erinnerung an diesen Zustand.

Die Wahrnehmungen des Kranken können so weit gestört sein, daß er Dinge oder Personen sieht oder hört, die tatsächlich nicht vorhanden sind (Halluzinationen). Zum Teil interpretiert er seine Wahrnehmungen falsch, er kann z. B. einen wehenden Vorhang für eine ihm bekannte Person halten oder für einen „nackten Mann".

Der Kranke kann übermäßig schläfrig sein, zum Teil aber auch übermäßig wach. Der normale Rhythmus von Schlafen und Wachen kann gestört sein, so daß der Patient vor allem tagsüber müde ist. Oft wirken die Betroffen benommen, es entsteht der Eindruck des Verglasten, Verschleierten, Verhangenen. Der Kranke ist häufig unruhig, zeigt Bewegungen, die offensichtlich sinnlos sind, plötzlich auftreten und in vielen Fällen ständig wiederholt werden. Die Patienten nesteln beispielsweise an der Kleidung oder am Bettzeug oder wiederholen fortgesetzt die gleichen Handbewegungen. Es kann auch zu ungewöhnlicher Bewegungsarmut kommen; der Kranke sitzt oder liegt dann weitgehend reglos. Im Delir liegen fast immer Merkstörungen vor; zumindest das Kurzzeitgedächtnis ist gestört. Die Unfähigkeit, die Aufmerksamkeit auf die Umgebung zu richten und die Merkstörung führen meist dazu, daß der Kranke sich zeitlich nicht mehr orientieren kann, sich örtlich nicht mehr zurechtfindet und die Situation, in der er sich befindet, falsch einschätzt (so kann er z.B. beim Besuch des Arztes glauben, der Pfarrer komme zur letzten Ölung, o.ä.). Delirien gehen in vielen Fällen auch mit Störungen der Emotionalität einher. Häufig treten Angst oder Furcht auf, meist im Zusammenhang mit bedrohlichen Halluzinationen. Es kann auch zu Niedergeschlagenheit, Reizbarkeit, Ärger, Euphorie oder Apathie kommen.

In deliranten Zuständen können alle oder nur einige der hier beschriebenen Symptome auftreten. Die verschiedenen Symptome wechseln einander typischerweise in schneller Folge ab, bzw. bestehen gleichzeitig oder gehen ineinander über. Es handelt sich überwiegend um wechselhafte Bilder, die sich innerhalb von Minuten, Stunden oder Tagen aufgrund der Behandlung oder spontan verändern können. Je nach der jeweiligen Ursache können Delirien auch ohne Behandlung abklingen, sie können in einigen Fällen aber auch längerfristig bestehen bleiben. Bei schweren körperlichen Grundleiden kann der Ausgang tödlich sein.

Eine ganz praktische Erfahrung davon, was ein Delir sein kann, haben aus eigenem Erleben oder aus der Beobachtung die meisten Menschen unseres Kulturkreises. Es handelt sich um die unmittelbaren Auswirkungen des Alkohols – den Rausch, sowie die Symptome des Alkoholentzugs. Alkoholgenuß ist eine Ursache vielfältiger deliranter Zustände.

Übung:

Schreiben Sie auf, welche Symptome entstehen können bei
– leichtem Rausch
– schwerem Rausch
– leichten Entzugserscheinungen
– schweren Entzugserscheinungen
In unserem Zusammenhang dienen die Auswirkungen des Alkoholkonsums lediglich als Beispiel für die vielfältigen Formen von Verwirrtheitszuständen. Tatsächlich gibt es eine Vielzahl möglicher Ursachen für delirante Zustände (s. Kap. 3.3.5).

Delirien könne bei allen Menschen und in allen Lebensaltern auftreten. Während sie beim gesunden Erwachsenen auch dem Laien leicht auffallen, werden sie bei kranken alten Menschen auch von Fachkräften oft übersehen bzw. falsch eingeschätzt. Gerade hier kommen aber Delirien besonders häufig vor. Die „Schläfrigkeit" (Somnolenz) als alarmierender psychiatrischer Zustand kann beispielsweise leicht mit einem „Nickerchen" verwechselt werden, das viele alte Menschen gelegentlich im Lauf des Tages einschieben.

Das Erkennen und rechtzeitige Einleiten von Behandlungsmaßnahmen bei Delirien ist eine der ganz entscheidenden pflegerischen Aufgaben in der Gerontopsychiatrie. Es ist zugleich eine sehr lohnende Aufgabe, denn hier kann mit relativ einfachen pflegerischen Mitteln sowohl vorbeugend als auch im Krisenfall oft äußerst effektiv eingegriffen werden. Das Auftreten eines Delirs erfordert darüber hinaus grundsätzlich ärztliche Behandlung. Das Übersehen eines Delirs ist ein schwerer Fehler. Der unbehandelte Delirs kann aktuell zu einer höchst leidvollen Erfahrung für den Betroffenen werden (vor allem die im Verwirrtheitszustand auftretenden Halluzinationen sind meist mit starker Angst verbunden). Ein Delir kann aber auch tödlich enden.

Delirien können auch bei dementiell Erkrankten zusätzlich zur Demenz auftreten. Dies bedeutet, daß Menschen, die bereits deutliche Einbußen ihrer Merkfähigkeit erlitten haben und auch die sonstigen Symptome der Demenz zeigen, zusätzlich in ein Delir geraten können. Da die Symptome der Demenz und die Symptome des Delirs sich teilweise ähneln, ist die Gefahr besonders groß, diese Entwicklung zu übersehen. Dies ist hier besonders risikoreich. Obwohl Delirien bei Dementen ebenso wie bei anderen Personen grundsätzlich rückbildungsfähig sind, können sie bei Dementen zu einer langfristigen Verschlechterung des Krankheitsbildes beitragen. Das bereits vorgeschädigte Gehirn reagiert auf die Störung sensibler als das Gehirn des Gesunden und es ist zumindest mit einem stark verlängerten Zeitraum bis zur völligen Wiederherstellung des vorherigen Zustandes zu rechnen.

Deliren, die zusätzlich zu einer bestehenden Demenz auftreten, kann man vor allem daran erkennen, daß plötzliche und schnell wechselnde Veränderungen der Symptomatik eintreten. Ein weiteres Unterscheidungsmerkmal kann das Auftreten einer Bewußtseinsstörung sein: Demente sind zwar desorientiert, sie nehmen aber normalerweise ihre Umgebung bewußt wahr (auch wenn sie nicht immer verstehen, was sie wahrnehmen).

Bewußtseinsstörungen können als Bewußtseinsminderung oder Bewußtseinsänderung auftreten:

Ein Zustand verminderten Bewußtseins ist die Schläfrigkeit (Somnolenz). Der Patient wirkt schläfrig, dösig, benommen, ist apathisch, die Augen sind z.T. geschlossen, er hat keine spontane Wahrnehmung der Umgebung. Er ist zumindest kurzfristig erweckbar durch Ansprache, Berührung o.ä. Der Patient hat aber z.B. Schwierigkeiten, während eines kurzen Gesprächs oder bei einer ärztlichen Untersuchung wach zu bleiben. Schwerwiegendere Formen der Bewußtseinsminderung sind die Bewußtlosigkeit oder das Koma. Im Zustand veränderten Bewußtseins denkt der Kranke unzusammenhängend, hat bruchstückhafte Einfälle, ist oft unruhig und erregt. Tatsächlich Vorhandenes wird umgedeutet (s.o., der wehende Vorhang wird zum „nackten Mann" o.ä.). Er kann Halluzinationen haben, die vorwiegend im optischen Bereich liegen und mit Angst verknüpft sind (häufig werden kleine Figuren oder Tiere gesehen, z.B. „weiße Mäuse"). Es kann zu Tremor, vegetativen Störungen und Kreislaufstörungen kommen. Der Kranke kann sich in diesem Zustand selbst gefährden (z.B. kann er versuchen, aus dem Fenster zu springen, um den bedrohlichen Halluzinationen zu entkommen).

Eine 89jährige Pflegeheimbewohnerin zeigte durch auffällige Vergeßlichkeit Anzeichen einer beginnenden Demenz. Die zuvor gehfähige Frau wurde kurzzeitig wegen einer Grippe bettlägerig. In dieser Zeit entwickelte sie plötzlich Halluzinationen. Sie unterhielt sich mit Personen, die nur in ihrer Phantasie existierten und war sehr furchtsam. Auf Ansprache reagierte sie nicht mehr sinnvoll, eine Verständigung mit ihr war kaum noch möglich. Sowohl der Arzt als auch die Mitarbeiter waren über die Veränderung erschrocken, konnten sie aber nicht erklären.

Erst bei Rückkehr der Stationsleiterin aus dem Urlaub lieferte deren genaue Beobachtung und Kombination den Schlüssel zur Lösung: Die Bewohnerin hatte die Angewohnheit gehabt, täglich relativ geringe Mengen Apfelwein zu trinken. Durch ihre Bettlägerigkeit konnte sie die Flaschen auf dem Tisch aber nicht mehr erreichen, während die Mitarbeiter – mit der besten Absicht – ihr nur alkoholfreie Getränke brachten. Es handelte sich um ein Entzugsdelir, das in der Folge durch den Arzt medikamentös behandelt werden konnte (Gabe von Distraneurin). Aufgrund ihres geschwächten Allgemeinbefindens benötigte die Patientin einige Wochen bis zur völligen Wiederherstellung ihres vorherigen Zustandes.

An der Entstehung von Delirien sind meist mehrere Faktoren beteiligt. Oft steht im Hintergrund eine längerfristige Entwicklung, z.B. eine bisher nur schwach ausgeprägte dementielle Erkrankung. Verunsichernde und überfordernde Situationen spielen eine wesentliche Rolle. Ein Unfall, die Erkrankung des Partners, eine Urlaubsreise, die Aufnahme im Krankenhaus oder im Pflegeheim können Situationen sein, die akute Verwirrtheit fördern oder verursachen. Die fachkundige Reaktion auf delirante Zustände muß daher sowohl die psychosozialen als auch die körperlichen Risikofaktoren in Rechnung stellen. Die häufigsten körperlichen Ursachen für Delirien im Alter sowie die notwendigen Behandlungsmaßnahmen werden in Kap. 3.3.5 aufgeführt.

3.3 Ursachen und Krankheitsverläufe

Im folgenden werden die im Alter am häufigsten auftretenden Organischen psychischen Störungen beschrieben. Die ersten vier Kapitel befassen sich mit den häufigsten dementiellen Erkrankungen:
– Demenz bei Alzheimerscher Erkrankung (Kap. 3.3.1)
– Vaskuläre Demenz (Kap. 3.3.2)
– Demenz-Syndrom bei Depression (Kap. 3.3.3)
– Demenz aufgrund verschiedener anderer Ursachen (Kap. 3.3.4)

Die häufigsten organischen Ursachen von Delirien im Alter sowie die jeweils typischen Symptome und erforderliche Maßnahmen werden in Kapitel 3.3.5 dargestellt.

Die korrekte Unterscheidung zwischen den verschiedenen Krankheiten, die zum Bild der Demenz führen können, kann in der Regel nicht nur aufgrund von Verlauf und Symptomen getroffen werden. Die ärztliche Untersuchung sollte routinemäßig anhand des großen Blutbilds vor allem das Vorliegen möglicher internistischer Erkrankungen überprüfen, die eine Demenz verursachen können. Eine neurologische Untersuchung ist erforderlich, um die Erkrankungsursachen weiter einzugrenzen. Wichtige Hinweise geben die Elektroenzephalographische Untersuchung (EEG) und die sogenannten „bildgebenden Verfahren" wie z.B. die Computer-Tomographie.

In vielen Fällen läßt sich auch unter Zuhilfenahme aufwendiger diagnostischer Maßnahmen die zutreffende Diagnose nicht mit absoluter Sicherheit festlegen. Vor allem die Feststellung des häufigsten Krankheitsbildes, der Demenz bei Alzheimerscher Erkrankung, beruht auf einer Ausschlußdiagnose: Liegt das entsprechende klinische Bild vor und konnte keine andere Ursache gefunden werden, wird auf das Vorliegen einer Demenz bei Alzheimerscher Erkrankung geschlossen. Letzte Sicherheit bietet erst die Untersuchung des Gehirngewebes nach dem Tod des Patienten (Autopsie).

Für die pflegerische Praxis und die ärztliche Behandlung wird es nicht immer darauf ankommen, absolute Gewißheit über die zutreffende Differentialdiagnose der Demenz zu erlangen. Wie bei jeder Diagnostik wird man auch hier stets im Einzelfall abwägen müssen, ob die Belastungen für den dementen Patienten und der notwendige Aufwand durch entsprechende therapeutische Chancen gerechtfertigt werden.

Entscheidend ist, daß alle einer Behandlung möglicherweise zugänglichen Erkrankungen erkannt oder ausgeschlossen werden. Sehr wesentlich ist auch, daß Begleiterkrankungen oder Folgeerscheinungen von Demenzen ausreichend Berücksichtigung finden. Dies schließt ein, daß zusätzlich zur Demenz auftretende Delirien erkannt und behandelt sowie entsprechende vorbeugende Maßnahmen zur Vermeidung von Delirien getroffen werden. Selbstverständlich ist es leichter, Folge- und Begleiterkrankungen sowie unabhängig von der Demenz auftretende zusätzliche Erkrankungen zu erkennen, wenn die differentialdiagnostische Festlegung eindeutig ist (also z.B. eine eindeutige Aussage, ob eine Alzheimersche Erkrankung oder eine vaskuläre Demenz vorliegt).

Da der Arzt den Patienten in der Regel nur selten bzw. für kurze Zeiträume sieht, ist für die Erkennung von Hinweisen auf Folge- und Begleiterkrankungen vor allem die kompetente pflegerische Krankenbeobachtung gefragt. Nur bei sorgfältiger Beobachtung und guter Kenntnis der üblichen Krankheitsverläufe können Komplikationen erfolgreich vermieden werden.

3.3.1 Demenz bei Alzheimerscher Erkrankung

Die Demenz bei Alzheimerscher Erkrankung wird auch „Alzheimersche Krankheit" oder „Demenz vom Alzheimer Typus (DAT)" oder „Senile Demenz Alzheimer Typ" (SDAT) oder „Morbus Alzheimer" genannt, gleichbedeutend ist auch der Ausdruck „Primär Degenerative Demenz vom Alzheimer Typus". Die Demenz bei Alzheimerscher Erkrankung unterscheidet sich von der im nachfolgenden Kapitel beschriebenen vaskulären Demenz u.a. durch den unterschiedlichen Verlauf der Erkrankung. (Eine sichere diagnostische Unterscheidung kann aber nicht allein aufgrund des unterschiedlichen Verlaufs getroffen werden.)

Die Demenz bei Alzheimerscher Erkrankung kann ab dem 5. Lebensjahrzehnt auftreten, sie kommt gehäuft jenseits der 60 vor. Bei einem Krankheitsbeginn vor dem 65. Lebensjahr spricht man traditionell von „präseniler Demenz vom Alzheimer Typus", bei späterem Krankheitsbeginn von „seniler Demenz vom Alzheimer Typus". Das aktuelle Klassifikationssystem der Weltgesundheitsorganisation (ICD-10) unterscheidet dementsprechend zwischen „Demenz bei Alzheimerscher Erkrankung mit frühem Beginn" und „Demenz bei Alzheimerscher Erkrankung mit spätem Beginn". Bei der früh – also vor dem 65. Lebensjahr –

beginnenden Form kommt es zu einer rascheren Verschlechterung und die höheren geistigen Funktionen sind in vielfältiger Weise gestört. Demgegenüber verläuft die spät beginnende Form langsamer und Störungen des Gedächtnisses sind das Hauptmerkmal. Ob es darüber hinaus auch unterschiedliche Krankheitsursachen bei der früh bzw. spät beginnenden Form gibt, ist derzeit noch unklar. Möglicherweise spielen genetische Belastungen bei der früh beginnenden Form der Alzheimerschen Demenz eine größere Rolle als bei dem spät einsetzenden Typ.

Der Beginn der Alzheimerschen Erkrankung ist schleichend, die ersten Symptome sind leichtere Merkfähigkeits- und Gedächtnisstörungen. Mit Zunahme der kognitiven Defizite treten auch affektive, psychomotorische und Persönlichkeitsveränderungen auf. Im Endstadium kommt es zum Verlust des Sprachvermögens und der Mobilität.

Die durchschnittliche Dauer des Krankheitsverlaufs kann man mit etwa 6 bis 8 Jahren angeben. Es gibt allerdings auch deutlich kürzere Verläufe sowie in einigen Fällen eine Gesamtdauer von bis zu 15 und mehr Jahren zwischen Krankheitsausbruch und Tod des Patienten. Tatsächlich wird die Krankheit nicht immer in allen Stadien durchlebt, da aus den verschiedensten Gründen das Todesrisiko im Verlauf der Alzheimerschen Erkrankung (wie auch bei anderen Demenzen), deutlich erhöht ist (Unfälle, erhöhte Infektionsgefahr usw., s. u.).

Ein relativ guter Überblick über den Verlauf der Demenz bei Alzheimerscher Erkrankung ergibt sich durch die Einteilung in drei aufeinanderfolgende Phasen, wie sie von Reisberg (1981) und anderen Autoren beschrieben wurden. Weitergehende Untergliederungen ermöglichen im Prinzip eine noch genauere Feststellung des jeweils aktuellen Stadiums der Krankheitsentwicklung. Der geistige und körperliche Abbau erfolgt bei der Alzheimerschen Erkrankung weitgehend in der umgekehrten Reihenfolge wie der Aufbau der entsprechenden Entwicklungsschritte beim Kind. Dementsprechend lassen sich die Krankheitsstadien mit den jeweiligen Stadien der kindlichen Entwicklung in Beziehung setzen. Eine solche stark differenzierte Systematik von Reisberg und Mitarbeitern wird in Tabelle 1 wiedergegeben. Es kann allerdings beim normalen Verlauf der Alzheimerschen Erkrankung in einigen Fällen vorkommen, daß vor allem die einzelnen Unterstadien nicht in der hier angegebenen Reihenfolge auftreten. (Ähnlich verhält es sich übrigens auch in der kindlichen Entwicklung – auch hier gibt es in einigen Fällen Abweichungen von den durchschnittlichen Verläufen.)

Die Kenntnis des normalen Krankheitsverlaufs ist wesentlich, um auf alle Anzeichen ungewöhnlicher Komplikationen reagieren zu können sowie um Folgeerkrankungen vorbeugen bzw. diese rechtzeitig erkennen und behandeln zu können. Treten starke Abweichungen vom üblichen Krankheitsverlauf auf, kann dies auch ein Hinweis darauf sein, daß es sich nicht um eine Demenz bei Alzheimerscher Erkrankung handelt, bzw. daß außer der Alzheimerschen Krankheit noch weitere Erkrankungen vorliegen.

Die erste Phase ist dadurch gekennzeichnet, daß der Betroffene Dinge des Alltags immer häufiger vergißt (vgl. Stadium II in Tab. 1). Einkäufe werden problematisch, Verabredungen werden nicht eingehalten, Dinge werden verlegt und nicht wiedergefunden. Es bereitet zunehmend Mühe, komplizierte oder ungewohnte Arbeitsabläufe vollständig zu überblicken und zu koordinieren. Beim Sprechen fehlt manchmal das richtige Wort, um sich angemessen auszudrücken.

Tabelle 1. Stadieneinteilung der Demenz bei Alzheimerscher Erkrankung (nach Reisberg 1986, Reisberg 1987, vgl. auch Six 1988)

Reisberg-Stadium	Leitsymptome	Geschätzte Verlaufszeit*	Schweregrad	Leistungs-fähigkeit	Soz.-med. Konsequenzen	Komplikation
I	Keine Symptome	Gute Prognose	Normales Altern	Erwachsener	Aktivierung	—
II	Vergesslichkeit	Gute Prognose	Normales Altern	Erwachsener	Aktivierung Beruhigendes Gespräch	Angst
III	Versagen bei komplexeren Aufgaben in Beruf und Gesellschaft, z.B. reisen an neuen Ort	7 Jahre	Leicht	Adoleszenz	Taktischer Rückzug aus überfordernden Aufgaben	Psychoreaktive Symptome Depression
IV	Benötigt Hilfe bei schwierigen Aufgaben des täglichen Lebens. Z.B. Buchhaltung, Einkaufen, Einladungen	2 Jahre	Leicht	8–12jähriger	Überwachte Selbständigkeit Finanzüber-wachung	Psychoreaktive Symptome Depression, Verwirrung, Angst
V	Benötigt Hilfe bei Wahl der Kleidung und beim Entscheid zum Baden	18 Monate	Mittelschwer	5–10jähriger	Organisierter Tagesablauf Ambulante Hilfen Beratung für Betreuer	Psychoreaktive Krisen
VI a	Hilfe beim Ankleiden	5 Monate	Schwer	5jähriger	Ganztägige Hilfe und Betreuung Tagesheim od. Hospitalisation. Hilfe an Betreuer	Psychotische Krisen
b	Hilfe beim Baden	5 Monate		4jähriger		
c	Hilfe bei Toilette	5 Monate		4jähriger		
d	Urininkontinenz	4 Monate		3jähriger		
e	Stuhlinkontinenz	10 Monate		2jähriger		
VII a	Sprechvermögen 6 Worte	12 Monate	Sehr schwer	1–½jähriger	Langzeitpflege	Somatische Krisen
b	Kann nicht mehr sprechen	18 Monate		1jähriger		
c	Kann nicht mehr gehen	12 Monate		1jähriger		
d	Kann nicht mehr sitzen	12 Monate		Kleinkind		
e	Kann nicht mehr lachen	18 Monate		Kleinkind		
f	Kann nicht mehr Kopf halten	unbestimmt		Säugling		

* Es wird jeweils die ungefähre Verlaufszeit mit für überlebende Patienten bis zum Erreichen des nächsten Stadiums gerechnet

Der Betroffene bemerkt seine zunehmende Vergeßlichkeit in der Regel als erster. Das Erlebnis, daß ihm trotz Anstrengung und dem Versuch der Konzentration die Gedanken entgleiten, daß sich oft auch peinliche Fehlleistungen häufen, führt bei den meisten zu innerer Unruhe und Angst. Die Erfahrung, nicht mehr Herr über die eigene geistige Leistungsfähigkeit zu sein, stellt eine Bedrohung und zugleich eine Kränkung dar.

Es ist für Außenstehende oft schwierig oder unmöglich, derartige Fehlleistungen als Beginn eines Krankheitsprozesses zu erkennen. Jeder vergißt oder verlegt einmal etwas und jeder weiß, daß Irren menschlich ist. Nur in Ausnahmefällen wird in dieser Phase bereits eine zutreffende Diagnose mit ausreichender Sicherheit gestellt werden können. Daher sind auch die Angehörigen zu diesem Zeitpunkt meist weniger beunruhigt als die Betroffenen. Beruhigende sowie ermutigende Gespräche und aktivierende Maßnahmen sind angebracht.

In der zweiten Phase der Krankheitsentwicklung sind die Einbußen in der Merkfähigkeit so stark, daß auch wichtige Verabredungen zunehmend vergessen werden und komplizierte Arbeitsabläufe nicht mehr erfolgreich erledigt werden können (vgl. Stadien III und IV in Tab. 1). Man kann eindeutig von einer krankhaften Entwicklung sprechen, wenn die Merkschwäche auch durch Hilfsmittel wie Notizzettel o. ä. nicht mehr ausreichend ausgeglichen werden kann. Manchmal werden die Ausfälle in komplexen und ungewohnten Anforderungssituationen plötzlich dramatisch sichtbar. Dies kann z. B. durch die ungewohnte Umgebung bei einer Reise geschehen oder bei einer Krankenhausaufnahme. Mit dem weiteren Fortschreiten der Erkrankung werden auch anspruchsvollere Routine-Arbeiten nicht mehr bewältigt, also z. B. größere Einkäufe oder die Regelung der finanziellen Angelegenheiten. In einigen Fällen kann es bereits in dieser Phase zu Wahnbildungen kommen.

Jeder Mensch reagiert auf Schwierigkeiten unterschiedlich, und so kommt es auch bei den Betroffenen zu unterschiedlichen Reaktionen auf die zunehmende Merkschwäche. Grob vereinfachend kann man zwischen einer eher akzeptierenden und einer eher nicht-akzeptierenden Reaktion unterscheiden:

Werden die eigenen Defizite eher akzeptiert, so kann ein gewisser Rückzug von schwierigen Situationen Erleichterung bringen. Gehäuft kommt es in dieser Phase auch zu Resignation und Depression. Übereifrige Angehörige, Freunde und Helfer können dem Kranken allzuviele Aufgaben abnehmen und ihn bevormunden.

Werden die eigenen Defizite eher nicht akzeptiert, so kann dies zu Illusionen über die eigene Leistungsfähigkeit führen, zur Verleugnung der Schwächen und unter Umständen zur feindseligen Projektion der eigenen Schwächen auf andere („*der* hat mir nichts von dem Termin gesagt ... etc.").

Bei einigen Patienten kann es in dieser Phase zu Komplikationen kommen, die eine Konsequenz der Krankheitsentwicklung sind. Da der Kranke sich örtlich nur ungenügend orientieren kann, verirrt er sich gelegentlich und ist im Straßenverkehr gefährdet. Wird die Ernährung nicht ausreichend überwacht, kann es zu Mangelernährung (d. h., er ißt zu wenig) oder Fehlernährung (d. h., er ernährt sich einseitig) kommen – beides gefährdet wiederum z. B. die Kreislauffunktion und die Immunabwehr. Der Kranke kann finanzielle Verpflichtungen eingehen, die für ihn ruinös sind und die oft nur schwer rückgängig gemacht werden können.

Die Fehlleistungen des Kranken sind in diesem Stadium für Angehörige,

Freunde und Kollegen deutlich zu bemerken. Gewohnte soziale Kontakte gehen oft verloren. Die Angehörigen werden immer stärker beansprucht – es sind vor allem die Töchter und Schwiegertöchter, die die Hauptlast der Pflege und Betreuung tragen. In der Regel wird jetzt auch ärztliche Hilfe gesucht.

Angehörige und Betreuer sollten in dieser Zeit zu erreichen suchen, daß Überforderungssituationen vermieden werden. Bei schwierigen Aufgaben des Alltags ist eine Hilfestellung notwendig – etwa beim Einkaufen oder bei der Regelung finanzieller Angelegenheiten. Die tägliche Betreuung sollte durch den Einsatz professioneller Helfer erleichtert werden. Emotionale Explosivreaktionen des Patienten können eine große Belastung für Pflegende darstellen – diese sollten dabei unterstützt werden, Konfliktsituationen zu vermeiden bzw. zu entschärfen.

In der dritten Phase der Krankheitsentwicklung ist der Patient fortwährend auf Hilfe angewiesen (vgl. Stadien V–VII in Tab. 1). Er benötigt Unterstützung bei der Wahl der Kleidung, oft vernachlässigt er die Körperhygiene, wenn er nicht daran erinnert wird.

Während der Kranke anfangs noch in der Lage ist, die ausgewählte Kleidung korrekt anzuziehen oder ein Bad zu nehmen, benötigt er in der Folge auch hierbei Unterstützung. Im weiteren Verlauf ist es nicht mehr möglich, die Toilette zum richtigen Zeitpunkt selbständig zu finden und zu benutzen. Urininkontinenz tritt auf – sie ist anscheinend dadurch bedingt, daß der Patient auf das Empfinden des Harndrangs nicht mehr angemessen mit dem Gang zur Toilette reagiert. Stuhlinkontinenz tritt zeitgleich oder um einige Monate verzögert aus dem gleichen Grund auf.

Schließlich läßt das Sprechvermögen nach, reduziert sich auf wenige Worte, bis es ganz verschwindet. Die Mobilität wird beeinträchtigt, der Patient kann auch nicht mehr sitzen und wird bettlägerig. Er kann schließlich auch nicht mehr lachen und am Ende der Krankheitsentwicklung auch den Kopf nicht mehr halten.

Im fortgeschrittenen Stadium der Demenzentwicklung führt die Erfahrung, gewohnte Rollen und Funktionen nicht mehr ausfüllen zu können; das Erlebnis, selbst bei einfachen Alltagsdingen versagt zu haben, bei den Betroffenen häufig zu emotionalen Ausbrüchen, zu Ärger, Wut und Zorn, zu heftigem Weinen oder anhaltender Traurigkeit. Manchmal ist ein unmittelbarer Anlaß für solch heftige Reaktionen nicht erkennbar.

Mit dem Schwinden der Erinnerung verliert der Kranke immer mehr seine eigene Geschichte. Was er über sich weiß, reduziert sich auf immer weiter zurückliegende Zeiträume, wobei die Kindheitserinnerungen am längsten erhalten bleiben. Der Demente lebt häufig in dieser Vergangenheit, verwechselt sie mit der Gegenwart oder bringt beides durcheinander. Viele seiner Anstrengungen gelten dem Versuch, eine für ihn selbst akzeptable und von anderen anerkannte Rolle aufrechtzuerhalten und so die eigene Identität zu bewahren. In manchen Fällen gelingt es dem Kranken, seine Schwächen vor sich selbst weitestgehend zu verleugnen.

Gehäuft kommt es in der Spätphase der Krankheitsentwicklung zu Wahnideen oder Wahnvorstellungen – die Patienten unterhalten sich mit imaginären Gesprächspartnern oder sehen Dinge, die nicht vorhanden sind. Manche entwickeln zwanghaft-stereotype Verhaltensweisen, z.B., immer wieder die Fenster zu putzen o.ä. Bei einigen zeigt sich Angst vor allem Neuen und Fremden, oft sind die Kranken unruhig und erregt, oft apathisch.

Am Ende des Krankheitsprozesses erhöht sich die Sturzgefahr aufgrund der motorischen Beeinträchtigungen. Auch können die Folgen der Immobilität zu Komplikationen führen – Infektionen, Dekubiti, Kontraktionen.

Angehörige und Helfer werden in dieser letzten Phase der Krankheitsentwicklung langfristig extrem beansprucht. Die Liste der Belastungsfaktoren ist lang: Explosivreaktionen des Kranken, forderndes Verhalten, Kommunikationsschwierigkeiten, Verlegen von Sachen, Verdächtigungen, Vorwürfe, nächtliches Wachsein, Essensprobleme, Badeprobleme, Entlaufen, Halluzinationen und Wahnideen, physische Gewalt, Inkontinenz, Probleme beim Rauchen ... (vgl. Mace/Rabins 1986).

Auch Familien, welche die Pflege bisher gewährleisten konnten, sind jetzt oft überfordert, so daß in vielen Fällen eine Pflegeheimaufnahme eingeleitet wird. Manchmal entsteht eine krisenhafte Zuspitzung, etwa durch einen Sturz oder eine hinzutretende Infektion, die zur Krankenhausaufnahme und der anschließenden Verlegung ins Pflegeheim führt.

Der Kranke benötigt Hilfe bei allen Verrichtungen des Alltags. Er kann gewohnte grobmotorische Handlungen physisch vielfach noch bewältigen, aber er braucht hierfür extrem viel Zeit, sowie Aufforderung, Ermunterung, verbale und z. T. auch körperliche Unterstützung. Komplexe oder feinmotorische Aufgaben (wie z. B. das Binden eines Schnürsenkels) müssen schon bald für ihn erledigt werden.

Vorbeugende Maßnahmen zur Vermeidung körperlicher Komplikationen sind notwendig. Starke Unruhe, den Kranken ängstigende Halluzinationen und Wahnideen sowie Störungen im Schlaf-Wachrhythmus können den Einsatz von Neuroleptika notwendig machen. Dabei muß aber bedacht werden, daß – abgesehen von den sonstigen Nebenwirkungen – Desorientiertheit durch den Einsatz von Neuroleptika noch verstärkt werden kann.

Der Tod tritt bei Alzheimer-Patienten in vielen Fällen durch hinzutretende Erkrankungen ein. Bedingt durch die motorischen Einschränkungen und die Bettlägerigkeit werden Herz und Kreislauf belastet, die Gefahr von Infektionen nimmt zu. Eine häufige unmittelbare Todesursache ist daher die Lungenentzündung. Im Endstadium der Alzheimerschen Erkrankung werden aber auch die zentralen vegetativen Steuerungsfunktionen des Gehirns vom Abbauprozeß betroffen, so daß auch deren Versagen die Todesursache sein kann.

Die Ursachen der Demenz bei Alzheimerscher Erkrankung

Zur Frage nach den Ursachen der Demenz bei Alzheimerscher Erkrankung gibt es einige gesicherte Befunde sowie einige Vermutungen – *die* Ursache der Erkrankung ist aber noch nicht bekannt.

Der hirnorganische Befund zeigt schwerwiegende Veränderungen der Hirnsubstanz. Es werden u. a. folgende Auffälligkeiten gefunden:
- Neurofibrilläre Verklumpungen (Verklumpungen feinster Nervenfasern)
- senile Plaques (Regionen degenerierter Nervenzellen und Nervenfortsätze)
- granulovacuoläre Degeneration (Degeneration des Zellinneren durch Überfüllung mit Flüssigkeit und Bindegewebe)

Diese Veränderungen treten vor allem in den frontal-temporalen und cortikalen Bereichen des Gehirns auf.

In biochemischen Untersuchungen wurden im Gehirn von Alzheimer Kranken u. a. gefunden:

- Mangel an Acetylcholin. Acetylcholin ist ein wichtiger Neurotransmitter, d. h., ein chemischer Botenstoff, der für die Weiterleitung von Nervenimpulsen und damit für die normale Funktion des Gehirns unentbehrlich ist.
- Erhöhte Konzentration von Aluminium. In einigen Untersuchungen wurde bei Alzheimer-Kranken eine erhöhte Konzentration von Aluminium im Gehirn nachgewiesen. Aluminium ist normalerweise ein wichtiger Baustein des menschlichen Zellgewebes, könnte aber in erhöhter Konzentration zur Krankheitsentstehung beitragen.

Die Feststellung der hirnorganischen Veränderungen sagt zunächst noch wenig darüber aus, wie sie zustande gekommen sind. Denkbar wäre, daß die Erkrankung bei verschiedenen Personengruppen auf unterschiedlichen Ursachen beruht, ebenso wie möglicherweise für das Zustandekommen der Erkrankung mehrere verursachende Faktoren gleichzeitig vorhanden sein müssen. Es werden daher verschiedene Hypothesen diskutiert, wobei diese sich nicht gegenseitig ausschließen:

- Genetischer Defekt: Bei der Alzheimerschen Krankheit kommt es vermehrt zur Degeneration von Chromosomen. Dieser genetische Defekt wird möglicherweise ererbt und könnte die Ursache für die festgestellten hirnorganischen Veränderungen sein. Ein deutlicher Hinweis hierauf ist die familiäre Häufung der Erkrankung (Erhöhung des Risikos bei Vorkommen in direkter Verwandtschaft). Vor allem bei früh erkrankten Personen scheinen die Erbeinflüsse vergleichsweise stark zu sein. Für eine der bekanntesten erblichen Erkrankungen, die Trisomie 21 (auch Langdon-Down-Syndrom oder Mongoloismus genannt), ist eine enge Beziehung zur Demenz vom Alzheimer Typus nachgewiesen. Andere chromosomale Abnormitäten gibt es gehäuft bei Verwandten von Alzheimer Kranken. Prinzipiell können Chromosomen-Schädigungen aber auch erworben werden.
- Viruserkrankung: Es könnte sich um eine slow-virus Infektion oder einen virusähnlichen Krankheitserreger handeln. Der Demenz vom Alzheimer Typus ähnliche (aber äußerst seltene) Erkrankungen konnten auf die Wirkung eines sogenannten slow-virus zurückgeführt werden, bei dem der Krankheitsausbruch erst Jahre nach der Infektion erfolgt (z. B. die Jakob-Creutzfeldtsche Erkrankung). Bei der Alzheimerschen Erkrankung selbst konnte ein solcher Erreger noch nicht nachgewiesen werden.
- Aluminium-Vergiftung: Die bei einigen Kranken gefundene übernormale Konzentration von Aluminium im Gehirn (s. o.) führte zu der Vermutung, eine zu starke Aufnahme dieses Metalls – z. B. über die Nahrung – könnte in der Krankheitsentstehung eine Rolle spielen. Diese Hypothese konnte aber noch nicht erhärtet werden. Die gefundene erhöhte Aluminium-Konzentration ist möglicherweise ebenso wie der Acetylcholinmangel ein biochemisches Bindeglied in einer bis heute noch nicht ausreichend verstandenen Kette von Krankheitsprozessen.
- Schädel-Hirn-Trauma: Es ist bekannt, daß Schädel-Hirn-Verletzungen bzw. wiederholte Schädel-Hirn-Traumen zur Demenz führen können. Eine solche Entwicklung kann z. B. bei Boxern nach jahrelanger Praxis und zum Teil erst mehrere Jahre nach Beendigung der aktiven Phase auftreten (sogenannte „De-

mentia pugilistica"). Es kann nicht mit Sicherheit ausgeschlossen werden, daß vermehrte Schädel-Hirn-Traumen das Auftreten der Demenz vom Alzheimer Typus zumindest begünstigen.

- Alter der Mutter bei der Geburt: Eine erhöhte Verletzlichkeit und Risikosteigerung in bezug auf die Entstehung der Demenz vom Alzheimer-Typus könnte darauf zurückzuführen sein, daß die Mutter des Patienten bei seiner Geburt bereits relativ alt war.
- Psychosoziale Risikofaktoren: Ungünstige Lebensbedingungen können in vielfacher Weise die Gesundheit bzw. die Abwehrkräfte des menschlichen Körpers beeinträchtigen. Hierzu gehören z.B. schlechte Ernährung, gesundheitsschädliche Arbeitsbedingungen oder die Einflüsse von Umweltgiften. Ein niedriges Intelligenzniveau, unzureichende Ausbildung oder mangelnde geistige Anregung könnten die psychischen Widerstandskräfte gegen einen dementiellen Abbau vermindern. Obwohl hirnorganische Abbauprozesse allgemein in der untersten sozialen Schicht besonders häufig gefunden werden, konnte bisher speziell für die Demenz vom Alzheimer Typus kein Zusammenhang zu Schichtzugehörigkeit, Intelligenz, Ausbildungsstand und beruflicher Qualifikation nachgewiesen werden.

Zusammenfassend läßt sich feststellen, daß die Ursachen der Demenz bei Alzheimerscher Erkrankung bisher nicht ausreichend geklärt sind. Seit Beginn der achtziger Jahre sind allerdings – vor allem in den USA – vielfältige Forschungsbemühungen unternommen worden, die zahlreiche neue Erkenntnisse erbracht haben. Die fortgesetzten Anstrengungen auf diesem Gebiet lassen hoffen, daß in den nächsten Jahren mehr Klarheit über die Entstehungsweise der Alzheimerschen Krankheit gewonnen werden kann.

3.3.2 Vaskuläre Demenz

Mit dem Begriff „vaskuläre Demenz" werden alle dementiellen Störungsbilder bezeichnet, die in der einen oder anderen Weise auf Störungen der Hirndurchblutung zurückzuführen sind. Hierzu gehören vorübergehende Durchblutungsstörungen, kleine Infarkte oder – seltener – die Folgen eines Schlaganfalls.

Von der vaskulären Demenz werden vergleichsweise mehr Männer als Frauen betroffen. Das Risiko, an der vaskulären Demenz zu erkranken, steigt mit zunehmendem Alter. Das Auftreten der vaskulären Demenz entspricht damit in etwa dem Auftreten anderer Erkrankungen, die mit dem Blutkreislauf zusammenhängen. Besonders im höheren Lebensalter treten vaskuläre Demenz und Demenz bei Alzheimerscher Erkrankung manchmal zusammen auf.

Die vaskuläre Demenz unterscheidet sich im Verlauf und in den Symptomen in einigen Punkten von der Demenz bei Alzheimerscher Erkrankung. Liegt ein Infarkt-Geschehens vor, ist der Beginn eher plötzlich, der Verlauf sprunghaft. Während einzelne Infarkte oder vorübergehende Durchblutungsstörungen zunächst jeweils zu einer akuten Verschlechterung der Symptomatik führen, kann es im Anschluß immer wieder zu mehr oder minder weitgehenden Besserungen kommen.

In den Anfangsstadien der Erkrankung finden sich eher umschriebene, inselförmige Ausfälle, die einzelne Fähigkeiten betreffen (z.B. die Fähigkeit, passende

Worte zu finden). Auch die Persönlichkeit des Kranken bleibt in den Anfangsstadien eher erhalten. Erst bei fortschreitender Erkrankung treten die allgemeinen Merkmale der Demenz umfassend hervor: Nachlassen von Merkfähigkeit, Konzentrationsfähigkeit, Urteilsfähigkeit und Fähigkeit zum abstrakten Denken, Schwierigkeiten in der Sprache und im praktischen Handeln, Veränderungen der Persönlichkeit.

Kranke mit vaskulärer Demenz zeigen in der Regel neurologische Symptome wie Zittern der Arme, Hände oder Beine (Tremor); Gleichgewichtsstörungen, kleinschrittiger Gang, Sprachstörungen (v.a. langsame, schwerfällige Sprache, nur einfache Worte und Sätze), Schluckstörungen, Störungen verschiedener Reflexe. In der Regel findet sich – zumindest in der Vorgeschichte – Bluthochdruck. Es kommen gehäuft besonders starke nächtliche Verwirrtheit und Unruhe vor.

Bei der vaskulären Demenz kann eine deutliche Stimmungslabilität des Betroffenen auftreten. Die Stimmungen können beispielsweise – für den Betreuer überraschend – schnell zwischen Freundlichkeit und Aggressivität wechseln. In einigen Fällen gibt es hier einen regelmäßigen Tagesrhythmus, der den Schwankungen des Blutdrucks folgt. Manchmal kann unvermittelt Lachen oder Weinen auftreten, das gar nicht im Zusammenhang mit der augenblicklichen Stimmung des Patienten zu stehen scheint.

Die akuten Symptome des Infarktes sind: Plötzlich auftretende halbseitige Lähmung, die zum akuten Zeitpunkt des Anfalls meist mit Bewußtseinsstörungen einhergeht.

Andere akute Symptome: Herabhängender Mundwinkel, geringes Schwitzen, Weitung der Pupillen, Sprachstörung. Die Schwere der nach einem Infarkt verbleibenden Störungen steht in engem Zusammenhang mit der Dauer der akuten Symptome.

Ein einzelner „großer" Schlaganfall führt nur selten zur Demenz. Der Schlaganfallskranke, auch Apoplektiker genannt, zeigt die in der Geriatrie wohlbekannten Symptome wie Halbseitenlähmung und Sprachstörung, die jedoch weitgehend der Rehabilitation zugänglich sind. Der Kranke mit vaskulärer Demenz zeigt die akuten Symptome des Infarkts zunächst nur kurzfristig und in leichterer Ausprägung, wiederholte Durchblutungsstörungen oder kleine Infarkte führen aber zum Bild der Demenz.

Vorübergehende Durchblutungsstörungen

Vorübergehende Durchblutungsstörungen des Gehirns können einem Hirninfarkt vorausgehen. Die Durchblutungsstörungen verursachen akute psychische und neurologische Symptome, die sich aber auch ohne Behandlung zurückbilden. Auch wiederholte vorübergehende Durchblutungsstörungen können zum Teil zu einer Demenz führen.

Vorübergehende Durchblutungsstörungen, deren akute Symptome nicht länger als 24 Stunden andauern, werden als Transitorische Ischämische Attacke (TIA) bezeichnet (gleichbedeutend sind auch die Begriffe „Schlägelchen" oder „little stroke").

Durchblutungsstörungen, deren akute Symptome länger als 24 Stunden andauern, sich aber innerhalb von 8 Tagen zurückbilden, werden als verlängerte reversible Ischämie bezeichnet (PRIND – prolonged reversible ischaemic neurological deficit). Die Symptome gleichen denen des Hirninfarkts.

Die vorübergehend gestörte Hirndurchblutung (TIA) führt bei den meisten Kranken zu psychischen Symptomen, die aufgrund ihrer Rückbildung auch als Durchgangssyndrome bezeichnet werden. Die Durchgangssyndrome sind im Prinzip Delirien, deren Ursache die gestörte Hirndurchblutung ist (zu den Delirien aufgrund anderer Ursachen vgl. Kap. 3.2 und 3.3.5).

Die Durchgangssyndrome sind bei sorgfältiger Beobachtung feststellbar. Sie werden in drei Schweregrade eingeteilt:

- Symptome des leichten Durchgangssyndroms sind: Verzögerte Reaktion, Verlangsamung, Antriebslosigkeit, der Kranke ist vorübergehend vergeßlich, unausgeglichen, traurig und reizbar, hat Kopfschmerzen, Schwindelgefühl und ist kaum belastbar.

- Der Kranke mit einem mittelschweren Durchgangssyndrom denkt und handelt sehr langsam, erfaßt Zusammenhänge nicht, kann sich nichts merken (Amnesie), sich schwer an etwas erinnern, ist ratlos, ängstlich und meist nur zeitlich verwirrt. Da er sein Versagen merkt, schämt er sich oft und wird traurig. Er fällt in Beruf und Familie aus der Rolle, vernachlässigt sein Äußeres, kommt den täglichen Aufgaben nicht nach, zwischenmenschliche Beziehungen werden belastet.

- Der Kranke mit einem schweren Durchgangssyndrom ist sehr stark verlangsamt, antriebslos, zu mitmenschlichem Kontakt nicht fähig, zeitlich, örtlich und oft situativ verwirrt, denkt unzusammenhängend, läuft unruhig hin und her oder liegt regungslos im Bett, verweigert die Nahrung oder näßt und kotet ein.

Neben den psychischen Durchgangssyndromen sind bei einem Drittel der Kranken mit TIA neurologische Symptome beobachtbar (vgl. hierzu ausführlich: Grond 1985, S. 74). Es handelt sich um

- Sehstörungen: Flimmern und Vorhangsehen, Erblindung, Gesichtsfeldausfälle, Doppeltsehen
- Sprachstörungen: Die Aussprache ist verlangsamt oder stotternd, die Wortfindung gestört, der Sprachschatz reduziert
- Lähmungen: Halbseitenlähmung oder nur ein Arm oder ein Bein oder ein Mundwinkel gelähmt, kurzfristiges Versagen der Beine, Schluckstörung (Erstickungsgefahr!)

Häufig treten Kopfschmerzen, Schwindelgefühl und Übelkeit auf, es kann zu vorübergehender Schwerhörigkeit kommen. Oft kann sich der Kranke an den Anfall selbst nicht mehr erinnern.

Prognose nach TIA

Je schwerer das Durchgangssyndrom, um so schlechter die Heilungsaussicht: Kranke mit einem mittelschweren Durchgangssyndrom werden zu 30%, die mit einem schweren bis zu 75% chronisch verwirrt. Bei etwa einem Drittel der Kranken wiederholen sich diese Durchblutungsstörungen. Etwa ein Viertel der Kranken mit einem „Schlägelchen" erleidet innerhalb von 5 Jahren einen Schlaganfall.

In den ersten 3–4 Monaten nach einer TIA ist die Infarktgefahr am größten (vgl. Grond 1985).

Ursachen von Hirninfarkt und vorübergehender Durchblutungsstörung

Die unmittelbaren Ursachen von Infarkt und vorübergehender Durchblutungsstörung sind folgende miteinander verknüpfte Momente:

a) Behinderung des arteriellen Zuflusses durch meist degenerative Gefäßveränderungen, vor allem arteriosklerotische Prozesse außerhalb des Gehirns,

b) Thrombozyten-Fibrinaggregationen (= Zusammenballungen von Plättchen und Fasern des Blutes), Thrombenbildung bei Gefäßwandveränderungen und/ oder Störungen der Rheologie des Blutes (= Veränderungen der Fließbarkeit),

c) Blutdruckabfall- und Blutdruckanstiegskrisen,

d) Störungen der Bluthirnschranke (= Schutzeinrichtung, die schädliche Stoffe von den Nervenzellen des Hirns abhält).

Pflege und Therapie bei vaskulärer Demenz

Es gibt einige besondere Hinweise zu Therapie und Pflege, die speziell Kranke mit vaskulärer Demenz betreffen. Allgemeine Hinweise zur Betreuung Dementer finden sich in Kapitel 3.5.

a) Vorbeugende Maßnahmen

Es gibt zahlreiche Risikofaktoren, die darauf hinweisen, daß ein Mensch infarktgefährdet ist. Zu den auch ohne aufwendige apparative Diagnostik beobachtbaren Merkmalen zählt vor allem der Bluthochdruck (mehr als 160 mm Hg diastolisch bzw. mehr als 95 mm Hg systolisch). Transitorische ischämische Attacken und Infarkte in der Vorgeschichte bedeuten ebenfalls ein stark erhöhtes weiteres Infarktrisiko. Eine erhebliche Rolle spielen Herz- und Kreislauferkrankungen, Diabetes mellitus, Zigarettenkonsum. Auch Alkoholismus wirkt risikosteigernd. Generell gilt, daß die Infarktgefährdung mit dem Alter zunimmt.

Vorbeugende Maßnahmen sind am sinnvollsten, wenn sie schon in jungen Jahren ergriffen werden. Der infarktgefährdete Alterspatient hat meist schon einige Schädigungen erworben, die nicht mehr reversibel sind. Dennoch ist Vorbeugung auch im Alter sinnvoll und notwendig. Da dieses Thema in der medizinischen Literatur und auch in den Medien breit diskutiert wird, soll das Problem hier nur kurz angerissen werden:

Wichtig für die Infarkt-Vorbeugung ist vor allem die Kontrolle und Regulation des Blutdrucks (mit der begleitenden Überwachung von Serum-Lipiden und Cholesterinspiegel). Selbstverständlich ist dies nicht nur eine Aufgabe der medikamentösen Therapie, sondern auch von Diät und Lebensführung (bes. ausreichende und angemessene Bewegung). Insbesondere Blutdruckabfall- und Blutdruckanstiegskrisen sollten vermieden werden (z.B. Bücken mit dem Kopf nach unten, schnelles Aufstehen, Pressen beim Stuhlgang).

Als medizinische Präventivmaßnahme kommt u. U. ein operativer Eingriff bei Verengung der Halsschlagader in Frage (Bypass-OP bei Carotis-Stenose). Erprobt wird zur Zeit auch die vorbeugende Medikation mit Aspirin (Acetylsalicylsäure).

b) Pflegemaßnahmen bei akuten Durchblutungsstörungen und akutem Infarkt

Die Akut-Behandlung von TIA und Infarkt ist Aufgabe des Arztes. Medikamente können u. U. Folgen des Infarkts mindern (Verbesserung der Durchblutungssituation, Regulierung des Blutdrucks, Lösen von Verkrampfungen, Erregungsdämpfung, etc.).

Pflegende können von sich aus tätig werden durch die regelmäßige Kontrolle von Atmung, Puls, Blutdruck, Temperatur, Ausscheidungen und Bewußtsein sowie durch fachgerechte Lagerung des Patienten (vgl. hierzu ausführlich: Grond 1985, S. 78 f.). Der Patient kann aufgeregt oder unruhig sein, was u. a. das Risiko eines erneuten Blutdruckanstiegs und weiterer Infarkte oder Durchblutungsstörungen erhöht. Eine ruhige und einfühlsame Behandlung des Patienten kann zur Entspannung beitragen. Gutgemeinter, aber unsachgemäßer pflegerischer Aktivismus kann schädlich sein – so kann z. B. eine Hochlagerung der Beine („zur Verbesserung der Hirndurchblutung") beim Kranken den Blutdruck im Hirn steigern und so zur Auslösung eines Infarkts beitragen.

c) Pflegemaßnahmen nach einem Infarkt

Soweit ein „großer" Apoplex mit längerdauernden Lähmungen und Sprachstörungen vorliegt, sind selbstverständlich alle aus der Schlaganfalltherapie bekannten Rehabilitationsmaßnahmen anzuwenden (vgl. hierzu z. B. Grond 1985, S. 78 ff.).

Beim kleinen Infarkt, dessen Wiederholung zur vaskulärer Demenz führt, bleiben als auffällige Symptome in der Folgezeit vor allem eine Verlangsamung in den Bewegungen, im Denken und in der Sprache. Oft besteht eine gewisse Initiativlosigkeit. Der Kranke sollte immer wieder zu einfachen Aktivitäten und größtmöglicher Selbständigkeit angeregt werden. Dabei ist es wichtig, sich der Geschwindigkeit des Patienten anzupassen – entscheidend ist, daß er selbst aktiv wird, nicht, ob er Aufgaben besonders gut oder schnell bewältigt.

Typisch für Infarktkranke ist ihre besondere Stimmungslabilität. Fröhlichkeit, Ärger und Trauer können einander unvermutet abwechseln. Lachen oder Weinen kann in den unpassendsten Momenten auftreten. Es handelt sich nicht nur um eine emotionale Reaktion, wie sie bei jeder schweren körperlichen Erkrankung vorkommen kann, sondern auch um direkte Auswirkungen der veränderten Durchblutungssituation im Hirn. Manche Stimmungsschwankung ist für Pflegende leichter zu ertragen, wenn man sich dabei bewußt ist, daß sie nicht unbedingt mit der Situation oder der eigenen Person zusammenhängt, sondern unmittelbarer Ausdruck einer körperlichen Störung ist. In solchen Situationen ist es notwendig, Konfrontationen zu vermeiden. Oft kann man bei einem zweiten oder dritten Versuch zu einer anderen Zeit einen viel besseren Kontakt zum Patienten erreichen.

Vermeidbare Konfliktsituationen entstehen z. B. gehäuft am frühen Morgen, wenn Pflegende den Patienten waschen und anziehen wollen. Da der Blutdruck noch nicht ausreichend angeregt und stabilisiert ist, ist der Kranke dann oft besonders wenig zur Mitarbeit in der Lage und zugleich besonders aggressiv. Verlegt man die Pflege auf individuell günstige Tageszeiten (z. B. am späteren Vormittag), ist dem Patienten ebenso geholfen wie dem Pflegenden.

Tabelle 2. Unterschiede zwischen *vaskulärer Demenz* und *Demenz bei Alzheimerscher Erkrankung* (mod. nach *Grond* 1985, S. 116)

	vaskuläre Demenz	Demenz bei Alzheimerscher Erkrankung
Beginn	kann abrupt sein	schleichend
Verlauf	schrittweise und anfallsartig	progredient und allmählich
Geschlechterverteilung	häufiger bei Männern	etwas häufiger bei Frauen
Häufigkeit	15–25% der Demenzen	45–70% der Demenzen
nächtliche Verwirrtheit	häufig	selten
Persönlichkeit	eher erhalten	abgebaut
Sozialverhalten	eher erhalten	abgebaut
Depression, Affektlabilität	oft	selten
Auffassen, Verstehen, Behalten, Urteilen, Einsichtsfähigkeit	zunächst erhalten	schwindet
Kopfschmerzen, Schwindel, Ohrensausen, Schlafstörungen	oft	selten
Neurologische Herdsymptome	häufig	im allgemeinen keine
Pathologische Merkmale bei der Autopsie	Cerebrale Erweichung mit multiplen Infarktgebieten, kardiovaskuläre Arteriosklerose	Neurofibrilläre Verklumpungen, senile Plaques, granulovacuoläre Degeneration
Medizinische Pathologie	Infarkte und andere vaskuläre Vorfälle, Angina pectoris u. a. Herzerkrankungen, Hypertonie, TIAs, periphere vaskuläre Erkrankungen, Diabetes mellitus Adipositas	Familiär gehäuftes Auftreten von Down-Syndrom und Leukämie
	anfangs unveränderte, später absinkende Hirndurchblutung	anfangs erhöhte, später absinkende Hirndurchblutung
betroffene Hirnabschnitte	umschriebene kleine Infarkte	Stirn- u. Schläfenlappen
Genetische Faktoren	keine vermehrten Chromosomenbrüche	entsprechend der Schwere der Demenz vermehrte Chromosomenbrüche
EEG-Befund	Herdbefunde	verlangsamt
CT-Befunde (Computer-Tomogramm)	einzelne Infarkte asymmetrisch	Hirnkammer-Erweiterung symmetrisch

3.3.3 Demenz-Syndrom bei Depression

Das Demenz-Syndrom bei Depression wird auch depressive Demenz oder depressive Pseudodemenz genannt. Gemeint ist, daß alte Menschen bei Vorliegen einer Depression die typischen Symptome einer beginnenden Demenz zeigen können. Bei ihnen ist die Merkfähigkeit herabgesetzt, Aufmerksamkeit, Konzentrationsfähigkeit und allgemein die kognitive Leistungsfähigkeit können stark beeinträchtigt sein. Es kommt vor allem zu einer Verlangsamung des Denkens und einem Mangel an Spontaneität. Dieses klinische Bild kann der Symptomatik zu Beginn einer anderen dementiellen Erkrankung – z. B. der Alzheimerschen Krankheit – zum Verwechseln ähnlich sehen. Eine hirnorganische Veränderung ist allerdings hier nicht nachweisbar.

Eine Depression ist bei etwa 5 % aller Dementen die Ursache ihrer dementiellen Symptomatik. Klingt die Depression ab bzw. wird sie erfolgreich behandelt, können auch die Symptome der Demenz zurückgehen oder verschwinden. Allerdings wird auch berichtet, daß es bei erfolgreich behandelten Fällen von Demenz-Syndrom bei Depression in späteren Jahren besonders häufig zur Entwicklung einer Demenz bei Alzheimerscher Erkrankung kommt.

Das Demenz-Syndrom bei Depression kann leicht verwechselt werden mit einer Depression, bei welcher der Betroffene über Merkschwäche und ein Nachlassen der geistigen Leistungsfähigkeit klagt, obwohl objektiv keine Einbußen vorliegen. Der Depressive empfindet sich in diesem Fall selbst als wertlos, nutzlos und unfähig und schätzt damit seine eigene geistige Leistungsfähigkeit falsch ein. Die Beschwerden lassen sich allerdings bei dieser Gruppe nicht objektivieren. In psychologischen Tests zeigen diese Patienten nicht die für die Demenz typischen Formen der Leistungsminderung.

Eine weitere Abgrenzungsschwierigkeit ergibt sich dadurch, daß vor allem in den Anfangsstadien dementieller Erkrankungen häufig Depressionen auftreten. Der Demente bemerkt zu Beginn der Krankheitsentwicklung seine zunehmenden Gedächtnisprobleme und reagiert hierauf – verständlicherweise – häufig mit Depressionen.

Bei der vaskulären Demenz treten außerdem oft organische Depressionen auf, die durch die neurologischen Veränderungen im Gehirn bedingt sind (vgl. Kap. 3.3.2).

Die Unterscheidung des „Demenz-Syndroms bei Depression" von anderen Demenzformen gehört sicher zu den schwierigsten diagnostischen Fragen in der Gerontopsychiatrie. Tendenziell wird man bei Vorliegen einer Depression eher erwarten, daß der Betroffene deutlich über seine Einbußen klagt, während andere Demente diese eher zu verharmlosen suchen. Erforderlich ist jedoch in jedem Fall der Ausschluß anderer Demenzursachen sowie eine eingehende Anamnese und Fremdanamnese. Bei einem entsprechenden Verdacht sollte die Abklärung durch spezialisierte gerontopsychiatrische Einrichtungen erfolgen.

Es ist fraglich, ob nicht bei einigen Patienten eine Kombination der beiden Erkrankungen Depression und Demenz vorliegt. Außerdem könnten bei anderen Patienten die depressiven Symptome Vorboten oder Begleiterscheinungen eines Demenzsyndroms sein, dessen Manifestation allerdings mit dem Zurücktreten der Depressivität verzögert wird.

Die Therapie des Demenz-Syndroms bei Depression setzt bei der Depression an. Es sind eine medikamentöse Therapie mit Antidepressiva sowie begleitende psychotherapeutische und soziotherapeutische Maßnahmen angezeigt. Die bei Demenzen sonst häufig eingesetzten übenden und aktivierenden Verfahren kommen hier nur insoweit in Frage, als sie motivationsfördernd und damit depressionsaufhellend wirken. Unter Umständen kann nur durch den Behandlungsversuch die Diagnose erhärtet oder entkräftet werden.

3.3.4 Demenz aufgrund verschiedener anderer Ursachen

Eine ganze Reihe von Erkrankungen kann zur Demenz führen. Es handelt sich entweder um seltene Erkrankungen, oder um Erkrankungen, die nur selten zur Demenz führen. Sie werden hier nur tabellarisch aufgeführt. Soweit sie ursächlich behandelt werden können, ist z. T. mit einer Rückbildung der Demenz zu rechnen (in Abhängigkeit von Art und Ausmaß der eingetretenen physiologischen Hirnschädigung).

Neurologische und degenerative Erkrankungen

Multiple Sklerose – Nervenkrankheit unbekannter Ätiologie und mit sehr vielgestaltiger Symptomatik (u. a. Bewegungs- und Empfindungsstörungen), die in einigen Fällen zur Demenz führen kann.

Huntingtonsche Krankheit – (auch „Chorea Huntington" oder „Veitstanz") – Schnelle, unwillkürliche Kontraktionen einzelner, wechselnder Muskeln oder Muskelgruppen sind das Hauptsymptom, die Krankheit ist erblich. Beginnt gewöhnlich im 4. oder 5. (gelegentlich im 3. oder 2.) Lebensjahrzehnt.

Parkinson-Syndrom – Hauptsymptom ist eine typische Kombination aus Bewegungshemmung und Zittern. Erkrankung des Zentralnervensystems mit weitgehend ungeklärter Ursache.

Progressive supranukleäre Parese – Zerstörung von Nervenkernen im Gehirn durch Blutungen, Entzündungen, Druck von Geschwülsten. Hauptsymptom: Lähmungen.

Wilson-Krankheit – (auch „Hepatolentikuläre Degeneration" genannt) seltene, rezessiv-erbliche Stoffwechselanomalie, an deren Beginn u. a. Bewegungseinschränkungen stehen.

Friedreichsche Krankheit – (auch „Friedreich-Ataxie" genannt), rezessiv vererbbares Leiden, Hauptsymptom: Störung der Bewegungskoordination.

Creutzfeld-Jakob-Krankheit – schleichende Virusinfektion bestimmter Hirnregionen, anfangs diffuse „nervöse" (neurasthenische) Symptome, dann zunehmende Bewegungsstörungen und Demenz. Krankheitsübertragung durch Wundkontakt mit infiziertem Blut. Zum Teil auch familiäre Häufung. Nach Krankheitsausbruch letaler Verlauf in 6–24 Monaten.

Picksche Krankheit – Erbliche degenerative Erkrankung bestimmter Hirnregionen, sehr selten, klinisch nur schwer von der Demenz bei Alzheimerscher Erkrankung zu unterscheiden. Zu Beginn häufig Charakterveränderungen mit Triebenthemmungen und persönlichkeitsfremden Handlungen, erst später Gedächtnisausfälle.

Metabolische Erkrankungen

- Schilddrüsen- und Nebenschilddrüsenfunktionsstörungen
- Nebennierenfunktionsstörungen
- verschiedene Vitaminmangelzustände wie z.B. Vitamin-B_{12}-Mangel.

Strukturveränderungen des Gehirns

- Normotoner Hydrocephalus (abnormer Abfluß des Gehirnwassers)
- Hirntumoren
- Subdurales Hämatom (Blutung direkt unterhalb des Schädelknochens mit Verdrängungserscheinungen des Gehirns)
- Traumen (Verletzungen des Gehirns und wiederholte Gehirnerschütterungen, z.B. bei Boxern)
- Hypoxie und Anoxie (ungenügende Sauerstoffversorgung)

Infektionen

- Tuberkulose
- Syphilis
- Pilz-, Bakterien- und Virusinfektionen des Gehirns, wie z.B. Meningitis oder Encephalitis
- AIDS

Toxine (Gifte)

- Alkohol (vgl. Kap. 7)
- Medikamente (vgl. Kap. 7)
- Metallvergiftungen
- Kohlenmonoxid

Autoimmunerkrankungen (Erkrankungen des körpereigenen Abwehrsystems)

- Arteriitis temporalis (Entzündung bestimmter Schlagadern im Kopfbereich)
- Lupus erythematosis (Erkrankung des Gefäßbindegewebesystems)

Psychiatrische Erkrankungen

- Schizophrenie (vgl. Kap. 4)
- Depression (vgl. Kap. 3.3.3)

3.3.5 Delirien

Die vielfältige und häufig schnell wechselnde Symptomatik der Delirien wird in Kap. 3.2 beschrieben. In diesem Kapitel werden die häufigsten Ursachen von deliranten Zuständen im Alter dargestellt, einschließlich jeweils spezifischer Symptome und Hinweisen auf Behandlung sowie Vorbeugung.

In der Entstehung von Delirien spielen körperliche Faktoren in vielen Fällen eine entscheidende Rolle. Delirien können aber auch aufgrund von Überforderungssituationen auftreten. Diese Reaktion ist in etwa vergleichbar mit einer psychischen Schockreaktion, wie sie bei ansonsten völlig gesunden Menschen auftreten kann, die Zeugen von Gewalttaten, schweren Unglücksfällen oder Naturkatastrophen waren. So kommt es zum Beispiel vor, daß Unfallzeugen unmittelbar nach dem Geschehen gar nicht in der Lage sind, sich in zusammenhängender Weise zum Unfallhergang zu äußern. Dies kann besonders dann geschehen, wenn bei diesem Unfall nahe Angehörige getötet wurden. Das belastende Ereignis kann tatsächlich für einen gewissen Zeitraum nicht oder nur bruchstückhaft erinnert werden.

In ähnlicher Weise stellen manche Ereignisse für alte Menschen eine psychische Überforderungssituation dar. Beispielsweise ist häufig beobachtbar, daß alte Menschen bei der Aufnahme in einem Pflegeheim in hohem Maß desorientiert sind, sich dieser Zustand aber nach einigen Tagen oder Wochen deutlich bessert. Dies kommt vor allem vor, wenn die Übersiedlung ins Pflegeheim plötzlich geschieht, der alte Mensch nur unzureichend informiert wurde bzw. seine Ablehnung übergangen worden ist. Oft wird die Auffassungsfähigkeit des Betroffenen auch durch die Verabreichung dämpfender Psychopharmaka eingeschränkt. In vielen dieser Fälle wird man nach dem Abklingen des Delirs feststellen, daß lediglich eine leichte Vergeßlichkeit vorliegt. Möglicherweise ist die Vergeßlichkeit Anzeichen einer beginnenden Demenz, müßte aber in diesem Stadium keineswegs zur Hospitalisation führen. Stabilisierende Lebensbedingungen können in diesen Fällen eine weitgehend symptomfreie Lebensführung gewährleisten, während abrupte Wechsel im Umfeld eine Überforderungssituation darstellen, die zu einem Delir führt.

Psychische Überforderungssituationen können auch dann auftreten, wenn der Anlaß ursprünglich erfreulich war. Eine Reise kann beispielsweise zur Überforderung werden, wenn die Flexibilität des alten Menschen nicht mehr ausreicht, sich auf eine völlig neue Umgebung und neue Situationen einzustellen. Auch Konflikte mit dem Ehepartner, anderen Angehörigen oder nahen Bezugspersonen können Auslöser einer psychischen Destabilisierung sein. Welche Art von seelischer Belastung sich besonders schwerwiegend auf die psychische Funktionsfähigkeit des Betroffenen auswirkt, ist selbstverständlich individuell höchst unterschiedlich – was für den einen eine schwerwiegende Belastung ist, berührt den anderen nur wenig.

Häufig treffen in der Entstehung eines Delirs mehrere Faktoren zusammen. So kann es beispielsweise sein, daß ein alter Mensch eine gewisse Menge Alkohol üblicherweise gut verträgt und normalerweise auch in der Lage ist, Konflikte mit dem Ehepartner auszutragen. Die Kombination von psychischer Anspannung im Konflikt bei gleichzeitigem Alkoholgenuß kann aber Ursache eines deliranten Zustands sein. Insofern müssen auch bei der Behandlung von Delirien immer sowohl die körperlichen als auch die psychischen und sozialen Faktoren bedacht werden.

Im folgenden werden einige körperliche Ursachen von Delirien mit ihren Symptomen, Hinweisen auf zugrundeliegende Krankheitsprozesse und den notwendigen Sofortmaßnahmen vorgestellt. Es handelt sich um Störungen, die im Alter vergleichsweise häufig auftreten, wobei hier aber kein Anspruch auf Vollständigkeit erhoben wird (vgl. auch Grond 1985).

Als körperliche Störungsursachen finden sich im Alter vor allem: Alkoholintoxikation, Unter- oder Überzuckerung, Austrocknung, Verstopfung, Durchfall, Salzmangel, Calciummangel, Kaliummangel, Vitaminmangel, Leberversagen, Nierenversagen, Schilddrüsenunterfunktion.

Jedes hohe Fieber – gleich welcher Ursache – kann ebenfalls mit Störungen des Bewußtseins einhergehen.

Bei kritischer Betrachtung kann im Grunde kein Medikament von der Liste der möglicherweise Verwirrtheit fördernden Arzneimittel ausgenommen werden (Oesterreich 1981). Das gilt in besonderer Weise für Psychopharmaka (s. Tab. 3). Besonders zu erwähnen sind hier aber auch die Antidiabetika, Diuretika (Entwässerungsmittel), die verschiedenen Herz- und Kreislaufmittel, Schmerzmittel.

In allen Fällen können die unterschiedlichen Symptome von Delirien auftreten. In der nachstehenden Aufzählung werden nur die für die einzelnen Ursachen *typischen* Symptome genannt – nicht immer müssen sie in dieser typischen Form auftreten und ihr Erscheinungsbild kann sich schnell verändern.

In allen Fällen ist die Information des Arztes notwendig. Nur bei besonders akuter Gefahr ist dies als Hinweis nochmals eigens vermerkt.

Pauschal gilt:
Viel Trinken – etwa zwei Liter zusätzlich!
Für (fast) alle deliranten Zustände gilt, daß Flüssigkeitszufuhr angezeigt ist.
Dies ist nicht nur richtig bei Austrocknung, sondern auch bei anderen Störungsursachen – Flüssigkeit schwemmt eventuelle Giftstoffe aus, durch Verdünnung von Giftkonzentrationen wird die Leber- und Nierenbelastung reduziert. Bei anderen Störungen ist Flüssigkeitszufuhr zumindest nicht schädlich – Ausnahme: Nierenversagen.

Bei Verdacht auf Alkoholintoxikation

Symptome: Einfacher Rausch – Selbstüberschätzung und Euphorie, aber auch Gereiztheit, Denk- und Konzentrationsstörungen verbunden mit Rededrang, z.T. depressive Gestimmtheit und Suizidgefährdung.

Stärkerer Rausch/akute Alkoholintoxikation – zusätzlich zu den Symptomen des einfachen Rauschs Pulsbeschleunigung, Erweiterung der Gefäße der Gesichtshaut und der Augäpfel, Koordinationsstörungen beim Sprechen und Gehen, unwillkürliche Zuckungen der Augäpfel beim Blick in bestimmte Richtungen (Blickrichtungsnystagmus).

Pathologischer Rausch – Erregungs- und Dämmerzustand mit Verkennung der Situation, häufig mit illusionären Verkennungen und Halluzinationen, mit überschießender Angst oder Wut und heftiger Aggressivität. (Anschließend Schlaf und Amnesie).

Alkoholdelir – es unterscheidet sich in den Symptomen grundsätzlich nicht von Delirien mit anderen Ursachen. Es entsteht nach langfristigem Alkoholmißbrauch, oft wenn die Alkoholtoleranz wegen Krankheiten o.ä. vermindert ist („Gelegenheitsdelir"), bei ununterbrochenem fortgesetzten Trinken („Kontinuitätsdelir") oder bei plötzlichem Alkoholentzug („Entzugsdelir").

Pflegerische Maßnahmen: Vor allem bei und nach der akuten Alkoholintoxikation: Flüssigkeit zuführen (s.o.), Salz zuführen (ca. eine Messerspitze Salz pro Glas

Tabelle 3. Nebenwirkungen von Psychopharmaka (durch Absetzen zu beseitigen) aus: Grond 1985, S. 94 f.

Psychopharmaka	vegetative Störungen	Bewegungsstörungen (extrapyramidal-motorische)	Herz-rhyth-musstörungen	andere Störungen
Tranquilizer Diazepam = Valium, Librium, Tavor, Adumbran = Praxiten, Demetrin, Lexotanil, Tranxilium, Cyrpon, Frisium, Albego, Multum, Nobrium, Tranquase, Trecalmo, Limbatril	Blutdruckabfall im Stehen – verwirrt Verstopfung			Müdigkeit, Muskelschwäche, Gang unsicher, ataktisch, Vergeßlichkeit, bei Absetzen verwirrt bis delirant! Suchtgefahr!
Neuroleptica Aolept, Atosil, Ciatyl, Decentan, Dominal, Esucos, Fluanxol, Glianimon, Haldol, Imap, Inofal, Largactil, Lyogen, Megaphen, Melleril, Neurocil, Omca, Orap, Protactyl, Psyquil, Semap, Taractan, Taxilan, Truxal Dipiperon und Eunerpan mit geringer anticholinergischer Nebenwirkung	Blutdruckabfall im Stehen – verwirrt Verstopfung, Harnverhaltung, Thrombosen, Trockener Mund – Durst	Frühdyskinesien (Bewegungsstörung) Zungen-, Schlund-, Blickkrämpfe, Schiefhals Parkinsonähnliche Bewegungsarmut bis Starre, kleine Schrift, geringes Zittern, Unruhe (kann nicht still sitzen) Spätdyskinesien (oft bei Frauen)* Unruhe am Mund wie Kauen, Lippenschmalzen, Schluck- u. Sprachschwierigkeiten, Nackensteifigkeit, unruhige Hände und Füße wie bei Chorea nach jahrelanger Behandlung	Herzklopfen, Puls schnell	Sehen verschwommen, Austrocknung oder Wasseransammlung, Gewichtszunahme, Hautpigmentierung, Unter- oder subfebrile Temperatur. Blutzellschäden, allergische Reaktionen, Gallenstauung in der Leber, Unaufmerksamkeit, Vergeßlichkeit, Verwirrtheit bis Demenz nach jahrelanger Behandlung

Antidepressiva

trizyklische mit anticholinergischen Nebenwirkungen Saroten = Laroxyl = Tryptizol, Agedal, Aponal = Sinquam, Anafranil, Gamonil, Insidon, Istonil, Maximed, Nortrilen, Noveril, Stangyl, Tofranil	Blutdruckabfall im Stehen – verwirrt trockener Mund – Durst, appetitlos, Verstopfung, erschwertes Wasserlassen bis Harnverhaltung bei Prostata-Adenom!	Zittern	Herzklopfen	Erhöhung des Augeninnendruckes mit Verschwommensehen (Glaukomgefahr!), Gewichtsschwankungen, nächtliche Verwirrtheit!
Nicht-trizyklisch mit geringer Nebenwirkung: Alival, Levothym, Ludiomil, Thombran, Tolvin	Haut rot und trocken	Zittern der Hände	Puls unregelmäßig	Schwächegefühl, Durchfälle, unsicherer Gang
Lithium zur Vorbeugung: Quilonum, Hypnorex	Brechreiz, Durst, vermehrtes Wasserlassen			

Stimulantien (Weckamine)

Captagon, Katovit, Reactivan, AN_1, Amorphan, Eventin, Mirapront, Recatol, Tenuate, Teronac	Schweißausbrüche Nachlassen des Appetits	Zittern der Hände Unruhe	Herzklopfen	Verwirrt durch Trugwahrnehmungen, Angst-, Wutanfälle, Schlafstörung, Suchtgefahr!

* Treten auch noch nach Absetzen der Medikamente auf (Anm. d. Verf.)

kann Orangen- oder Grapefruitsaft zugesetzt werden – etwa dreimal täglich. Essen nachsalzen). Durch diese Maßnahme werden Gehirnödeme (Wasseransammlungen im Gewebe) vermindert.

Bei kompliziertem oder pathologischem Rausch in jedem Fall Arzt informieren. Ärztliche Maßnahme evtl. Erregungsdämpfung mit Valium.

Beim Delir sofort Arzt hinzuziehen. Ärztliche Maßnahme in der Regel Absetzen jeglichen Alkohols und Verordnung von Distraneurin.

s. auch „Verdacht auf Leberversagen"

Bei Verdacht auf Unterzuckerung

Symptome: – Heißhunger
          – Kaltschweißigkeit
          – Zittern

Diese Symptome dauern 1–2 Stunden an, unbehandelt gehen sie über in Verwirrtheit. In diesem Stadium akute Lebensgefahr. Notarzt/Krankenhaus!

Der Verdacht liegt v. a. bei bekannter Diabetes nahe. Unterzuckerung kann evtl. auch aufgrund einer Überdosierung von Antidiabetika entstehen.

Maßnahmen: Zucker zuführen – Zucker kann auch dann zugeführt werden, wenn in einer Notfallsituation noch nicht geklärt ist, ob eine Über- oder Unterzuckerung vorliegt. Zuckerzufuhr ist auch bei Überzuckerung nicht lebensgefährlich, bei Unterzuckerung aber lebensrettend.

Bei Verdacht auf Überzuckerung

(v. a. bei bekannter Diabetes):
Symptome: – Geringe Ansprechbarkeit
          – Übelkeit
          – Doppelt sehen

Die Überzuckerung kann langsam beginnen und Tage andauern.

Maßnahmen: Zuckertest („Stixen"), Arzt informieren. Ärztliche Maßnahme i. d. R. Insulinverabreichung.

Bei Verdacht auf Austrocknung

Symptome: – geringe Urinausscheidung (500 ml–1 l pro Tag)
nach 2–3 Tagen – schuppige, trockene Haut,
          – Hautfalten abhebbar (bleiben stehen)
langfristig   – glanzloses, trockenes Haar

Maßnahme: Flüssigkeitszufuhr – mindestens 3 l pro Tag – bis Ende des Austrocknungszustandes immer wieder nachdrückliches Flüssigkeitsangebot. Einfuhr-/Ausfuhrtabelle.

Bei Verdacht auf Verstopfung

Symptome: – mehrere Tage kein Stuhlgang, bzw.
          – wenig harter Stuhl alle 2–3 Tage,
          – praller, gespannter Bauch,

- Appetitlosigkeit bis zur Übelkeit,
- evtl. Hautunreinheiten,
- generelles Unwohlsein,
- motorische Unruhe.

Vielfältige Ursachen möglich.

Akutmaßnahmen: Keine Abführmittel (Gefahr des Darmverschlusses). Klistier, Einlauf, Ausräumen.

Dann Ernährungsumstellung, morgens eingeweichtes Trockenobst, zusätzlich Leinsamen, tägl. Klistiere oder Einläufe bis zur Regulation (1 Woche bis 10 Tage).

Bei Durchfall

Symptome: – Dünner/flüssiger Stuhl mehrmals täglich oder über mehrere Tage

Ist evtl. lebensbedrohlich – hoher Mineralien- und Flüssigkeitsverlust (s. daher auch „Austrocknung" und Calcium-/Kaliummangel).

Ursachen: Oft Virusinfekte, Speisenunverträglichkeit, evtl. Milchunverträglichkeit.

Maßnahmen: Ärztlich verordnete Therapie – auch stopfende Mittel (wie z.B. Kohle) nur unter ärztlicher Aufsicht, da diese die Krankheitsauslöser im Körper halten.

Bei Verdacht auf Salzmangel (sehr selten)

Symptome: – Es wird mehr ausgeschieden als getrunken. (Es ist nicht genug Salz im Körper, um die Flüssigkeit zurückzuhalten.)

Maßnahmen: Infusionen mit isotonischer Kochsalzlösung. Viel Trinken. Essen nachsalzen.

Bei Verdacht auf Calciummangel

Symptome: – Krämpfe mit Pfötchenstellung („tetanische Anfälle")
z.B. bei chronischer Niereninsuffizienz.

Maßnahme: Calciumzufuhr (ärztl. Verordnung).

Bei Verdacht auf Kaliummangel

Symptome: – Muskelziehen (ähnlich wie rheumatische Schmerzen)
– Reflexminderung und Muskelschwäche
– Arrythmien

Z.B. bei chronischer Niereninsuffizienz, Durchfall, Gebrauch von Entwässerungsmitteln (Diuretika), Abführmittelmißbrauch, bei Steroid-Therapien (z.B. Nebennierenrindenhormone bei Asthma, bei Neurodermitis).

Therapie: Kaliumzufuhr – mehrere Tage bis zur Wiedererreichung des Normalzustands (ärztl. Verordnung).

Bei Verdacht auf Vitaminmangel
(in Institutionen selten):

Symptome bei jeder Avitaminose verschieden, je nach fehlendem Vitamintyp.
Zum Delir kann es v. a. kommen bei:

Vitamin B_{12}-Mangel

Symptome: – Anämie (Blässe, Abgeschlagenheit bis Schläfrigkeit, Atemnot),
           – Desinteresse,
Der Mangelzustand kommt zustande, wenn die Magenschleimhaut Vitamin B_{12}
nicht mehr aufnehmen kann (Operations-Folgen, Schwund der Magenschleimhaut).
Behandlung: Regelmäßige Injektion von Vitamin B_{12}.

Bei Verdacht auf Leberversagen

Akute Symptome: Der Patient ist schläfrig bis komatös (innerhalb von 1–2 Tagen
letal). Temperaturanstieg, evtl. bis 39–40 Grad, Unruhe, starker Durst, Teerstuhl,
Bluterbrechen.
    Leberversagen entsteht i. d. R. am Ende eines langfristigen Krankheitsprozesses
– oft durch Mißbrauch von Alkohol, Schlaf- oder Beruhigungsmitteln (v. a. Bar-
biturate). Zunächst Leberzirrhose, Wasser im Bauch, Umgehungskreislauf des
Pfortaderblutes, Blutungen im Bereich der Speiseröhre. Akutmaßnahmen: Not-
arzt/Krankenhaus.
    Plötzlich auftretendes Leberversagen z. B. durch Pilzvergiftung möglich (Not-
arzt/Krankenhaus – Magenspülung, medikamentöse Behandlung).

Bei Verdacht auf Nierenversagen

Symptome: – Abgeschlagenheit bis zur Schläfrigkeit,
           – gelbliche Blässe,
           – kaum Urinausscheidung (bis 100 ml pro Tag),
Endstadium: ähnlich wie Leberversagen
Entsteht bei fortbestehender Niereninsuffizienz, bei starkem Blutverlust
(„Schocknierenversagen"), auch bei inneren Blutungen, bei starken Durchfällen,
Erbrechen, Vergiftungen, Arzneimittelallergie (v. a. bei Antibiotika)
Akutmaßnahmen: Notarzt/Krankenhaus, (künstliche Niere)

Bei Verdacht auf Schilddrüsenunterfunktion

Symptome: – Gewichtszunahme auch bei geringer Nahrungsaufnahme
           – die Haut ist „teigig"
           – Schläfrigkeit, Müdigkeit, Abgeschlagenheit,
           – Pulsverlangsamung.
Diagnose: Blutuntersuchung – Hormonspiegel.
Therapie: medikamentös (Sofortwirkung innerhalb 48 Stunden)
(Schilddrüsen*über*funktion ist im Alter selten).

Symptome: – Geringe Ansprechbarkeit
– Übelkeit
– Doppelt sehen
– gelb-grün sehen
doppelschlägiger Puls, generelle Arrythmie.
Maßnahmen: Arzt informieren. Ärztliche Maßnahme i. d. R.: Dosiskontrolle, Dosisreduktion.

3.4 Zum psychologischen Verständnis Desorientierter

Es gehört sicher zu den schwierigsten Aufgaben in der Gerontopsychiatrie, nachzuvollziehen, was es für einen Menschen bedeuten kann, eine hirnorganische Störung zu haben. Können wir uns überhaupt vorstellen, was es bedeutet, das Gedächtnis zu verlieren? Wie soll man den Gedanken denken, nicht mehr denken zu können? Dies ist nicht nur ein Widerspruch in sich, vielmehr ist bereits die Annäherung an eine solche Vorstellung mit Angst besetzt. Hier geht es um den Kern der eigenen Person, die eigene Identität ist im Zentrum bedroht. Sicher kann man sich dem nur unvollkommen nähern.

Dennoch läßt sich einiges verstehen. In der Beobachtung Dementer und im Kontakt mit ihnen läßt sich manches von dem nachvollziehen, was ihr eigenes Erleben ausmacht. Insbesondere Reisberg und Mitarbeiter haben auch die psychischen Folgen der Demenz in ihren Beobachtungen an Alzheimer-Kranken berücksichtigt und dabei zwischen den verschiedenen Phasen der Krankheitsentwicklung unterschieden. Seine Einteilungen erscheinen zwar an manchen Punkten etwas schematisch, aber gerade weil einige der beobachteten Phänomene nicht nur bei der Alzheimerschen Krankheit sondern auch bei Demenzen anderen Ursprungs auftreten, geben sie einen Hinweis auf die psychischen Folgen einer dementiellen Erkrankung leichter, mittlerer oder schwerer Ausprägung.

In den meisten Fällen beginnt die dementielle Erkrankung mit leichteren Gedächtnisausfällen. Kleinigkeiten werden vergessen, Gegenstände verlegt. Der Betroffene bemerkt seine zunehmende Vergeßlichkeit in der Regel als erster. Das Erlebnis, daß ihm trotz Anstrengung und dem Versuch der Konzentration die Gedanken entgleiten, daß sich oft auch peinliche Fehlleistungen häufen, führt bei vielen zu innerer Unruhe und Angst. Die Erfahrung, nicht mehr Herr über die eigene geistige Leistungsfähigkeit zu sein, stellt eine Bedrohung und zugleich eine Kränkung dar. Oft schämt sich der Kranke auch seiner Schwächen und versucht, sie zu vertuschen oder zu verheimlichen – was letzten Endes auch der Selbstberuhigung dient.

Erreicht die Demenz einen mittleren Schweregrad, kommt es zu einer Häufung der praktischen Probleme insbesondere bei allen Ereignissen und Aufgaben, die außerhalb der täglichen Routine liegen oder besondere geistige Anstrengungen erfordern. Jeder Mensch reagiert auf Schwierigkeiten unterschiedlich, und so kommt es auch bei den Betroffenen zu unterschiedlichen Reaktionen auf die zunehmende Merkschwäche. Grob vereinfachend kann man zwischen einer eher akzeptierenden und einer eher nicht-akzeptierenden Reaktion unterscheiden (vgl. auch Six 1988):

Werden die eigenen Defizite eher akzeptiert, so kann ein gewisser Rückzug von schwierigen Situationen Erleichterung bringen. Gehäuft kommt es in dieser Phase auch zu Resignation und Depression.

Werden die eigenen Defizite eher nicht akzeptiert, so kann dies zu Illusionen über die eigene Leistungsfähigkeit führen, zur Verleugnung der Schwächen und unter Umständen zur feindseligen Projektion der eigenen Schwächen auf andere (an Fehlern und Mißgeschicken sind stets die anderen schuld).

Im fortgeschrittenen Stadium der Demenzentwicklung führt die Erfahrung, gewohnte Rollen und Funktionen nicht mehr ausfüllen zu können – das Erlebnis, selbst bei einfachen Alltagsdingen versagt zu haben – bei den Betroffenen häufig zu emotionalen Ausbrüchen, zu Ärger, Wut und Zorn, zu heftigem Weinen oder anhaltender Traurigkeit.

Es kann allerdings entlastend sein, sich vor Augen zu halten, daß gerde auch viele Krisen- und Konfliktsituationen auf dem Hintergrund schwerwiegender hirnorganischer Veränderungen entstehen. Starke affektive Schwankungen, der Wechsel von Wut zur Freude oder vom Zorn zur Trauer kommen insbesondere bei Patienten mit einer zerebrovaskulären Schädigung vor (vaskuläre Demenz). Ganz besonders auffällig ist dies bei linkshirnigen Infarkten – ein deutlicher Hinweis darauf, daß es sich um einen organisch bedingten Prozeß handelt. Treten Delirien zur Demenz hinzu, wird die Symptomatik vom organischen Geschehen völlig beherrscht.

Mit dem Schwinden der Erinnerung verliert der dementiell Erkrankte immer mehr seine eigene Geschichte. Was er über sich weiß, reduziert sich auf immer weiter zurückliegende Zeiträume, wobei die Kindheitserinnerungen am längsten erhalten bleiben. Der Demente lebt häufig in dieser Vergangenheit, verwechselt sie mit der Gegenwart oder bringt beides durcheinander.

Viele Anstrengungen gelten dem Versuch, eine für den Kranken selbst akzeptable und von anderen anerkannte Rolle aufrechtzuerhalten. **Der Demente versucht, seine eigene Identität zu bewahren.** Er greift auf das zurück, was sein Gedächtnis noch behalten hat: Die Erinnerung an die Vergangenheit.

Er sieht sich selbst als der, der er früher einmal in seinen eigenen Augen war: Der fleißige Versicherungsangestellte, die liebevolle Mutter, das Kind fürsorglicher Eltern – manchmal auch das ungeliebte Kind. Oft haben diese Vorstellungen von der eigenen Person Wunschcharakter; der Wunsch ist hier im wahrsten Sinne des Wortes der Vater des Gedankens. Seltener – etwa beim ungeliebten Kind – finden schmerzliche Lebenserfahrungen Eingang in diese Vorstellungen von der eigenen Person.

In manchen Fällen gelingt es dem Kranken, seine Schwächen auf diese Weise vor sich selbst weitestgehend zu verleugnen. Dennoch geraten diese irrealen Selbstbilder unvermeidlich auch immer wieder in Konfrontation mit der Realität. Für die Patientin, die sich selbst als „liebevolle Mutter" sieht, mag es eine ganz unerträgliche und unverständliche Erfahrung sein, wenn Pflegende sie etwa mit einer frischen Inkontinenz-Einlage versehen. Es wird ihr auch nur schwer begreiflich zu machen sein, daß sie nicht allein zum Einkaufen gehen soll. Konflikte sind hier vorprogrammiert und stellen hohe Ansprüche an das diplomatische Geschick der Betreuer.

3.5 Professionelle Beziehung und therapeutische Möglichkeiten

Fachkundige Pflege und Betreuung Desorientierter setzt (wie jede geplante Pflege) eine Zielbestimmung voraus: Was soll und was kann erreicht werden, lautet die Gretchenfrage. Nur wenn hierüber Klarheit besteht, können sinnvolle Ansatzpunkte gefunden und zugleich Überforderungen und Enttäuschungen für Pflegende wie Gepflegte vermieden werden.

Grundsätzlich und weithin unbestritten gilt auch in der Arbeit mit Desorientierten das Prinzip der Interventionsgerontologie: „... nämlich ein psychophysisches Wohlbefinden bis ins hohe Alter hinein möglich zu machen, zu erhalten oder gar zurückzugewinnen." (Lehr 1979, S. 3)

Vorstellungen darüber, was dies speziell für die Betreuung Desorientierter heißen könnte, lassen sich aus der Kenntnis der Krankheitsbilder und der besonderen Lage der Betroffenen gewinnen. Das „Wohlbefinden" läßt sich verstehen als bedingt durch die maximale Entfaltung von Bedürfnissen und Fähigkeiten. Die Bedürfnisse sowie die Fähigkeiten Desorientierter aufzugreifen und zu ihrer Verwirklichung und Anwendung beizutragen, muß das Grundanliegen einer fachlich kompetenten Pflege und Betreuung sein.

Delir, dementielle Erkrankung oder beides?

Für Pflegende ist es wichtig, daß die ärztliche Diagnose Auskunft gibt, ob es sich bei der jeweils vorliegenden Symptomatik um ein Delir handelt oder um eine dementielle Erkrankung bzw. um eine Kombination beider Störungsbilder. Pflegende können durch genaue Krankenbeobachtung wesentlich zur richtigen Diagnosestellung beitragen.

Liegt ein Delir vor, ist es vor allem Aufgabe des Arztes, die in Frage kommenden Ursachen diagnostisch abzuklären und entsprechende Maßnahmen anzuordnen.

Ganz besondere Beachtung verdienen jene Fälle, bei denen auf dem Hintergrund einer schon länger bestehenden dementiellen Störung ein Delir entstanden ist, während sich aus der internistischen und/oder neurologischen Diagnostik keine Anhaltspunkte für eine zugrundeliegende körperliche Erkrankung ergeben.

Ein geradezu klassisches Beispiel bietet die Heimaufnahme: Der in der eigenen Wohnung lebende Patient hat aufgrund seiner Demenz schon seit längerer Zeit eine mehr oder weniger ausgeprägte Merkschwäche. Zu einem bestimmten Zeitpunkt der Krankheitsentwicklung trägt das soziale Netz nicht mehr, in dem bisher Versorgung und Pflege geleistet wurden: Angehörige und/oder Pfleger sehen sich überfordert und suchen Entlastung (oft anläßlich einer besonderen Krise, z. B. einem Sturz mit anschließender Krankenhausaufnahme). Der Patient kommt in ein Pflegeheim, wobei seine Mitwirkungsmöglichkeiten in der Regel sehr gering sind. Im Heim sieht er sich mit einer völlig neuen Lebenssituation konfrontiert, auf die er nicht vorbereitet ist, die er nicht versteht und die er sich nicht gewünscht hat. Aus dieser Überforderungssituation heraus entsteht nun ein Delir.

In einer solchen Situation gilt es zunächst, alle erdenklichen Maßnahmen zur Beruhigung des Betreffenden zu ergreifen und eine Stabilisierung in Ruhe abzuwarten. Förderlich sind eine möglichst gleichbleibende Umgebung, gleichbleibende Ansprechpartner, ein gleichbleibender Tagesablauf, immer wieder geduldig wiederholte gleichbleibende Erklärungen zur augenblicklichen Situation. Der Verwirrte wird sich innerhalb seiner Möglichkeiten mit der veränderten Situation auseinandersetzen und je deutlicher für ihn Orientierungspunkte existieren, desto eher wird die akute Verwirrtheit abklingen.

In manchen Fällen wird sich nach Abklingen einer akuten Verwirrtheit herausstellen, daß der Betroffene zu weitestgehender Selbständigkeit in der Lage ist. Man sollte sich davor hüten, ihn automatisch weiterhin als „Verwirrten" zu betrachten – dies ist oft eine vorschnelle und schädliche Festlegung. In diesen Situationen ist es vordringlich, genauestens abzuklären, durch welche Faktoren das Delir entstanden ist. Dabei wird man oft auf eine Verkettung unglücklicher Umstände treffen – etwa in dieser Art:

Eine leichte Schilddrüsenunterfunktion, die bei der Betreffenden zu einer Verlangsamung und zu Inaktivität führte, wobei dies zufällig in einer sommerlichen Hitzeperiode geschah, während die sonst regelmäßig für die Patientin einkaufende Nachbarin in Urlaub war – der Effekt war ungenügende Flüssigkeitszufuhr, die in Verbindung mit starkem Schwitzen zu einem unbemerkt zunehmenden Austrocknungszustand führte, welcher in ein Delir mündete. Das Delir wurde durch Flüssigkeitszufuhr beendet, die medikamentöse Behandlung der Schilddrüsenunterfunktion eingeleitet. Die Patientin wirkt anschließend völlig orientiert (obwohl sie an den Ablauf des Delirs nur verschwommene Erinnerungen hatte).

Aufgabe der Pflegeplanung ist in einem solchen Fall lediglich, gemeinsam mit dem Patienten Vorkehrungen zu vereinbaren, die eine Wiederholung der Krise vermeiden helfen. Im genannten Fall beispielsweise regelmäßige Kontakte zu einer Sozialstation oder – als Minimalmaßnahme – eine Vereinbarung über die Sicherstellung der Versorgung bei Abwesenheit der Nachbarin– wobei diese einbezogen werden muß.

Dementielle Entwicklung

Erst wenn akute Verwirrtheit ausgeschlossen werden konnte, abgeklungen ist oder erfolgreich behandelt wurde, kann eine *langfristige* Pflegeplanung einsetzen. Pflegende müssen sich nun in den meisten Fällen auf eine dementielle Entwicklung einstellen– es gilt, mit der Krankheit zu leben und gewissermaßen „das Beste draus zu machen".

Ausgangspunkt ist wiederum der status quo: Was kann der Patient selbst tun, inwieweit benötigt er Unterstützung, welche Fähigkeiten hat der Patient gegenwärtig, inwieweit kann er sein Leben und seinen Alltag selbst in die Hand nehmen?

Diese Grundfragen der Pflegeplanung sind gerade bei Desorientierten nur zum Teil mit der Hilfe des Patienten selbst und durch Beobachtung abzuklären – Informationen von Angehörigen, Bezugspersonen, Therapeuten, anderen Pflegenden und behandelnden Ärzten werden benötigt.

Die Informationen können frei zusammengetragen oder nach einem festgelegten Schema erhoben werden. Erfahrene Pflegende kennen die „Knackpunkte":
- Inwieweit kann sich der Patient innerhalb seiner Umgebung orientieren? In seinem Zimmer, in seiner Wohnung bzw. innerhalb seiner Pflegestation? Reicht sein Orientierungsvermögen über diesen Radius hinaus – innerhalb des Pflegeheims, gleichbleibende Wege zum Einkaufen oder Spazierengehen…?
- Inwieweit kann der Patient sich zeitlich orientieren? Orientierung an Tageszeiten – Frühstückszeit, Mittagessenszeit…? Inwieweit überblickt er die Wochen-

tage? (Dienstags trifft sich der Seniorenklub; sonntags ist um 10 Uhr Gottesdienst und die Läden haben geschlossen…)
– Inwieweit kann der Patient sich auf unterschiedliche Situationen einstellen? Macht es für ihn einen Unterschied, ob er die Hauptverkehrsstraße oder seine Wohnstraße überquert; verhält er sich in der Gymnastikgruppe anders als im Gottesdienst…?
– Erkennt der Patient die Personen seiner Umgebung wieder – Freunde, Verwandte, Pfleger? Weiß er, wer er selber ist – seinen Namen, seinen früheren Beruf? Weiß er, ob und wo sein Ehepartner oder seine Kinder leben?
– Inwieweit ist der Patient zur Selbstversorgung in der Lage? Benötigt er Hilfe bei der Auswahl der Kleidungsstücke oder auch beim Anziehen, wäscht er sich selbst ausreichend, kann er allein essen und trinken, ist er harn- oder stuhlinkontinent? Kann er alltägliche Dinge selbst erledigen – Bettenmachen, Staubwischen, Kaffeekochen…? Stehen Schwierigkeiten in der Selbstversorgung in Zusammenhang mit (peripheren) Bewegungseinschränkungen, ist dies eine Frage der (zentralen) Bewegungskoordination oder der Orientiertheit?
– Wie aktiv und motiviert ist der Patient? Kümmert er sich um die eigene Körperhygiene, will er sich selbst anziehen? Benötigt er mehrfache Aufforderungen und eine lange Vorbereitungszeit, um aus seinem Zimmer mit zum Speiseraum zu gehen bzw. die eigene Wohnung zu verlassen? Benötigt er Vertrauenspersonen zur Ermutigung und Unterstützung – z.B. für einen Arztbesuch…?
– Welche weiteren gesundheitlichen Beeinträchtigungen liegen vor? Bestehen ärztliche Verordnungen oder Empfehlungen zur Lebensführung?
– Wie tragfähig ist das „soziale Netz"? Wird der Patient von Verwandten und Bekannten besucht? Übernehmen diese Kontaktpersonen Versorgungsaufgaben? Inwieweit ist die Umgebung bereits überlastet oder inwieweit können bestimmte Aufgaben noch übernommen werden?

Biographieorientierte Pflege

Neben der sorgfältigen Bestandsaufnahme der augenblicklichen Fähigkeiten und Möglichkeiten des Dementen muß eine fachkundige Pflege auch die je besondere Lebensgeschichte in ihre Überlegungen einbeziehen. Individualität und Persönlichkeit des einzelnen resultieren aus seinen biographischen Erfahrungen und wirken fort, auch wenn der Betroffene hierüber nicht mehr selbst Auskunft geben kann. Die Kenntnis der Lebensgeschichte des Patienten ermöglicht dem Pflegenden ein besseres Verständnis seiner Persönlichkeit, des kulturellen Hintergrundes, von Eigenheiten und Vorlieben und bietet zugleich Ansatzpunkte für die individuelle Pflegeplanung. Im Gespräch über die eigene Biographie kann der Desorientierte auf die Reise zu den sicheren Inseln seines Altgedächtnisses gehen. Seine Selbstwertschätzung kann auf diese Weise gestützt werden, denn in der Erinnerung kann er seine Kompetenzen darstellen und Anerkennung finden. Die Erzählungen des Desorientierten können auch für den Pfleger neu und interessant sein und eine neue Ebene des Kontakts zwischen Pfleger und Gepflegtem eröffnen. Die Bezugnahme auf die Vergangenheit erleichtert auch das Nachdenken über Gegenwart und Zukunft; es kann einen Prozeß der Lebensrückschau begleiten, die auch Vorbereitung auf den Tod sein kann.

Biographieorientierte Pflege benötigt einige Informationen über den Lebenslauf des Patienten. Zentrale Informationen sollten erfaßt und auch in der Pflegedokumentation festgehalten werden. Hierfür eignet sich die Verwendung eines „Biographiebogens" (nach Bonato 1988, s. Anhang). Er ermöglicht es, wesentliche Informationen relativ schnell und in übersichtlicher Form zur Verfügung zu stellen.

Jegliches „Ausfragen" des Bewohners oder seiner Angehörigen sollte jedoch vermieden werden. Angaben über Daten und Fakten des Lebenslaufs sind hilfreich, aber sie sind nicht das eigentliche Ziel der Arbeit. Eher geht es um ein besseres Verständnis des Patienten, eine Möglichkeit der Aktivierung und eine neue Ebene des Kontakts.

Gespräche mit dem Bewohner sollen den Ausgangspunkt biographieorientierter Pflege bilden. Es ist dabei nicht wesentlich, ob die Erzählungen des Patienten die unverfälschte Wahrheit darstellen. Vielmehr kommt es darauf an, daß der Bewohner sein subjektives Selbstverständnis und seine eigene Sichtweise auf sein vergangenes Leben zur Sprache bringt. Dabei muß es ganz seiner spontanen Entscheidung überlassen bleiben, inwieweit er auf Anregungen und Nachfragen eingeht. Nur wenn der Patient sich spontan und bereitwillig äußert, kann tatsächlich ein lebendiges Gespräch entstehen.

Je nach Motivation und Möglichkeiten können Gespräche über biographische Erinnerungen von einigen kurzen Worten „zwischen Tür und Angel" bis hin zu längeren und immer wieder neu aufgenommenen Gesprächsfäden gehen. Sie können äußere Lebensumstände ebenso betreffen wie intime Details. Die Gespräche können „unter vier Augen" geführt werden oder in einer Gruppe. Im pflegerischen Alltag werden schon aufgrund des allgegenwärtigen Zeitmangels die 10-Minuten-Gespräche sicher überwiegen. Dies ist nach unserer Auffassung nicht unbedingt von Nachteil, sondern fördert auch die Spontaneität und überfordert nicht die Aufmerksamkeitsspanne des Desorientierten.

Biographieorientierte Pflege sollte vom ganzen Team getragen werden. Auch wenn sich bei Gesprächskontakten eine besondere Vertrautheit oder Sympathien entwickeln, müssen immer wieder verschiedene Kollegen einbezogen werden; Informationen müssen untereinander ausgetauscht werden. Dies gilt auch für die Zusammenarbeit mit therapeutischen Mitarbeitern. Besonders hervorzuheben ist die Rolle der Nachtwache, die Bewohner oft in ganz anderer Weise erlebt als die Mitarbeiter des Tagdienstes.

Wenige Grundinformationen genügen bereits, um erste Vermutungen über den Lebensweg eines Bewohners und Anknüpfungspunkte für biographiebezogene Gespräche zu finden. Die sogenannte „Zeitleiste" ist ein einfaches Hilfsmittel, um Daten der Zeitgeschichte in Beziehung zum individuellen Lebenslauf zu setzen. Als Informationen werden zunächst nur Geburtsdatum und -ort benötigt, weitere Daten können hinzugefügt werden (z. B. Heirat, Geburt von Kindern, Tod des Ehepartners, Wohnortwechsel, Angaben zum beruflichen Werdegang).

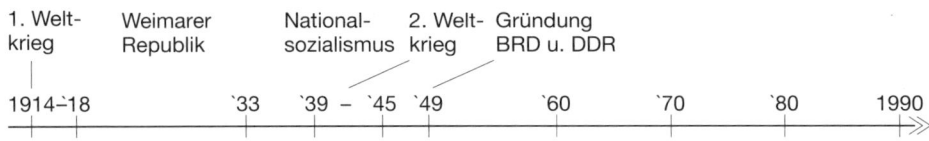

Abb. 3: Zeitleiste

Trägt man in die Zeitleiste die bekannten Daten des individuellen Lebenslaufs eines Patienten ein, ergeben sich Rückschlüsse auf mögliche Lebensumstände – insbesondere, wenn noch Angaben über die Schichtzugehörigkeit vorliegen. (So ist beispielsweise der 1900 im Deutschen Reich geborene Mann vermutlich Kriegsteilnehmer des ersten und des zweiten Weltkriegs. Die 1902 geborene älteste Schwester von 7 Kindern einer Arbeiterfamilie erlebte die Not des ersten Weltkriegs vermutlich besonders kraß, da sie auch noch für die jüngeren Geschwister mit verantwortlich war). Solche Vermutungen erleichtern es uns, ein Bild vom früheren Lebensumfeld des Patienten zu entwickeln und Gespräche auf den jeweiligen Erfahrungshintergrund zu lenken. Umgekehrt erleichtert es dieses Schema auch, einzelne Bruchstücke aus Erzählungen in nachvollziehbare Zusammenhänge einzuordnen.

Nur in Ausnahmefällen sollen die Angehörigen zur Lebensgeschichte des Bewohners befragt werden. Dies könnte etwa der Fall sein, wenn Hinweise zum besseren Verständnis besonders problematischer Verhaltensweisen gesucht werden, die der Patient selbst aufgrund seiner Gedächtnisschwäche nicht mehr geben kann. Informationen von Angehörigen sind natürlich stets subjektiv gefärbt und als Information „über Dritte" trägt ein solches Vorgehen generell nicht zum aktiven Austausch zwischen uns und dem Patienten bei.

Für die Gespräche selbst sollten einige Leitlinien beachtet werden: Zumindest in der Anfangsphase muß die Initiative in der Regel vom Mitarbeiter ausgehen. Gespräche „unter vier Augen" sind zunächst am einfachsten zu führen und für die ersten Versuche empfehlenswert. Sind andere Personen in Hörweite, muß man mit Ablenkungen rechnen. Insbesondere andere Bewohner reagieren häufig unwillig, wenn Sie den Eindruck haben, daß ein Patient bevorzugte Zuwendung erfährt. Auch Gespräche in kleinen Gruppen sind möglich. Die Bewohner sollten hierfür nah beieinander sitzen, (z.B. um einen kleinen Tisch herum), vom Umfeld sollten nicht zu viele Störungen ausgehen. Dem Mitarbeiter fällt in der Gruppe die Aufgabe eines Moderators zu, der Anregungen gibt, Gesprächsbeiträge aufgreift und gemeinsame Bezugspunkte zwischen den Beteiligten sucht.

Im biographischen Gespräch kann der Initiator gut von seiner eigenen Neugier ausgehen, nach dem Motto „Wie war das damals eigentlich…". Günstig ist es, nach konkreten Lebensumstände und Details zu fragen. Also z.B. nicht allgemein „Wie war es damals bei Ihnen in der Schule", sondern lieber konkret „Wie sah denn Ihr Schulweg aus?" oder „Wo haben Sie am liebsten gespielt?" oder „Was für eine Kleidung haben Sie im Sommer getragen?" Mit solchen konkreten Gegebenheiten sind oft lebendige Erinnerungen verknüpft, während allgemeine Fragen oft auch zu Antworten auf einer eher allgemeinen und abstrakten Ebene führen.

Keinesfalls sollte man auf einer konkreten Antwort bestehen. Fragen sind eher Startpunkte für die Einfälle und spontanen Erinnerungen des Erzählers. Diesen Erinnerungen sollte der Zuhörer aktiv einfühlend und verstehend folgen; den Erzähler dabei möglichst bestätigen und auch in dessen Sinne ergänzen. Dies gilt auch dann, wenn die Schilderungen unzusammenhängend wirken. Manchmal ergibt sich im Laufe des Gesprächs oder anschließend im Rückblick der innere Zusammenhang des Gesagten. Auch wenn für den Zuhörer Zusammenhänge nicht erkennbar sind, ist beharrliches Nachfragen verkehrt, denn der Desorientierte wird dann meist überfordert sein und – mit seiner Überforderung konfrontiert – abweisend oder ausweichend reagieren.

Das „Nicht-Eingehen" auf bestimmte Fragen ist häufig auch Ausdruck eines „Widerstands", der darauf beruht, daß evtl. zu peinliche oder zu schmerzhafte Aspekte angesprochen sind. Auch aus diesem Grund gebietet es der Respekt vor dem Selbstbestimmungsrecht des Bewohners, die spontane Entscheidung über Gesprächsinhalte ganz ihm selbst zu überlassen.

Die Erhebung und der Umgang mit biographischen Daten erfordert eine erhebliche Sensibilität und eine sorgfältige Beachtung des Datenschutzes. Wem persönliche Informationen mitgeteilt werden, dem wird ein großer Vertrauensvorschuß gewährt. Nicht jedes intime Detail muß dem ganzen Pflegeteam bekannt werden und selbstverständlich gilt die Verpflichtung zur Verschwiegenheit gegenüber Außenstehenden.

Ist der augenblickliche Zustand des Patienten erfaßt und die Lebensgeschichte zumindest in ihren Grundzügen bekannt, müssen vorläufige Pflegeziele festgelegt werden. Es ist dabei nützlich, sich an der von dem amerikanischen Psychologen Maslow eingeführten „Bedürfnispyramide" zu orientieren (s. Kap. 2, Abb. 1). Zunächst müssen die grundlegenden physiologischen Bedürfnisse wie Hunger, Durst, Schlaf, Bewegung u. a. befriedigt sein, erst dann treten weitergehende Bedürfnisse in den Vordergrund. Hierzu gehören die Bedürfnisse nach Unabhängigkeit und Sicherheit, nach Zuwendung und Liebe, nach Anerkennung und Wertschätzung und schließlich – auch bei Dementen – das Bedürfnis nach Selbstverwirklichung.

Körperliche Bedürfnisse: Hunger, Durst, Schlaf, Bewegung u. a.

Dementiell Erkrankte im fortgeschrittenen Stadium benötigen Anleitung, um ihre körperlichen Bedürfnisse befriedigen zu können: Sie wissen z. B. nicht mehr, wie man die Butter auf das Brot streicht, sie haben (wie andere alte Menschen auch) kein Durstgefühl, vergessen zu trinken und wissen nicht mehr, ob sie schon getrunken haben, sie wachen nachts auf und sind unruhig, sie können nicht mehr abschätzen, welche Kleidung der Witterung angemessen ist…

Es ist wichtig, immer wieder *genau* festzustellen, was der Demente kann und was nicht. Dazu ist es auch notwendig, einige Dinge auszuprobieren – manches Verhalten ist nur deshalb nicht beobachtbar, weil es nie gefordert wurde. Andere Fähigkeiten verschlechtern sich trotz ständigem Üben im Laufe der Zeit – einfach weil der hirnorganische Abbau voranschreitet. Manches klappt aber auch deshalb nicht, weil es lebensgeschichtlich völlig ungewohnt ist: Wer z. B. in der Körperpflege sein Leben lang Minimal-Hygiene am Waschbecken gewohnt war, für den ist die Benutzung einer Dusche eine Zumutung.

Je nach dem Ausmaß der Beeinträchtigung, müssen Wochen- oder Tagespläne aufgestellt werden, die der Absicherung der Grundbedürfnisse dienen. Dies ist wesentlich, um gesundheitlichen Krisen vorzubeugen.

Krisenvorbeugung ist eine wesentliche Grundkompetenz in der Pflege und Betreuung Dementer.

Die mangelhafte Befriedigung körperlicher Grundbedürfnisse bringt erhebliche Risiken mit sich und kann zu weiteren Beeinträchtigungen sowie dramatischen Krisensituationen führen – die sogenannte Sekundärprävention (Vorbeugung gegen Folgeschäden) ist daher eine zentrale pflegerische Aufgabe.

Risiken und Risikovermeidung

Austrocknung

Der Patient trinkt zu wenig und/oder scheidet zuviel Flüssigkeit aus (Urin, Stuhl, Schwitzen).

Austrocknung ist der größte Feind des Dementen – und zugleich so leicht zu bekämpfen: Austrocknung kommt bei guter Pflege nicht vor.

Der Patient trinkt zu wenig, weil im Alter das Durstgefühl nachläßt; weil er vergißt, ob er schon getrunken hat; weil er nicht ausreichend mit wohlschmekkenden Getränken versorgt ist...

Die akute Gefahr der Austrocknung besteht u. a. in der Entstehung eines Verwirrtheitszustandes.

Notwendige Vorbeuge-Maßnahme: Beständige Anregung und Aufforderung zum Trinken.

Ernährungsfehler

Mangelernährung – der Patient ißt zu wenig
und
Fehlernährung – der Patient ißt das Falsche
und
Überernährung – der Patient ißt zuviel.

Der Patient ißt zu wenig, weil er nicht mehr in der Lage ist, selbst einzukaufen oder zu kochen; weil er vergißt, zu essen; weil er Schluckbeschwerden hat (v. a. bei vaskulärer Demenz); weil er deprimiert und daher appetitlos ist...

Er ißt das Falsche (ernährt sich z. B. überwiegend von Grießbrei), weil er nur noch eine Speise zubereiten kann; weil er immer wieder den selben Einkaufszettel benutzt; weil ihm nur noch Süßes schmeckt...

Er ißt zuviel, weil das Sättigungsgefühl gestört ist und er sich nicht erinnert, schon gegessen zu haben – er ißt daher immer wieder...

Die Folgen falscher Ernährung sind weitgehend die gleichen wie bei jedem Menschen – wenn man davon absieht, daß der Demente Fehlentwicklungen nicht selbst erkennen und entsprechend reagieren kann: Herz- und Kreislaufbeschwerden, Verdauungsstörungen, Stoffwechselstörungen, Immunschwäche, Verwirrtheitszustände.

Notwendige Vorbeuge-Maßnahmen: Planung, Anregung, Anleitung und Überwachung gesunder Ernährung.

Bewegungsmangel

Der Patient bewegt sich zu wenig, weil er nicht ausreichend Anregung erhält; weil er antriebslos geworden ist; weil er nicht mehr allein aus dem Haus gehen kann bzw. darf und niemand da ist, ihn zu begleiten; weil er ängstlich ist...

Die Folgen: Kontrakturen, Dekubiti, Schlafstörungen, Herz- und Kreislaufbeschwerden, Verdauungsstörungen, Stoffwechselstörungen, Immunschwäche, ...

Notwendige Vorbeuge-Maßnahmen: Regelmäßige Anregung, Anleitung, Begleitung, Unterstützung zur sinnvollen Bewegung.

Sturzgefahr

Demente sind besonders sturzgefährdet, weil sie Risikosituationen nicht abschätzen können, weil sie verlangsamt reagieren, weil sie unaufmerksam sind, weil sie Gleichgewichtsstörungen und Fallattacken haben (v. a. bei vaskulärer Demenz sowie als Folge ihrer Medikation – Neuroleptika, blutdrucksenkende Mittel, Antidepressiva).

Die Folgen: Prellungen und Verletzungen, Knochenbrüche (v. a. Oberschenkelhalsbruch); infolgedessen Krankenhausaufenthalte mit allen Möglichkeiten der weiteren Krisensteigerung (akute Verwirrtheit durch situative Überforderung und sedierende Medikation).

Notwendige Vorbeuge-Maßnahmen: Beseitigung von Stolperschwellen, rutschfestes Schuhwerk, Anleitung zum langsamen Aufstehen (Schwindelgefühl), Verringerung oder Änderung der Medikation, evtl. Gänge außer Haus nur in Begleitung. Leider gilt: Auch die besten Vorbeuge-Maßnahmen können das Sturz-Risiko nur mindern, nicht beseitigen.

Inkontinenz

Inkontinenz entsteht vor allem, weil Demente auf den Harn- oder Stuhldrang nicht mehr entsprechend mit dem Gang zur Toilette reagieren. Zum Teil auch, weil sie den Weg zur Toilette nicht finden bzw. der Weg zu weit ist, die Kleidung nicht schnell genug abgelegt werden kann. Sie entsteht auch, wenn Pflegende vorschnell Windeleinlagen „verpassen".

Die Folgen: Der Demente ist oft beschämt über sich selbst und schämt sich vor anderen, manchmal wagt er nicht mehr, sich weit von der Toilette zu entfernen. Bei ungenügender Hygiene Hautreizungen, Infektionen, Dekubiti.

Notwendige Vorbeuge-Maßnahmen: Regelmäßiger Gang zur Toilette.

Medikation

Die zahlreichen Schwierigkeiten des Dementen und seiner Umgebung können den Arzt zu übermäßiger Medikation veranlassen. Angehörige oder der Patient selbst können zu unsinniger und gefährlicher Medikamenteneinnahme greifen, der Patient kann Tabletten verweigern bzw. heimlich wieder ausspucken oder Arzneien in Überdosis zu sich nehmen (s. o. „Sturzgefahr durch Medikamenteneinnahme").

Unabhängigkeit und Sicherheit, Schutz vor körperlichen und wirtschaftlichen Gefahren

Die Absicherung der körperlichen Grundbedürfnisse wie Hunger, Durst, Schlaf, Bewegung, usw. ist nicht nur eine Überwachungsaufgabe – schließlich kommt es nicht nur darauf an, daß der Patient satt und sauber ist. Entscheidend für die Pflegequalität ist das „wie". Hier ist zunächst zu fragen, inwieweit die Bedürfnisse des Dementen nach größtmöglicher Unabhängigkeit und Sicherheit erfüllt werden können.

> Mehr als Risikovermeidung:
> Qualifizierte Hilfe bei der Befriedigung grundlegender Bedürfnisse.

Selbstverständlich muß „Unabhängigkeit" für den Dementen etwas anderes bedeuten als für den Orientierten. Tatsächlich kann er oft auch kleinste Aufgaben nicht mehr „unabhängig" und selbständig erledigen. Dennoch gilt:

Nur in wenigen Bereichen ist es wirklich *von den Fähigkeiten des Patienten her* notwendig, ihm Tätigkeiten, die der Befriedigung der Grundbedürfnisse dienen, abzunehmen. Fast immer ist eine geduldige und ausdauernde Anleitung ausreichend.

Die Fähigkeiten des Dementen müssen immer wieder erprobt und die Anforderungen immer wieder neu angepaßt werden. Oft ist es notwendig, zu einfachsten Dingen täglich neu anzuleiten. Etwa dann, wenn das anziehen nicht mehr koordiniert werden kann: „Jetzt steigen Sie bitte in die Hosenbeine..., jetzt knöpfen Sie bitte den Hosenknopf zu..., stehen Sie bitte auf..., nehmen Sie Ihr Hemd..., ziehen Sie das Hemd über den Kopf...".

Manchmal muß die verbale Anleitung noch durch praktisches Handeln verstärkt werden. So kann man die Kleidung z. B. griffgünstig auslegen oder anreichen; die Körperteile berühren, die jetzt eingesetzt werden sollen; evtl. die Hände in Griffposition führen, etc. Manches ist feinmotorisch zu knifflig – das kann z. B. das Auf- und Zuknöpfen sein – und muß daher vom Betreuer erledigt werden.

Lernerfolge sind gering. Läuft über mehrere Monate hinweg die gleiche Prozedur in immer wieder der gleichen Weise ab, so kann man damit rechnen, daß im Laufe der Zeit etwas weniger detaillierte Anweisungen notwendig werden. Da die Pflegepersonen in der Regel wechseln, ist eine ganz exakte Absprache vonnöten.

Der hochgradig Demente wird nicht mehr lernen, z. B. seine Kleidung selbst auszuwählen und anzuziehen. Hier liegt ein ganz entscheidender Unterschied zum „Selbständigkeitstraining", das etwa im Bereich der Schlaganfallrehabilitation sehr erfolgreich mit dem Resultat weitgehender Selbstversorgung praktiziert wird. Über derartige Beschränkungen bei der Pflege Dementer muß man sich im klaren sein, sonst sind eine völlige Überforderung des Patienten und beständige Enttäuschung des Betreuers vorprogrammiert.

Unter diesen Umständen ist es nicht verwunderlich, daß die meisten Pfleger und Betreuer es vorziehen, den hochgradig dementen Patienten selbst anzukleiden usw., denn für die Anleitung werden Fachkenntnis, unendlich viel Zeit und unendlich viel Geduld benötigt. Wer auf größere Lernerfolge hofft, wird zudem noch enttäuscht.

Die Anleitung soll dem Patienten eine auch in seinen Augen sinnvolle und erfolgreiche Aktivität ermöglichen. Der Kranke gewinnt Selbstvertrauen und wird darin bestärkt, alle noch verbliebenen Fähigkeiten einzusetzen. Seine körperliche Beweglichkeit wird trainiert und erhalten.

Anleitung verliert ihren Sinn, wenn der Kranke diese auf Dauer als Quälerei empfindet. Allerdings ist zunächst eine gewisse Beharrlichkeit des Betreuers notwendig, bis sich eine tägliche Gewohnheit eingespielt hat. Bedenken sollte man: Niemand – auch der Demente nicht – wird gerne den ganzen Tag über angeleitet und damit kontrolliert. Immer muß ausreichend Raum für selbstbestimmte Aktivität bleiben, auch wenn diese Aktivität in unseren Augen noch so sinnlos erscheinen mag.

Es wird immer wieder heiß diskutiert, inwieweit dem dementen Patienten zu seiner eigenen Sicherheit und zu seinem eigenen Schutz Einschränkungen auferlegt werden dürfen. Darf die Tür abgeschlossen werden, darf das Bettgitter am Bett angebracht werden, dürfen andere seine Finanzen verwalten…?

Immer ist dies sowohl eine Frage der menschlichen und angemessenen Pflege als auch der rechtlichen Zulässigkeit. Entscheidend ist grundsätzlich der momentan geäußerte Wille des Betroffenen – gegen seinen Willen darf er nicht in seiner Bewegungsfreiheit und seinen sonstigen Rechten eingeschränkt werden. Dies gilt mit zwei Ausnahmen:

– Entscheidungen des Vormundschaftsgerichts: Das Selbstbestimmungsrecht kann durch richterliche Entscheidung eingeschränkt werden
– Gefahr im Verzug: In ganz dringenden und wirklich unmittelbar akuten Gefahrsituationen darf (und muß sogar!) auch gegen den Willen des Gefährdeten eingegriffen werden (z. B. in dem Augenblick, in dem er auf die Straße läuft und ein schwerer Unfall droht).

Die rechtlichen Vorschriften mögen in manchem Einzelfall nicht befriedigend sein. Es erscheint aber fraglich, ob eine befriedigende rechtliche Regelung überhaupt möglich ist für eine so hochgradig problematische Lebenssituation, wie sie sich aus dem fortschreitenden Verlust der geistigen Fähigkeiten ergibt. Die Rechtslage zugunsten der Entscheidungsfreiheit des Betroffenen hat in jedem Fall eine sehr erfreuliche Konsequenz: Sie macht willkürliche „Problemlösungen" wie einsperren oder festbinden eindeutig illegal – und fordert damit auf, menschlich und pflegerisch sinnvolle Alternativen zu ersinnen.

„Sicherheit und Schutz" können und dürfen nicht nur unter dem Aspekt der Überwachung und Gefahrenvermeidung gesehen werden. Sicherheit und Schutz sind zweifellos auch Bedürfnisse des Dementen – sie müssen allerdings in einer für ihn akzeptablen Form praktiziert werden.

Ein zentraler Aspekt in der Gewährleistung von Sicherheit und Schutz ist die Konstanz der Lebensbedingungen des Kranken. Der Grundgedanke ist einfach: Dem Desorientierten fehlt es an Orientierung. Da er sich nicht mehr aus eigenen Kräften orientieren kann, müssen ihm so viele Orientierungspunkte wie irgend möglich gegeben werden:

– Er benötigt Räume, die überschaubar und klar gegliedert sind. Hinweisschilder können die Orientierung verstärken.
– Er benötigt gleichbleibende Tagesabläufe – was immer zur gleichen Zeit stattfindet, wird in den Tagesrhythmus eingebaut.
– Er benötigt gleichbleibende Pflege- und Bezugspersonen – dies können durchaus mehrere Personen sein, die aber ihre Aufgaben koordinieren und möglichst langfristig konstant übernehmen (es sollte nicht nur eine Bezugsperson sein – dies läßt sich in aller Regel nicht langfristig durchhalten und führt damit zur vorprogrammierten Krise).

In einer Umgebung, in der auf konstante Weise die größtmögliche Selbständigkeit in der Befriedigung zentraler Bedürfnisse ermöglicht wird, reduziert sich der Konflikt um „Sicherheit und Schutz" ganz erheblich: Im gleichbleibenden Tagesablauf können Gefahrenpunkte von vornherein weitgehend vermieden werden.

Zuwendung und Liebe – Akzeptiertwerden, Freundschaft

Selbstverständlich benötigt der Demente Zuwendung, Liebe, Akzeptiertwerden, Freundschaft – vielleicht noch mehr als mancher Orientierte. Während viele geistige Fähigkeiten schwinden, bleibt die Empfindungsfähigkeit für Gefühle eindeutig erhalten. Stimmungen und das „emotionale Klima" seiner Umgebung erspürt der Demente schnell und dies ist für ihn gerade deshalb so bedeutungsvoll, weil das verstandesmäßige Verstehen demgegenüber vergleichsweise schwach ist.

Das augenblickliche gefühlsmäßige Erleben ist noch aus einem zweiten Grund wesentlich für den Dementen: Im Gegensatz zum Orientierten existieren bei fortgeschrittener Demenz keine klaren Erinnerungen, keine klaren „geistigen Bilder" der Menschen, die sich um ihn kümmern. Ist die Bezugsperson nicht anwesend, ist es für die bewußte Erinnerung des Desorientierten so, als ob sie nie dagewesen wäre. Was für das bewußte Erleben zählt, ist einerseits der Augenblick, andererseits die ferne eigene Vergangenheit.

Es gibt allerdings auch beim Desorientierten eine gefühlsmäßige Erinnerung – man kann sie auch als „vorsymbolische Erinnerung" bezeichnen, da sie ohne Worte und Benennungen auskommt. Auf dieser vernunftmäßig nur schwer zu erfassenden Ebene erleben auch hochgradig Desorientierte emotionale Beziehungen und gehen sogar neue Bindungen ein. Selbst wenn die regelmäßig kommende Bezugsperson nicht mit Namen genannt werden kann, gibt es ein gefühlsmäßiges Wiedererkennen, das an bestimmten Begrüßungsritualen und wiederkehrenden Verhaltensweisen deutlich wird.

Unsere gefühlsmäßige Wahrnehmung beruht zum großen Teil auf den Signalen, die von Tonfall, Mimik, Gestik, Körperhaltung oder Geruch ausgehen. Emotional wichtig ist daher nicht so sehr, was gesagt wird, sondern wie es gesagt – nicht so sehr, was getan wird, sondern wie es getan wird. Die Berührung – sei es Streicheln, Führen, Halten – ist ein immens wichtiger Kommunikationskanal für unsere Gefühle. Gerade hochgradig Verwirrte benötigen auf diese Weise die Versicherung der Zuneigung und das Gefühl, akzeptiert zu werden.

Für Pflegende stellt sich vor allem die Frage nach der „richtigen" Dosierung von Nähe und Distanz. Der professionelle Pfleger darf sich einerseits nicht grenzenlos auf seinen Patienten einlassen – sonst wird er gefühlsmäßig „aufgefressen"; andererseits nicht routinemäßig kühl-distanziert sein – sonst verkümmert der Patient. Das „richtige" Mischungsverhältnis von Nähe und Distanz läßt sich jeweils nur individuell bestimmen und muß zwischen jedem Pfleger und jedem Patienten immer wieder neu ausbalanciert werden. Das bedeutet, die Beziehung muß professionell gestaltet werden – und damit enthält sie Elemente einer therapeutischen Beziehung. Erschwert wird dies im Umgang mit Desorientierten dadurch, daß die Beziehung mit ihnen kaum noch direkt verhandelt werden kann – ihre Gestaltung hängt sehr stark einseitig vom Pflegenden ab.

Die bewußte Handhabung von Nähe und Distanz in der Pflege Desorientierter kann nicht die Privatsache eines jeden Pflegers sein, die er je nach persönlichem Vermögen oder Unvermögen mit sich im berühmten „stillen Kämmerlein" aushandelt. Sie ist vielmehr Teil der beruflichen Handlungsfähigkeit. Der Austausch mit den Kollegen und die Supervision im Team sind notwendig, um diese Aufgabe meistern zu können.

Für Angehörige ist die emotionale Beziehung zum dementen Patienten in noch viel höherem Maß belastet. Sie erleben und erleiden vor allem den Verlust der Beziehung, die früher einmal war. Zugleich bleibt das Verhältnis oft durch die lebenslangen Erfahrungen mit dem nunmehr Kranken geprägt. Sich in positiver Weise neu auf die aktuelle Situation und die heutige Persönlichkeit des Kranken einzustellen, erfordert die schmerzliche Verabschiedung von der (guten oder schlechten) Vergangenheit – oft sind die Angehörigen hier schlicht überfordert. Die entstehenden Selbsthilfegruppen, Angehörigengruppen von Kliniken und Heimen sowie vereinzelt Beratungsstellen sind die – noch sehr zaghaften – Ansätze zur Hilfestellung.

Eine oft übersehene Möglichkeit für Desorientierte, relativ stabile Bindungen und Beziehungen zu erfahren, ist bei langfristiger Unterbringung in Institutionen die Gruppe der Mitbewohner. Unsere eigene Untersuchung (Hartmann u. a. 1992) zeigt, daß mittel- bis hochgradig Demente in der Lage sind, sich bei konstanten Rahmenbedingungen und unter fachlich qualifizierter Leitung innerhalb einer kleinen Gruppe von etwa 6 Teilnehmern zu orientieren. Innerhalb des Gruppengeschehens läßt sich eine langfristige Kontinuität nachweisen und die Teilnehmer erfahren die Kleingruppe als beschützenden Rahmen, innerhalb dessen sie ihre Fähigkeiten optimal zur Entfaltung bringen können.

Anerkennung und Wertschätzung – Selbstwert- und Fremdwertschätzung

Woraus kann der Demente Anerkennung beziehen, wie kann er sich selbst schätzen und Wertschätzung erfahren? Welches sind die pflegerischen Aufgaben in diesem Bereich?

Eine naheliegende Quelle der Bestätigung und des Selbstwertgefühls sind die Erinnerungen des Kranken an die Vergangenheit. Häufig sind diese Erinnerungen positiv gefärbt und werden mit der Gegenwart vermischt – sie dienen dabei der Bestätigung der eigenen Identität. Das gegenwärtige Leben gerät allerdings oft in Gegensatz zu den wiederbelebten Erinnerungen. Je aktiver der Patient sich verhält, um so häufiger und heftiger werden die Widersprüche zwischen den von früher noch erinnerten Rollen und seinen heutigen Möglichkeiten aufeinanderprallen.

Eine abrupte und brutale Konfrontation mit der Realität erzeugt häufig die Gegenreaktion des Dementen: Er blendet die Realität um so stärker aus, zieht sich um so stärker auf sich und seine Erinnerungen zurück. Es gilt also, Wege zu finden, die es dem Dementen ermöglichen, seine noch verbliebenen Bedürfnisse

---

Wahrheit oder nicht?

Immer wieder wird unter den Helfern dementiell Erkrankter heiß diskutiert, ob man Irrtümer, Illusionen und falsche Erwartungen des Dementen korrigieren soll oder nicht. Soll man ihn beispielsweise darauf hinweisen, daß die Mutter – ganz entgegen der Phantasie des Kranken – schon längst verstorben ist, daß der Ehemann nie mehr heimkehren wird etc.?

Sicher sollte man niemandem die Wahrheit „um die Ohren hauen" – sie ist oft zumindest zeitweise gar nicht verkraftbar. Andererseits darf man auch keine Scheinwelt aufbauen – der Desorientierte hat sonst keinerlei Chance zur verbesserten Orientierung. Es gilt also, Mittelwege zu suchen – die Wahrheit zuzumuten, soweit der Kranke sie im Augenblick aushalten kann, aber niemals die Phantasiegebilde noch zu bestätigen oder zu fördern.

und Fähigkeiten so einzusetzen, daß die Selbstachtung gewahrt und Anerkennung erfahren wird. Hierzu gehören die möglichst weitgehende Eigenaktivität bei der Absicherung der Grundbedürfnisse (s. o.) ebenso wie das Erlebnis lebendiger sozialer Interaktion und gemeinsamer Tätigkeiten.

Demente benötigen einen stabilen Rahmen für ihre Aktivitäten: Wiederkehrende und gleichbleibende Elemente des Tagesablaufs, wenig räumliche Veränderungen, gleichbleibende Verhaltensweisen der Personen in ihrer Umgebung. Die betreute Kleingruppe von 6–8 Personen scheint hier optimale Voraussetzungen zu bieten. Hat sich der Patient an ein solches stabiles Umfeld gewöhnt, können Variationen erprobt und kleine Anforderungen gestellt werden. Der Patient benötigt gewissermaßen das stützende Korsett einer verläßlichen Umwelt, welches die eigenen Defizite ausgleicht. Unter diesen Bedingungen kann er ein Höchstmaß an eigenen Fähigkeiten entfalten.

Welche Art von Tätigkeiten vom Kranken als befriedigend erlebt wird, ist in starkem Maß von seiner Biographie abhängig. In der heutigen Seniorengeneration überwiegt der Anteil der Frauen bei weitem. Die meisten von ihnen sind von ihrer Erziehung und Lebenserfahrung her auf das klassische Leitbild der „Hausfrau" und der „Mutter" fixiert. Auch von dementen Patientinnen werden daher in vielen Fällen gern haushälterische Tätigkeiten übernommen. Die fachliche Kunst des Betreuers besteht vor allem darin, diese Aufgaben den augenblicklichen Fähigkeiten anzupassen. Beim Kochen können zumindest Teilarbeiten übernommen werden – etwa Kartoffelschälen oder Karotten schneiden. Spülen und Abtrocknen sind einfache manuelle Aktivitäten, die auch schwer Demente oft noch bewältigen. (Manchmal müssen sie an jeden einzelnen Schritt wieder erinnert werden: „Nehmen Sie jetzt die Tasse …"). Mütterlich-versorgende Funktionen werden häufig gegenüber Mitpatienten übernommen: Hierzu gehört Einschenken von Getränken oder auch die autoritär-wohlmeinende Aufforderung: „Nun iß doch endlich!"

Nicht für alle Patientinnen und Patienten sind Haushaltätigkeiten ein motivierendes Angebot. Gute Informationen über den Lebenslauf des Dementen ermöglichen es oft, in Anlehnung an frühere Berufstätigkeit oder Hobbys befriedigende Möglichkeiten der Aktivität zu finden. Dabei darf es nicht auf die „Effektivität" nach unseren Wertmaßstäben ankommen. Wer früher Schneider war, ist möglicherweise immer noch in der Lage, unter Anleitung einen Knopf anzunähen. Auch wenn dies eine Stunde in Anspruch nimmt und der Knopf mehr schlecht als recht an seinem Platz sitzt, ist doch die Erfahrung einer anerkannten und nützlichen Aktivität für den Patienten wesentlich.

Eine vielfach bewährte Aktivität ist das gemeinsame Singen. Volkslieder und Kirchenlieder sind für die heutige Generation der Hochbetagten noch selbstverständliche Bestandteile ihrer kulturellen Identität. Die Eigenheiten unseres Gedächtnisses bringen es mit sich, daß alte Liedtexte über die Verknüpfung mit der Melodie auch bei schweren Gedächtnisstörungen noch gut erinnert werden. Im gemeinsamen Singen verknüpfen sich viele therapeutische Elemente: Der Stolz auf die eigene Leistung, das Gruppenerlebnis und nicht zuletzt die Anregung der Atmung, die Lebendigkeit und Wärme vermittelt.

Zahlreiche wertvolle Hinweise, wie Desorientierten „Wertschätzung" vermittelt werden kann, bietet die Methode der „Validation" nach Naomi Feil. „Validieren" bedeutet sinngemäß, Anerkennung und Wertschätzung zum Ausdruck zu bringen. Die Methode der Validation beinhaltet systematisch einsetzbare Gesprächstechniken und Verhaltensweisen, die auf Personen mit unterschiedlichen Graden von

Desorientiertheit zugeschnitten sind (vgl. Feil 1990). Validation als Haltung und Technik wird auch im deutschsprachigen Raum zunehmend in Fortbildungsveranstaltungen vermittelt.

Selbstverwirklichung

Kann es bei Dementen noch eine „Selbstverwirklichung" geben? Oder gar eine „Weiterentwicklung der Persönlichkeit", wie sie in Maslows Modell der menschlichen Motivation als höchste Stufe in der Entfaltung der Bedürfnisse beschrieben wird (vgl. Kap. 2.1)?

Sicherlich bedeuten „Selbstverwirklichung" und „Weiterentwicklung" bei Dementen etwas grundlegend anderes, als bei geistig gesunden Personen. Ein großer Teil ihrer Identität beruht auf der Erinnerung an die Vergangenheit. Wenn diese aus der Vergangenheit stammenden Rollen und Funktionen bestätigt werden, kann der Demente das Empfinden haben, daß diese Tätigkeiten im Einklang mit seiner Selbstverwirklichung stehen (s.o., z.B. der Gärtner, der weiterhin im Garten tätig ist; die Hausfrau, die weiterhin die Gelegenheit zum Tischdecken, Spülen usw. hat). Zweifellos sind derartige Aktivitäten sinnvoll und es ist allen dementen Menschen zu wünschen, daß sie so weit als irgend möglich die Gelegenheit erhalten, sich auf solche Art und Weise zu betätigen und zu bestätigen. Eine „Weiterentwicklung" beinhaltet dies jedoch zunächst nicht – eher handelt es sich um die „Neuauflage" eines vergangenen Selbstbewußtseins.

Tatsächlich findet aber auch bei Dementen eine „Weiterentwicklung der Persönlichkeit" statt. Auch Demente hören nie auf mit dem Versuch, sich auf ihre neue Lebenslage einzustellen und ihre neuen Lebensaufgaben zu meistern. Die erlittenen Verluste der geistigen Leistungsfähigkeit finden teilweise und von Zeit zu Zeit Eingang in das eigene „Bewußtsein über sich selbst"; die eigene Identität.

Zu Beginn des dementiellen Prozesses ist das „Nachdenken über sich selbst" noch eine fortgesetzte Entwicklung. Die Erkrankten bemerken ihre nachlassende geistige Leistungsfähigkeit. Es fallen bittere Bemerkungen, wie z.B. „In meinem Oberstübchen stimmt es nicht mehr" oder einfach „ich vergesse so viel". Depressivität ist die häufigste und gut verständliche Reaktion auf die Wahrnehmung dieser Verluste. Die Auseinandersetzung mit den Verlusten gehört in diesem Sinne zur Weiterentwicklung der Persönlichkeit (vgl. Kap. 3.4 „akzeptierende" bzw. „nicht-akzeptierende" Reaktionsweise).

Mit dem Fortschreiten der Krankheit wird das Bewußtsein über die Verminderung der eigenen geistigen Leistungsfähigkeit immer bruchstückhafter. Über lange Zeiträume hinweg lebt der Demente nur in der früheren, tatsächlich längst vergangenen Identität. Doch auch in diesen Stadien gibt es immer wieder „lichte Momente", zumindest kurze Augenblicke und kleine Bemerkungen, die ganz deutlich die eigene augenblickliche Lage beschreiben.

Die spontane Bemerkung einer hochgradig dementen Patientin ist hier typisch: Frau Karsten kann sich nur selten und mit Mühe an ihren eigenen Namen erinnern; ein sinnvoller Dialog ist mit ihr kaum noch möglich. Eines Tages saßen wir in einer neuen Gesprächsgruppe zusammen, an der sechs Patientinnen mit einem sehr unterschiedlichen Schweregrad dementieller Erkrankungen beteiligt waren. Jede der Frauen stellte sich mit eigenem Namen vor. In dieser Vorstellungsrunde war sie ebenfalls nicht in der Lage, ihren Namen zu sagen, aber als sie an der Reihe war, tippte sie sich an die Stirn und sagte mit einem kleinen Lachen „Hier oben ist nichts los".

Über solche gelegentliche Bemerkungen hinaus ist aber auch eine Weiterentwicklung im Bewußtsein über sich selbst und die eigene Lebenslage möglich, wenn hierfür günstige Bedingungen und therapeutische Möglichkeiten geschaffen werden. Wir haben im HUFELAND-HAUS in Frankfurt hierfür das Konzept der Gesprächsgruppen für demente Patienten entwickelt (Hartmann u.a. 1992). In diesen Gruppen treffen sich mindestens einmal pro Woche sechs Patienten mit unterschiedlichen Schweregraden der Demenz, die Gruppen werden von ein bis zwei Therapeuten geleitet. Wir achten sehr auf die Konstanz der äußeren Bedingungen: Regelmäßige Gruppensitzungen, stets zur selben Zeit, im selben Raum und mit den selben Personen. Wir halten auch den Ablauf der Sitzungen konstant: Begrüßung aller Teilnehmer und Teilnehmerinnen, Angebot von Getränken und Gebäck, dann Zeit für das freie Gespräch. Zum Abschluß singen wir gemeinsam ein Lied, das meist von den TeilnehmerInnen vorgeschlagen wird.

Wir schaffen mit diesen Gesprächsgruppen einen „Erfahrungsraum": Es ist eine Gelegenheit für demente Patienten, mit therapeutischer Unterstützung alle Dinge anzusprechen, die sie selbst bewegen. Die Therapeuten greifen die Beiträge der TeilnehmerInnen auf, vermitteln die Inhalte evtl. an die anderen Gruppenmitglieder weiter, fassen zusammen oder geben Rückmeldungen. Unsere Erfahrung zeigt, daß sich nach einigen Sitzungen eine jeweils eigene Gruppenidentität ausbildet und daß in der Geborgenheit der Gruppe eine ganz erstaunliche soziale Interaktion und sinnvolle gemeinsame Gespräche möglich sind. Selbstverständlich verlaufen diese Gespräche nicht so konzentriert und zusammenhängend, wie dies bei orientierten Personen üblich ist, sondern eher assoziativ: Die Äußerungen des einen fallen evtl. bei einem der anderen Teilnehmer auf fruchtbaren Boden, werden aufgegriffen und entsprechend den eigenen Gedankengängen fortgeführt. Ein dritter Teilnehmer mag einige unverständliche Bemerkungen von sich geben, während ein vierter vielleicht mit therapeutischer Hilfe den ursprünglichen Faden des Gesprächs wieder aufnimmt. Das Erstaunliche an diesem Gruppenprozeß ist, daß sich eine Kontinuität in der Gruppenentwicklung einstellt, daß im Verlauf von Wochen und Monaten Fortschritte in der sozialen Interaktion und in der Bearbeitung gewichtiger Themen beobachtbar sind.

Auch demente Patienten können in diesem Sinne so etwas wie eine persönliche Weiterentwicklung erleben. Die Auseinandersetzung mit der eigenen Person und den aktuellen Lebensumständen hört nie auf – wenn sie auch oft bruchstückhaft und unzusammenhängend erscheint. Sie erstreckt sich auch auf die Auseinandersetzung mit dem nahenden Tod. Werden ausreichend stützende Bedingungen bereitgestellt, können diese Prozesse gefördert und im wahrsten Sinne des Wortes „zur Sprache gebracht" werden – wie z.B. in den hier geschilderten Gesprächsgruppen.

Die Auseinandersetzung mit dem nahenden Tod als Entwicklungsaufgabe – ein Beispiel aus einer therapeutischen Gesprächsgruppe

Zu den bedeutsamsten Themen, die sich als Entwicklungsaufgabe dem dementen Patienten (aber natürlich auch anderen Hochbetagten oder Schwerkranken) stellen, gehört die Auseinandersetzung mit dem Tod. Wir konnten in unseren Gesprächsgruppen immer wieder die Erfahrung machen, daß die TeilnehmerInnen durchaus im Bewußtsein des kommenden Todes lebten und mit dieser Tatsache auf ihre individuell jeweils höchst unterschiedliche Art und Weise umgingen. Die Thematik des nahenden Todes wird von den TeilnehmerInnen immer wieder in der einen oder anderen Art und Weise angesprochen und kann im Laufe der Zeit und mit der Entwicklung des Gruppenprozesses immer realistischer bewältigt werden.

Einige Protokollauszüge veranschaulichen, wie unsere erste Gesprächsgruppe dementer Patientinnen sich im Verlauf vieler Sitzungen mit der Todeserwartung auseinandersetzte. Es handelt sich um die 17., die 54. und die 114. Sitzung. Das bedeutet, daß jeweils eine Sitzung aus der Anfangs-, Mittel- und Endphase der Entwicklung unserer ersten Gesprächsgruppe dargestellt wird (mod. nach Hartmann u. a. 1992, S. 85 ff.):

Nach der 14. Sitzung kann eines der Gruppenmitglieder, – Frau K – nicht mehr teilnehmen, da sie infolge eines Sturzes zunächst bettlägerig ist. Dies wird der Gruppe von uns, (den Therapeuten) mitgeteilt, erregt aber kein besonderes Interesse. Die 17. Sitzung ist geprägt durch die Geburtstagsfeier einer Teilnehmerin. Es ist eine typische Geburtstagsfeier mit Kuchen und Schlagsahne, Geburtstagsliedern, Gesprächen über Kuchenrezepte und Erinnerungen an frühere Kindergeburtstage.
Im Anschluß an diese Feier ergibt sich die Gelegenheit, mit drei der Teilnehmerinnen einen kurzen Besuch bei der erkrankten Frau K zu machen. Die drei Besucherinnen verhalten sich formell, es ist die etwas gezwungene Atmosphäre eines Krankenhausbesuches, alle halten Abstand vom Bett. Anschließend setzt sich einer der Therapeuten – wie zur Nachbetreuung üblich – mit zwei der Teilnehmerinnen in deren gemeinsames Zimmer. Angeregt durch das Kontrasterlebnis der Geburtstagsfeier und des Krankenbesuchs entsteht zwischen beiden ein Gespräch über den Tod. Während Frau F die Frage stellt, warum sie noch hier sei, antwortet ihr Frau J, daß sie das nicht fragen dürfe, das entscheide „der da oben". Ihr selbst sei es letzte Woche so schlecht gegangen, „da wäre es beinahe schon so weit gewesen", der Arzt habe schon geglaubt, sie sterbe.

Die geschilderte kurze Sequenz erlaubt bereits, einige Aussagen über den Umgang mit dem Thema „Tod" zu diesem Zeitpunkt der Gruppenentwicklung. Zunächst führen die Abwesenheit von Frau K und die Erwähnung ihres Sturzes nicht zu nennenswerten Reaktionen von Gruppenmitgliedern. Wir sind als Therapeuten zunächst versucht, dies einer noch unterentwickelten Gruppenbildung und einem geringen Interesse füreinander zuzuschreiben. Die nachfolgenden Reaktionen legen aber eine andere Auffassung nahe. Die 17. Sitzung erscheint zunächst als „klassische" Geburtstagsfeier. Der anschließende Besuch am Krankenbett wird von den Leitern initiiert, den Gruppenmitgliedern also in gewissem Sinn aufgezwungen. Diese Konfrontation mit der kranken Frau K führt dann zu dem beschriebenen Gespräch zwischen Frau F und Frau J. Die vorherige Nicht-Beachtung der Abwesenheit von Frau K in der Gruppe erscheint auf diesem Hintergrund eher als Verleugnung. Die Reaktion auf die Konfrontation mit der erkrankten Teilnehmerin zeigt den verleugneten Inhalt: Die um den nahenden eigenen Tod kreisenden Gedanken, Phantasien und Wünsche. Bemerkenswert ist hier, daß Frau F und Frau J in dieser Situation in der Lage sind, einen absolut ernsthaften und sinnvollen Dialog über dieses schwerwiegende Thema zu führen. Zugleich tritt aber auch hier sofort die Tabuisierung des Gedankens an den eigenen Tod auf den Plan, indem Frau J mahnend darauf hinweist, daß man „so etwas" nicht sagen dürfe.

Rückblickend erscheint auf diesem Hintergrund auch die Geburtstagsfeier noch in einer anderen Perspektive. Geburtstage sind zumindest im höheren Alter nicht nur Freudentage, sie beinhalten stets auch, dem Tod näherzurücken. Dies trat in der geschilderten Sitzung nicht zutage, könnte aber als verleugneter und somit unbewußter Inhalt den Boden für die geschilderten anschließenden Szenen bereitet haben.

Zusammenfassend läßt sich folgern, daß in diesem Stadium der Gruppenentwicklung das Thema des nahenden Todes in der Gruppe noch verleugnet wird.

Frau K stirbt mehrere Wochen nach der oben geschilderten Sequenz, ohne nochmals an der Gruppe teilgenommen zu haben. Die Mitteilung ihres Todes löst bei den Teilnehmerinnen wiederum kaum Reaktionen aus. Kurze Zeit darauf wird ein neues Gruppenmitglied aufgenommen.

Die 54. Sitzung findet zu Beginn der Adventszeit statt. Die Erfahrungen der vorausgegangenen Stunden haben bereits gezeigt, daß Weihnachten und Advent emotional stark besetzte Themen sind, die von den Teilnehmerinnen immer wieder angesprochen werden. Da es einigen Gruppenmitgliedern offensichtlich schwerfällt, sich nach der Therapiestunde von der Gruppe zu lösen, (sie geben dies durch das Sitzenbleiben auf ihren Plätzen zu erkennen), haben wir als sinnlich faßbares Angebot, aus der Gruppe „etwas mitzunehmen", auf jeden Platz einen Fichtenzweig mit einem kleinen Schokoladenstiefel gelegt. Frau J ergreift im Gruppenraum gleich ihren Fichtenzweig und beginnt spontan zu singen. Das Lied ist den Leitern unbekannt, aber vom Text läßt sich verstehen, daß es vom Tod handelt. Kurz darauf wendet sich die neue Teilnehmerin, Frau M, flirtend einem der Gruppenleiter zu und behandelt ihn wie einen Liebhaber, was eifersüchtig-aggressive Bemerkungen anderer auslöst. Die zuvor „flirtende" Frau spricht nun vom Tod ihres Vaters und daß sie ihrem Mann später stets treu gewesen sei. Die Erzählung vom Tod des Vaters wird von anderen einfühlend kommentiert. Zugleich bemerkt eine der Frauen: „Wir sind doch noch jung."

Eine weitere Teilnehmerin fragt an diesem Punkt aggressiv nach, wieso das neue Gruppenmitglied da sei, auf diesem Platz habe doch einmal eine andere Frau gesessen (Frau K). Die Leiter berichten daraufhin erneut vom Tod der Frau K. Diesmal reagieren die Teilnehmerinnen mit deutlich geäußertem Erschrecken.

Gegen Ende der Stunde, fast schon im Aufbruch, stimmt eine weitere Teilnehmerin, Frau F, spontan ein Kirchenlied an. Auch dieses Lied ist den Leitern unbekannt, es heißt darin in Frageform sinngemäß: „Was wird sein, wie ist das Paradies, wann kommt der Tod?" Der Gesang klingt andächtig und inbrünstig, ein Eindruck, den die Sängerin anschließend gleich durch einige „flotte" Bemerkungen wegwischt.

Die Todesthematik wird in dieser, wie in vielen anderen Sitzungen dieses Zeitraums ausgelöst durch assoziative Verknüpfungen zu Advent und Weihnachten. In dieser Situation sucht gerade die am stärksten desorientierte Teilnehmerin, Frau M, eine Stütze beim Gruppenleiter. Hierbei findet eine Verknüpfung der Assoziationen Vater – Ehemann – Gruppenleiter statt. Dies läßt sich als Übertragunsphänomen verstehen. (Dem Leiter werden jene Empfindungen entgegengebracht, die ursprünglich dem Vater bw. dem Ehemann galten.) Der wesentliche Unterschied zur Übertragung im klassisch-psychoanalytischen Sinn besteht allerdings darin, daß der Gruppenleiter nicht nur wie der Liebhaber behandelt, sondern tatsächlich für den Liebhaber gehalten wird (was dieser natürlich vorsichtig korrigierend zurückweist). Die Abwehr mit dem Tod verknüpfter Ängste zeigt sich in der Erzählung über den Tod des Vaters in Verbindung mit der anschließenden Schilderung der Beziehung zum beschützenden Ehemann. Die Erneuerung der beschützenden Beziehung wird nun in der Liebhaber-Illusion in bezug auf den Gruppenleiter versucht.

Daß die Befürchtungen und Wünsche dieser Teilnehmerin von anderen Gruppenmitgliedern geteilt werden, zeigt sich nicht nur in deren Eifersuchts-Reaktion, sondern auch in dem mit Überzeugung vorgetragenen Ausspruch: „Wir sind doch noch jung." Die Verleugnung der Bedrohung durch den nahenden Tod wird hier in krasser Form deutlich. (Die Teilnehmerinnen sind zwischen 76 und 92 Jahre alt!)

In der anschließenden Szene verdichten sich zumindest zwei Motive auf ambivalente Weise. Die eifersüchtige Frage, warum das neue Gruppenmitglied jetzt da sei, bringt den Wunsch nach deren Beseitigung zum Ausdruck, was psychisch dem Todeswunsch gleichkommt. Zugleich wird damit aber erstmals in der Gruppe nach dem Verbleib der Frau K gefragt und ihr Tod tatsächlich zur Kenntnis genommen. Es scheint, daß die Anwesenheit der neuen Teilnehmerin es überhaupt erst ermöglicht, den Tod ihrer Vorgängerin wahrzunehmen. In diesem Sinne steht das neue Gruppenmitglied auch für die Kontinuität des Lebens trotz der Bedrohlichkeit des Todes.

Kontinuität im religiösen Sinn beinhaltet dagegen der abschließende Gesang von Frau F. „Das Paradies" ist die religiöse Antwort auf die Angst vor dem Tod. Ungewöhnlich wirkt in diesem Zusammenhang die Wahl der Frageform: Hier spricht nicht die Gewißheit des Glaubens, sondern eher der Zweifel. Dies entspricht auch sonstigen Beobachtungen: Religiöse Riten, Lieder und Gebete sind zwar den meisten Gruppenmitgliedern vertraut, sie erscheinen aber eher als Teil tradierter Kultur, weniger als Ausdruck persönlicher Glaubensgewißheit. Dies scheint zunächst überraschend bei einer Generation, die überwiegend in großer Selbstverständlichkeit religiös erzogen wurde. Eine mögliche Erklärung ist, daß eine entsprechende geistige Leistungsfähigkeit – Voraussetzung auch zur Glaubensleistung im theologischen Sinn – bei unseren Patienten nicht mehr gegeben ist.

Zusammenfassend läßt sich feststellen, daß die Gruppe in dieser Phase der Entwicklung durchaus in der Lage ist, den Tod als Tatsache anzusprechen. Überwiegend geschieht dies allerdings in verfremdeter Form, also z.B. in Liedform oder als Erzählung über vergangene Erfahrungen mit dem Tod anderer, wobei zugleich diverse Abwehroperationen stattfinden (z.B. in der Liebhaber-Illusion). Der Tod des früheren Gruppenmitglieds tritt nur kurz und unter Bezugnahme auf die Nachfolgerin in den Vordergrund.

Die 114. Sitzung wird geprägt durch den vorausgegangenen Tod von Frau F. Sie hatte in der 110. Sitzung zum letzten Mal teilgenommen. Die Gruppenleiter sprechen ihren Tod gleich zu Beginn an. Die Gruppe reagiert zunächst mit Betroffenheit. Frau G und Frau I fragen nach, Frau G erkundigt sich nach den Todesumständen. Sie äußert: „Sterben müssen wir alle, aber hoffentlich nicht so bald." Frau H verbirgt das Gesicht hinter den Händen und murmelt einige „verwirrt" klingende Sätze vor sich hin, bejaht aber auf die Frage, ob sie durch den Tod der Frau F betroffen sei. Frau J stimmt spontan das Lied „Auf Wiedersehen" an, bezieht dies dann ausdrücklich auf den Tod von Frau F, äußert zutreffend, man habe gesehen, daß sie bald sterben werde. Sie fragt „Wer wird der Nächste sein?" und kurze Zeit darauf in bezug auf eventuelle neue Gruppenmitglieder: „Wer sorgt für Nachschub?"
Zwischen diesen Äußerungen der verschiedenen Gruppenmitglieder liegen jeweils einige Pausen des Schweigens.
Am Ende der Stunde werden wie üblich einige Lieder gesungen, wobei diesmal von den Teilnehmerinnen u.a. zwei Faschingslieder vorgeschlagen werden. Als Liedtext wird ein alter Schlager genannt: „Wenn das der Absatz wüßt', daß's Stiefelche, Stiefelche sterbe' müßt'".

In dieser Sitzung kann die Tatsache des Todes eines Gruppenmitglieds in ganz konkreter und realistischer Weise ausgesprochen werden. Die Betroffenheit der Teilnehmerinnen drückt sich im Schweigen und der vorherrschenden bedrückten Stimmung aus.

Fast schon brutal mutet die Frage nach dem „Nachschub" an. Sie stellt die reale Erfahrung der Gruppenmitglieder in Rechnung, daß die Plätze Verstorbener sowohl in der Gruppentherapie als auch auf der Pflegestation stets durch neue Patienten besetzt werden. Dieser Vorgang ermöglicht allen Beteiligten die Vermeidung von Trauer, da der Verlust nicht sichtbar wird. Die Abwehr der Trauer kommt so auch in der Frage nach dem „Nachschub" zum Ausdruck.

Eine andere Abwehroperation ist am Ende der Stunde zu beobachten, als Faschingslieder vorgeschlagen werden, was ohne Zweifel eine Gegenreaktion auf die vorherrschende bedrückte Stimmung darstellt. Auch in dem zitierten Liedtext aber drückt sich die Todesthematik erneut aus.

In der geschilderten Sitzung kann der Tod eines Gruppenmitgliedes als Tatsache anerkannt werden. Die damit verbundenen Affekte bleiben gleichzeitig noch unterschwellig, ausgedrückt nur im Schweigen und in der vorherrschenden Stimmung. Das Zulassen gemeinsamer Trauer, des Schreckens und der Angst angesichts des Todes ist allerdings in unserer Gesellschaft ganz allgemein kaum möglich – es wäre wohl ein sehr hoch gestecktes Ziel, wollte man eine solche Leistung ausgerechnet von einer Gruppe dementiell erkrankter Pflegeheimbewohner erwarten.

Der wesentliche Fortschritt der Gruppe in der Zeitspanne zwischen der 17., der 54. und der 114. Sitzung läßt sich an den beschriebenen Szenen ablesen: Auf dem tragenden Boden einer zunehmenden Gruppenidentität gelingt es immer besser, ein stark tabuisiertes und angstbesetztes, zugleich für die Teilnehmerinnen aber zentrales Thema, in der Gruppe im wahrsten Sinne des Wortes „zur Sprache zu bringen". Die Realität kann damit zugelassen werden, anstatt der Verwirrtheit zum Opfer zu fallen. Es findet eine Auseinandersetzung mit dieser Realität statt.

3.6 Anmerkungen zu Begriffen und Begriffsverwirrungen

Die bisher umrissenen Krankheitsbilder werden häufig mit den unterschiedlichsten Bezeichnungen belegt. Im pflegerischen Sprachgebrauch werden die Betroffenen meist schlicht als „vewirrt" oder „desorientiert" bezeichnet. Für eine erste schnelle Verständigung über einen Patienten muß das nicht falsch sein – eine nähere Auseinandersetzung mit dem Kranken und seiner Krankheit erfordert aber differenziertere Begriffe. In diesem Buch wird als Oberbegriff der Ausdruck „Organische psychische Störung" verwendet. Dies ist gleichbedeutend mit dem in den vorangegangenen Auflagen verwendeten Begriff „Organisch Bedingte Psychische Störungen".

– vaskuläre Demenz bzw. Multiinfarkt-Demenz:

Der Begriff „vaskuläre Demenz" wird hier – entsprechend der Definition der Weltgesundheitsorganisation – als Oberbegriff für alle dementiellen Erkrankungen verwendet, die in irgendeiner Weise mit der Störung der Hirndurchblutung zusammenhängen. Der in vorangegangenen Auflagen verwendete Ausdruck „Multiinfarkt-Demenz" bezeichnet im neueren Klassifikationssystem der WHO lediglich eine der Unterformen der vaskulären Demenz. Dies ist insofern korrekt, als das Vorkommen vieler kleiner Infarkte (= Multiinfarkt) lediglich eine von mehreren möglichen Schädigungsweisen ist, die mit gestörter Hirndurchblutung zusammenhängen.

– Delir bzw. Verwirrtheitszustand:

Der Begriff „Delir" ist weitgehend gleichbedeutend mit der in den vorangegangenen Ausgaben verwendeten Bezeichnung „Verwirrtheitszustand". Der Begriff des Delirs schließt allerdings auch das Vorhandenseins von Bewußtseinsstörungen ein, was die Bezeichnung „Verwirrtheitszustand" (nach DSM-III-R) nicht voraussetzt. Bei den im Alter häufig auftretenden kurzfristigen Zuständen akuter Desorientiertheit (z. B. infolge von Austrocknung) sind zwar regelmäßig Störungen der Wahrnehmung, aber nicht unbedingt Störungen des Bewußtseins beobachtbar.

– Demenz:

Die Bezeichnung „Demenz" ist in der neueren wissenschaftlichen Literatur gebräuchlich für die langdauernden Organischen psychischen Störungen, deren Leitsymptom die Merkschwäche ist und die überwiegend nicht heilbar sind (zur vollständigen Definition siehe Kap. 3.2).

– Arteriosklerose, Cerebralsklerose, Verkalkung:

Alle diese Begriffe beziehen sich auf dieselbe Tatsache, nämlich, daß im Verlauf des Alterns die Zellwände der Blutgefäße einer Verhärtung und damit einhergehend einer Verengung unterliegen. Man nahm früher an, daß diese Sklerotisierung der Blutgefäße in der Hirnregion das hier als „Demenz" bezeichnete Zustandsbild verursacht. Tatsächlich besteht hier nur ein indirekter Zusammenhang (vgl. Kap. 3.3.2 vaskuläre Demenz).

– Desorientiertheit:

Dieser Begriff wird oft gleichbedeutend mit „Verwirrtheit" gebraucht. Desorientiertheit ist ein *Symptom* der Demenz sowie anderer, akuter Erkrankungen. Die Desorientiertheit kann Störungen der örtlichen, zeitlichen, situativen und persönlichen Orientierung umfassen.

– Primäre Demenz und sekundäre Demenz:

Mit primärer Demenz sind die Demenz bei Alzheimerscher Erkrankung, die vaskuläre Demenz sowie einige andere seltene dementielle Erkrankungen gemeint (z.B. die Picksche Krankheit). Sie werden als primäre Demenzen bezeichnet, da ihre Ursachen primär, also in erster Linie, in einer Schädigung des Hirns bestehen. Die sekundären Demenzen sind jene Demenzen, die vorwiegend durch extrazerebrale Erkrankungen ausgelöst werden. Ursache dieser Demenzen kann eine Depression sein (vgl. Kap. 3.3.3) oder eine internistische Erkrankung (vgl. Kap. 3.3.4).

– Zerebrale und zerebrovaskuläre Insuffizienz:

Es handelt sich um ältere Begiffe, mit denen in der Regel das heute als „vaskuläre Demenz" bezeichnete Krankheitsbild gemeint ist.

– Hirnatrophischer Prozeß – hirnatrophisierender Prozeß:

Bezeichnet ursprünglich den krankhaften Hirnbefund, also das pathophysiologische Zustandsbild des Hirnschwunds. Zu Hirnatrophien kommt es z.B. bei der Alzheimerschen Erkrankung oder bei Morbus Pick. Häufig werden diese Begriffe aber ohne entsprechend gesicherte Befunde relativ undifferenziert verwendet.

– Organische Psychose:

Wird meist als Oberbegriff verwendet, gleichbedeutend mit dem in diesem Buch verwendeten Ausdruck „Organische psychische Störungen".

– Organisches Psychosyndrom, psychoorganisches Syndrom,
hirnorganisches Psychosyndrom:

Begriffe, die in unterschiedlichen Bedeutungen verwendet werden. In der häufigsten und allgemeinen Verwendung dienen sie als Oberbegriffe, gleichbedeutend mit „Organische psychische Störung" oder „Organische Psychose".

– Amnestisches Syndrom:

Bezeichnet ursprünglich nur das Phänomen des Gedächtnisverlustes (gleich welcher Ursache). Sollte auch nur in dieser eingeschränkten Bedeutung gebraucht werden.

– Korsakow-Syndrom:

Die Symptome des Korsakow-Syndroms sind ausgeprägte Zustände von Merkstörungen, räumliche und zeitliche Desorientiertheit sowie Konfabulationen (Von Konfabulation spricht man, wenn jemand viele unklare Verlegenheitsworte gebraucht oder um Dinge „herumredet", zu denen ihm kein passender Ausdruck einfällt, d.h., er gerät ins „Fabulieren"). Meistens ist mit der Bezeichnung „Korsakow-Syndrom" gemeint, daß diese Symptome eine Folge des Alkoholismus sind. Andererseits wird der Ausdruck auch gelegentlich unspezifisch und gleichbedeutend mit „Demenz" gebraucht.

– Persönlichkeitsveränderung, Hirnleistungsschwäche:

Rein beschreibende Begriffe, beinhalten keine weiteren inhaltlichen Aussagen über zugrundeliegende Erkrankungen o.ä.

– Schwachsinn:

„Schwachsinn" wird in der psychiatrischen Fachsprache auch gleichbedeutend mit „Oligophrenie" oder „Debilität" verwendet. Sollte wegen der mit dem Begriff verbundenen Abwertung nicht verwendet werden.

– Senilität:

Ein Begriff, der die Tatsache des Alterns fälschlicherweise mit psychischem Abbau in Verbindung bringt.

– Oligophrenie, Debilität:

Sammelbegriff für Intelligenzdefekte, die entweder vererbt oder vor, während bzw. kurz nach der Geburt erworben sind (prä-, peri- oder postnatal). Der Unterschied zur Demenz liegt darin, daß bei der Demenz stets ein Abbau stattfindet, der von einem vorher höheren Niveau geistiger Tätigkeit ausgeht. In der psychiatrischen Fachsprache wird Oligophrenie auch gleichbedeutend mit „Schwachsinn" verwendet.

– Akuter exogener Reaktionstypus (AERT):

Der Begriff des AERT ist gleichbedeutend mit dem in diesem Buch verwendeten Begriff „Delir" (vgl. Kap. 3.2 und 3.3.5).

4. Wahnhafte Störung und Schizophrenie

4.1 Fallbeispiel

Herr Kranz ist heute 73 Jahre alt. In seiner Jugend hat er im Fahrradgeschäft seiner Eltern die Ausbildung zum Mechaniker absolviert. Nach deren Tod sah er sich aber nicht in der Lage, das Geschäft allein weiterzuführen. Herr Kranz leidet seit dem frühen Erwachsenenalter unter Hüftbeschwerden, später wurde bei ihm eine beidseitige Koxarthrose diagnostiziert (schmerzhafte Rückbildung der Hüftgelenke). Er lebt zurückgezogen, gilt als eigenbrötlerisch und streitsüchtig. Wegen der fortschreitenden Hüftgelenkserkrankung kann er seit seinem 50. Lebensjahr die Wohnung nicht mehr eigenständig verlassen.

Herr Kranz wird im Alter von 53 Jahren erstmals psychiatrisch auffällig. Nachbarn informieren die Polizei und das Gesundheitsamt, daß Herr Kranz Wahnideen habe – er fühle sich bedroht und habe außerdem Suizidgedanken geäußert. Bei einem Hausbesuch stellt der Psychiater fest, daß Herr Kranz eher verschlossen, feindselig und mißtrauisch ist. Herr Kranz äußert, der Besuch der „Ermittler" sei ihm durch Stimmen angekündigt worden. Er kann sich innerhalb seiner Wohnung mit einiger Mühe fortbewegen und wird von der Sozialstation und durch „Essen auf Rädern" versorgt. Die starken Hüftgelenksschmerzen bekämpft er bereits seit seinem vierzigsten Lebensjahr mit Schmerztabletten (Polamidon), von denen er abhängig geworden ist.

Das Voranschreiten der Hüftgelenkserkrankung und die hinzutretende Kniegelenksarthrose machen eine Pflege zu Hause immer schwieriger, so daß Herr Kranz schließlich – wenn auch widerwillig – im Alter von 57 Jahren einer Pflegeheimaufnahme zustimmt. Im Heim bezieht er ein Einzelzimmer, das er nur selten verläßt.

Herr Kranz zeigt sich sehr dominant, die Mitarbeiter können sich seinen Wünschen und Anweisungen kaum entziehen. Soweit das Gespräch nicht auf seine Schmerzen kommt, ist es allerdings gut möglich, sich mit ihm über verschiedene Alltagsthemen und z.B. über Politik zu unterhalten, wobei er stets durch Fernsehen und Radio gut informiert ist. Seine Arthrosen verschlimmern sich weiterhin, außerdem benötigt Herr Kranz zur Stuhlentleerung Klistiere (vermutlich eine Nebenwirkung der fortgesetzen Polamidon-Behandlung). Nach einigen Jahren wird Herr Kranz bettlägerig. Er will sein Zimmer keinesfalls verlassen und ist ängstlich darauf bedacht, daß keinerlei Störung die Aufrechterhaltung seines labilen seelischen Gleichgewichts gefährdet. Jeder Personalwechsel ist für ihn eine neue Bedrohung und laute Geräusche in der Nähe seines Zimmers erlebt er als Qual, auf die er mit wütenden Vorwürfen gegen die pflegerischen Mitarbeiter reagiert. Er ist überzeugt, daß er von Strahlen durchbohrt wird, die seine Schmerzen verursachen. Insbesondere nachts werde er „von den Nazis bestrahlt".

4.2 Die Syndrome: Wahnhafte Störung und Schizophrenie

Den hier unter den Begriffen Wahnhafte Störung und „Schizophrenie" zusammengefaßten Erkrankungen ist gemeinsam, daß sie *im Alter* ganz besonders geprägt sind von Ideen und Vorstellungen, die sich in irgendeiner Weise auf eine Beeinträchtigung der Person beziehen: Verfolgung, Vergiftung, Bestehlung, Verarmung, Vernichtung usw. Da diese Symptome in den meisten Fällen sehr im Vordergrund stehen, ist es oft schwierig, bei Alterspatienten zwischen „Wahnhafter Störung" und „Schizophrenie" zu unterscheiden (während dies bei Kranken im Erwachsenenalter in der Mehrzahl der Fälle gut möglich ist). Einige Gerontopsychiater haben daraus den Schluß gezogen, diese Unterscheidung ganz aufzugeben oder zumindest zu vernachlässigen – so spricht z. B. Jovic (Uchtenhagen/Jovic 1988) verallgemeinernd vom „paranoiden Syndrom". Dieser Begriff wird von mir nicht verwendet, da er mit den unterschiedlichsten Bedeutungen belegt ist und überdies nicht mit der neueren Begriffsverwendung übereinstimmt, die sich international durchzusetzen beginnt (s. DSM-III-R, ICD-10).

Für die Praxis der psychiatrischen Altenpflege ist es sinnvoll, „Wahnhafte Störung" und „Schizophrenie" als zusammengehörende Begriffe aufzufassen. Wenn ich im folgenden von „Wahnkranken" spreche, schließt dies daher stets auch Personen mit einer Schizophrenie ein. Die im Alter beobachtbaren Symptome sind weitgehend ähnlich; allerdings sollte man sich darüber im klaren sein, daß den ähnlichen Störungsbildern unterschiedliche Krankheitsverläufe und Krankheitsursachen zugrunde liegen können.

Menschen mit einer Wahnhaften Störung haben Wahnideen und Wahnvorstellungen, zeigen aber ansonsten nicht die typischen Symptome der Schizophrenie (s. u.)

> **Was ist ein Wahn?**
> „Falsche persönliche Überzeugung aufgrund unrichtiger Schlußfolgerungen über die Realität. Diese wird fest beibehalten trotz abweichender Ansichten fast aller anderen Personen und trotz aller unwiderlegbaren und klaren Beweise des Gegenteils. Diese Überzeugung wird nicht von Angehörigen derselben Kultur oder Subkultur des Betreffenden geteilt (ist also kein religiöser Glaubensinhalt)."
> (DSM-III-R, S. 478)

Die Wahnhafte Störung bildet sich in der Regel etwa ab dem mittleren oder späten Erwachsenenalter aus, kann aber auch im Alter erstmals auftreten. Manchmal beziehen sich die Wahnvorstellungen bei der Wahnhaften Störung nur auf ganz bestimmte Themen, so daß die Betreffenden ihr tägliches Leben in weiten Bereichen noch gut organisieren können.

Menschen mit einer Schizophrenie zeigen neben Wahnideen und Wahnvorstellungen noch vielfältige weitere Symptome. Die Gedanken sind sprunghaft, der Kranke „hört Stimmen", die Gefühlsäußerungen sind flach bzw. unpassend, zwischenmenschliche Bindungen gelockert, die Bewegungen gestört (s. u.). Die Schizophrenie bildet sich in der Regel im frühen oder mittleren Erwachsenenalter aus, nur selten nach dem 45. Lebensjahr.

Im späten Erwachsenenalter und danach hat die Schizophrenie sehr unterschiedliche Verlaufsformen. Die typischen Symptome können erhalten bleiben, aber auch teilweise oder vollständig zurücktreten. Während im Erwachsenenalter häufig klar abgrenzbare Phasen akuter schizophrener Schübe mit stark hervortretender Symptomatik und erkennbare Zeiträume von Vor- und Nachstadien angegeben werden können, ist bei fortschreitender Erkrankung im Alter häufiger ein symptomarmer Verlauf zu sehen, der von sozialem Rückzug, Verschrobenheit, Verflachung des Denkens, des Antriebs und des Gefühlslebens gekennzeichnet ist (sogenannter Residualzustand). Dieser Verlauf trägt dazu bei, daß Schizophrenie und Wahnhafte Störung im Alter nur schwer voneinander zu unterscheiden sind.

Die Schizophrenie kann im Alter auch zu einer so starken Minderung der geistigen Leistungsfähigkeit führen, daß man von einer dementiellen Entwicklung sprechen kann. Die Symptome der Demenz können dabei in allen nur denkbaren Mischformen mit schizophrenen Symptomen auftreten.

Die Art und Weise des Verlaufs einer schizophrenen Störung wird ganz wesentlich durch die Art der Behandlung mitbestimmt. Langfristige Hospitalisation trägt offensichtlich zur Verschlechterung der Symptomatik entscheidend bei. Sinnvoll ist dagegen eine stützende und stimulierende soziale Umgebung, wie sie durch gemeindepsychiatrische Arbeit im „normalen" Wohnumfeld gefördert werden kann.

Sowohl die Schizophrenie als auch die Wahnhafte Störung werden bei Unterschichtspatienten häufiger diagnostiziert als in der Mittel- oder Oberschicht. Dies kann bedeuten, daß diese Erkrankungen tatsächlich in der Unterschicht besonders häufig auftreten. Es ist aber aber auch möglich, daß dieser Befund „nur" auf bestimmten Gewohnheiten in der Art und Weise der psychiatrischen Diagnosestellung beruht.

Die Gesamthäufigkeit von Schizophrenie und Wahnhafter Störung im Alter kann nicht mit Sicherheit angegeben werden. Die Unsicherheit beruht in erster Linie darauf, daß die entsprechenden Diagnosen in den wenigen einschlägigen Untersuchungen nicht unbedingt vergleichbar sind. Unterschiedliche Krankheitsbegriffe und Krankheitseinteilungen führen hier zu fast unüberwindlichen methodischen Schwierigkeiten (vgl. auch Kap. 4.6). Die angegebenen Prozentzahlen schwanken zwischen ein und vier Prozent der Altenbevölkerung, die Häufigkeit für Schizophrenie im Alter wird mit maximal 1,7 % angegeben (Krauss 1989, Häfner 1986).

4.3 Ursachen und Krankheitsverläufe

4.3.1 Wahnhafte Störung

Menschen mit einer Wahnhaften Störung sind von Dingen überzeugt, die nach allgemeinem Verständnis als unwahr, völlig unwahrscheinlich oder unrealistisch angesehen werden. Ihre Überzeugung ist aber dennoch unverrückbar und sie sind für Gegenargumente und Gegenbeweise völlig unzugänglich.

Besonders im Alter sind sie überwiegend mißtrauisch und feindselig und davon überzeugt, in bestimmter Weise verfolgt oder beeinträchtigt zu werden. Sie meinen, ihr Essen sei vergiftet, sie würden bestohlen, man würde sie um ihr Geld betrügen, sie würden „abgeholt" und in eine „Anstalt" gebracht. Der Kranke mit einer Wahnhaften Störung bezieht das, was in seiner Umgebung vor sich geht, auf sich: Zufällig mitgehörte Unterhaltungen, Geräusche, an sich belanglose Beobachtungen erscheinen ihm verdächtig – man schmiede ein Komplott gegen ihn, wolle ihn beleidigen, herabsetzen, bestehlen, verletzen, vernichten. Häufig findet sich auch die eifersüchtige Überzeugung, die Partnerin (bzw. der Partner) betrüge ihn mit anderen. Mit der Wahnhaften Störung gehen häufig auch affektive Störungen einher. Die Betroffenen zeigen innere Unruhe, Angst, Spannung, Reizbarkeit oder eine bedrückte Stimmung (Depressivität).

Eher selten sind Wahnformen, bei denen die Wahnüberzeugung eine positive Färbung annimmt: Im Liebeswahn sind die Betroffenen überzeugt, von einer anderen Person geliebt zu werden. Oft handelt es sich um höhergestellte Personen, etwa Vorgesetzte oder Personen des öffentlichen Lebens, zum Teil völlig Fremde. Die Überzeugung, von diesen Personen geliebt zu werden, besteht entgegen allen Realitäten.

Im Größenwahn sind die Betroffenen überzeugt, über ein großartiges noch unentdecktes Talent zu verfügen, besondere Einsichten oder Kenntnisse zu haben, eine hervorragende Erfindung gemacht zu haben. Zum Teil meinen sie, eine prominente Persönlichkeit zu sein (früher: „Napoleon") oder in einer besonderen Beziehung zu einer prominenten Persönlichkeit zu stehen.

Im Körperbezogenen Wahn ist der Kranke trotz aller Gegenbeweise überzeugt, er strahle einen üblen Geruch aus, er sei verunstaltet oder von Parasiten befallen oder bestimmte Körperteile funktionierten nicht. (Hier besteht eine enge Beziehung zu wahnhaften hypochondrischen Überzeugungen des Depressiven – s. Kap. 5).

Es sind verschiedene Faktoren bekannt, die zur Entstehung einer wahnhaften Störung beitragen können. Man kann allerdings bisher nicht behaupten, *die* Krankheitsursache gefunden zu haben (falls es *die* Krankheitsursache überhaupt gibt). Die bekannten Faktoren sind auch keineswegs immer oder bei allen Personen mit dieser Störung vorhanden.

Die Entstehung einer Wahnhaften Störung läßt sich oft aufgrund der Lebensgeschichte des Betreffenden nachvollziehen. Häufig finden sich Schicksale von Verfolgung oder die wiederholte Erfahrung, abgeschoben worden zu sein, unerwünscht oder bedroht gewesen zu sein (z. B. bei Heimkindern, als Angehöriger einer verfolgten Minderheit, z. B. Jude). In vielen Fällen hat der Betreffende zeitlebens isoliert und zurückgezogen gelebt oder fiel durch Eigenwilligkeit, Verschrobenheit oder Eigenbrötelei auf. Besonders im Alter kann Schwerhörigkeit eine Rolle in der Entstehung des Wahns spielen. Etwas weniger bedeutsam sind anscheinend eine Sehbehinderung oder Blindheit. Schmerzhafte und chronische körperliche Erkrankungen können auch zur Krankheitsentwicklung beitragen, z. B. schwere rheumatische Erkrankungen.

4.3.2 Schizophrenie

Bei der Schizophrenie existieren ebenfalls Wahnideen und Wahnvorstellungen, aber gleichzeitig auch noch zahlreiche andere Störungen. Es handelt sich um sehr verschiedenartige Symptome in den unterschiedlichsten Ausprägungsformen, die in mehr oder weniger typischer Art und Weise auftreten. Sind diese ausreichend deutlich, wird die Diagnose meist „Schizophrenie" lauten.

Die Symptome der Schizophrenie wie sie im folgenden geschildert werden, zeigen sich vor allem in den Phasen akuter Krankheitsschübe sowie in den Vor- und Nachstadien. Ein Patient, der bereits im Jugend- oder Erwachsenenalter die Diagnose „Schizophrenie" erhalten hat, zeigt im Alter häufig nur noch wenige dieser ausgeprägten Merkmale.

Wahnideen und Wahnvorstellungen kommen in ähnlicher Form wie bei der Wahnhaften Störung vor. Allerdings sind „bizarre" Wahnideen hier häufiger und deutlicher ausgeprägt.

Was sind „bizarre Wahnideen"?
Bizarre Wahnideen beziehen sich auf Dinge, von denen es in der Umgebung des Betreffenden als unvorstellbar gilt, daß sie tatsächlich wahr sein könnten: Beispielsweise, daß jemand nachts „von den Nazis" mit schmerzenden Strahlen durchbohrt wird. Nicht-bizarre Wahnideen beziehen sich auf Dinge, die prinzipiell tatsächlich passieren könnten – beispielsweise, daß man bestohlen, betrogen oder vergiftet wird.

Neben den Wahnideen und Wahnvorstellungen (die auch als inhaltliche Denkstörung bezeichnet werden), ist bei der Schizophrenie auch die Art und Weise des Denkens verändert: Die Gedanken und Äußerungen sind sprunghaft, Themen werden unvermittelt gewechselt, die Aussagen sind zum Teil vage oder enthalten viele Wiederholungen, manchmal werden ganz eigene neue Worte gebildet („formale Denkstörung").

Die Kranken haben Halluzinationen, die besonders häufig darin bestehen, daß sie Stimmen hören (akustische Halluzinationen). Der Patient hört eine oder mehrere Stimmen, die zu ihm sprechen, sein Handeln kommentieren, ihn beschimpfen oder Befehle geben. Manchmal hört der Kranke auch andere Geräusche. Zum Teil sieht er Dinge, die tatsächlich nicht vorhanden sind (optische Halluzinationen) oder die gestörte Wahrnehmung bezieht sich auf das Schmecken, Riechen und andere Körperempfindungen.

Wahn oder Halluzination:
Halluzinationen sind Sinneswahrnehmungen des Betroffenen, die ohne reale Reizquelle existieren: Man hört Stimmen (obwohl keine Stimmen vorhanden sind), sieht, riecht oder schmeckt nicht vorhandene Dinge. Halluzinationen können sich auch auf Sinneseindrücke aus dem eigenen Körper beziehen, etwa Schmerzen, Hitze oder Kälte. Für den Betroffenen sind diese Sinneseindrücke genau so real wie echte Wahrnehmungen. Im Unterschied zur Halluzination beruht der Wahn nicht auf einem Sinneseindruck. Es handelt sich um gedankliche Überzeugungen oder Vorstellungen (wie beispielsweise , man werde von den Nachbarn vergiftet).

Die Gefühlsäußerungen des Schizophrenen sind eher flach und unangemessen – der Patient zeigt nur wenig Gefühlsregungen und diese scheinen dann nicht zur jeweiligen Situation zu passen. Gelegentlich kommt es zu unerklärlichen Zornausbrüchen.

Die Kranken sind sich oft unsicher, wer sie selbst sind und was die Grenzen der eigenen Person sind – etwa, wenn sie sich selbst für „Gott" oder den „König von

Deutschland" halten („Ich-Störung"). Die zielgerichtete Aktivität ist beeinträchtigt, ebenso die Fähigkeit zur Aufrechterhaltung zwischenmenschlicher Beziehungen.

Es zeigen sich unterschiedliche psychomotorische Störungen; vor allem eine Verminderung der Bewegungen bis hin zur Steifheit, zum Teil merkwürdige gleichförmige Bewegungen ohne erkennbaren Sinn.

Die Leistungsfähigkeit des Schizophrenen im Berufsleben, in den sozialen Beziehungen und in der Selbständigkeit liegt im Verlauf der Störung deutlich unter dem höchsten Niveau, das vor der Störung erreicht wurde.

Die Entstehung der Schizophrenie ist noch weit rätselhafter als die Entstehung der Wahnhaften Störung. Es wurden und werden in der Schizophrenieforschung zahlreiche Theorien über die Krankheitsursachen aufgestellt, ohne daß bisher Klarheit gewonnen werden konnte. Einige der wichtigen Hypothesen und Befunde werden hier kurz erwähnt.

Es gibt deutliche Hinweise darauf, daß bei der Entstehung der Schizophrenie Erbfaktoren eine Rolle spielen, daß die Krankheit aber andererseits nicht durch Erbfaktoren allein verursacht wird. Schizophrene sind vom Körperbau her häufiger schmal und lang aufgeschossen, haben dünne Häute und dünne Muskeln (sogenannter „Leptosomer" Typus) – wobei die Bedeutung dieser Beobachtung durchaus unklar ist. In den Gehirnformen und Gehirnfunktionen von Schizophrenen sind einige Auffälligkeiten gefunden worden, die aber höchst unterschiedlich und zum Teil unspezifisch sind, so daß hieraus keine eindeutigen Aussagen abgeleitet werden können.

Das Erlebnis bestimmter familiärer Beziehungen und Konstellationen in der Kindheit, die von widersprüchlichen Gefühlen und Bindungen gekennzeichnet sind, kann möglicherweise die Entstehung einer Schizophrenie begünstigen („double-bind-Hypothese").

Zum Fallbeispiel:

Der Fall von Herrn Kranz zeigt, wie schwierig es sein kann, eine klare differentialdiagnostische Entscheidung zu treffen: Für die Diagnose einer Schizophrenie spricht, daß der alte Mann z. T. bizarre Halluzinationen hat (er hört Stimmen, er fühlt sich von Strahlen gepeinigt). Andererseits war und ist er in weiten Bereichen völlig „normal", d. h., er zeigt keine formale Denkstörung, keine Gefühlsstörung, keine Ich-Störung. Die Motorik ist aufgrund der Arthrosen beeinträchtigt – hier kann eine Wechselwirkung zwischen der arthritisch bedingten Bewegungsarmut mit nachfolgenden Kontraktionen und einer Bewegungsarmut aufgrund des psychischen Krankheitsprozesses vermutet werden. Die arthritischen Schmerzen bilden gleichzeitig eine reale körperliche Grundlage für die Empfindung, von Strahlen durchbohrt zu werden.

Die selbstgewählte soziale Isolation in einem Zimmer des Pflegeheims bildet mit der Verschlimmerung des arthritischen Prozesses die Basis für eine Verschlechterung des psychiatrischen Zustands (zunehmende Strahlen-Halluzination). Der nunmehr seit 30 Jahren (!) fortgesetzte Gebrauch des Schmerzmittels Polamidon verkompliziert die Lage noch weiter und kann in seinen Auswirkungen kaum abgeschätzt werden. In jedem Fall trägt er zur Aufrechterhaltung des gegenwärtigen Zustands bei. Auf diese Weise sind bei Herrn Kranz soziale, emotionale und körperliche Faktoren eng miteinander verwoben. Die Entscheidung über die „korrekte" Diagnose wird vergleichsweise unwichtig, wenn im täglichen Kontakt und in der Behandlung alle Faktoren gleichermaßen in Rechnung gestellt werden.

Zu den Versäumnissen der Vergangenheit zählt sicher, daß dem Bestreben des Herrn Kranz zur Abschottung von allen sozialen Kontakten stets nachgegeben wurde. Er ist von starken Ängsten gepeinigt und versteht es, diesen seelischen Druck an die pflegerischen Mitarbeiter weiterzugeben. Sie müssen genau nach seinen Vorstellungen alle pflegerischen Verrichtungen erledigen sowie Störungen fernhalten, um mit diesen zwanghaften Ritualen seine Ängste zu bändigen.

4.4 Zum psychologischen Verständnis Wahnkranker

Jeder hat schon einmal das Gefühl erlebt, was es heißt, unerwünscht, bedroht oder verfolgt gewesen zu sein (als die Kleinste im Kindergarten, der „rothaarige Teufel", der „Streber", als weibliches Opfer männlicher Gewalt, …). In den meisten Fällen ist die Bedrohung zumindest zeitlich begrenzt, meist ist es möglich, sich zu wehren, zu fliehen oder standzuhalten.

Wahnkranke leben mit einer Bedrohung, die von ihnen nicht beeinflußt werden kann. Die Gewißheit, bestohlen oder vergiftet zu werden, stellt sich immer wieder ein. Gegenmaßnahmen werden getroffen – die Tür verriegelt, der Kontakt zu allen „Feinden" oder auch allen Fremden vermieden, die Polizei wird gerufen – aber die Gewißheit der Bedrohung entsteht immer wieder.

Die Bedrohung erscheint immer wieder neu, da sie nur scheinbar von außen kommt. Die Phantasie vom bösen Nachbarn, der das Essen vergiftet, entstammt ja tatsächlich dem Seelenleben des Kranken. Sein eigenes Erleben läßt ihm die Umwelt als feindselig erscheinen. Der Kranke erlebt seine eigenen Ängste, Aggressionen oder Wünsche so, als ob sie ein realer Bestandteil der Außenwelt wären.

In der Psychoanalyse wird dieser Vorgang als Projektion aufgefaßt: Die Bilder, Phantasien, Ängste des Betroffenen werden in die Außenwelt „projiziert" und erscheinen ihm dann als reale äußere Gegebenheiten. Es ist, als ob das Gehirn zum Diaprojektor würde: Ein im Gehirn (= Diaprojektor) entstandenes Bild erscheint lebensecht in der Außenwelt (= Leinwand). Dabei kann der Kranke nicht (oder selten) erkennen, daß es sich um seine eigenen, unbewußten Projektionen handelt – für ihn sind es klare sinnliche Wahrnehmungen äußerer Realität.

Einfühlend verstehen lassen sich viele Wahnthemen, wenn man sie nicht allzu buchstäblich nimmt, sondern nach ihrer symbolischen Aussage fragt. Der Wahn, bestohlen zu werden oder zu verarmen, kann eine symbolische Formulierung der realen Lebenserfahrung alter Menschen sein, daß sie im Laufe des Alterns zahlreiche Verluste erlitten haben – Verluste von Partnern oder Freunden, von sozialen Rollen und reale finanzielle Einbußen, wie sie z. B. Witwen meist hinnehmen müssen. Auf diese Weise enthalten viele Wahnthemen einen wahren Kern und einen nachvollziehbaren lebensgeschichtlichen Hintergrund.

Das oft stark ausgeprägte Mißtrauen steht vielfach im Zusammenhang mit sozialer Isolation: Je reduzierter reale Kontakte sind, je weniger von der Vielfalt des Lebens wahrgenommen wird, desto stärker ist der Betroffene auf seine eigenen Interpretationen der noch verbliebenen Wahrnehmungen angewiesen. In dem Maße, wie die eigene Lage als Zurücksetzung, als unverdiente Benachteiligung usw. empfunden wird, werden die Intepretationen der äußeren Welt zunehmend von Mißtrauen und Feindseligkeit beherrscht. Diese spezielle Interpretation der eigenen Wahrnehmungen kann sich schließlich zu einem Wahn verdichten.

Soziale Isolation kann auch durch körperliche Gebrechen noch zusätzlich verschärft werden. Dies ist z. B. bei Schwerhörigen der Fall. Auch der ansonsten gesunde Schwerhörige neigt vielfach zum Mißtrauen, verkennt oft seine eigene Schwerhörigkeit und unterstellt, daß andere absichtlich leise reden würden oder sich gar über ihn lustig machten. Schwerhörigkeit kann daher zur Entstehung und Verdichtung von Wahnvorstellungen beitragen.

Blindheit reduziert ebenfalls die Möglichkeiten zur sinnlichen Wahrnehmung der Realität und eröffnet daher ein Feld für Projektionen und Wahnbildungen. Das gilt besonders, wenn sie zusätzlich etwa bei beginnender Demenz mit Beeinträchtigungen der Merkfähigkeit einhergeht.

Starke und anhaltende körperliche Schmerzen können Grundlage von Wahnbildungen sein, da der Kranke in diesen Fällen tatsächlich von „unsichtbaren Mächten" gepeinigt wird. Im Wahn kann für unerträgliche Schmerzen eine in den Augen des Betroffenen sinnvolle Erklärung gefunden werden („Die Nazis bestrahlen mich …" o. ä.).

Die häufigsten Wahninhalte im Alter kreisen um die Überzeugung, in irgendeiner Weise verfolgt zu werden. Beginnt man, sich mit der Lebensgeschichte der Betroffenen näher zu beschäftigen, entdeckt man tatsächlich in vielen Fällen real in der Vergangenheit erlebte Verfolgungen.

Der geschichtliche Hintergrund liegt oft im Nationalsozialismus. Unter denen, die heute im Alter an Verfolgungsideen usw. leiden, finden sich Opfer und Täter der natonalsozialistischen Herrschaft:

– Die ehemalige Mitarbeiterin einer Postzensurstelle, die heute gelegentlich durch judenfeindliche Äußerungen auffällt, die aber auch angstvoll äußert „ich habe gesehen, wie sie abgeholt wurden" und die selbst unter der wiederkehrenden Angst leidet, sie würde „abgeholt und in eine Anstalt gebracht".
– Das Kind eines jüdischen Vaters und einer nichtjüdischen Mutter, das während des Nationalsozialismus von der Mutter versteckt gehalten wurde.
– Der Mann mit homosexuellen Neigungen, der sich im Nationalsozialismus versteckt halten mußte und seine Wohnung nie verließ.

Die lebensgeschichtliche Erfahrung, verfolgt worden zu sein oder andere verfolgt zu haben, findet sich als prägendes Trauma in den wahnhaften Verfolgungsideen der alternden Täter und Opfer wieder. Die einst verdrängten Ereignisse kehren auf diese entstellte und veränderte Art und Weise ins Bewußtsein zurück. Dabei sind in der Psyche die Rollen von Opfer und Täter austauschbar.

Der unter einem Wahn leidende Mensch ist in jedem Fall Opfer und Täter zugleich: Er selbst ist (unbewußt) auf dem Wege der Projektion Urheber seines Wahns und daher aktiver „Täter", gleichzeitig leidet er unter seinen Wahnvorstellungen und wird somit zum Opfer.

4.5 Professionelle Beziehung und therapeutische Möglichkeiten

Bei Menschen mit Wahnideen ist die Einfühlung in ihre Welt häufig durch die Tatsache behindert, daß der Ausgangspunkt des Wahns im allgemeinen völlig unakzeptabel erscheint. Die Annahme z. B., daß jemand nachts von Strahlen durchbohrt werden könnte, ist nur schwer nachvollziehbar. Tatsächlich ist es aber völlig sinnlos, dem Kranken seinen Wahn ausreden oder ihn durch Gegenbeweise von der Realität überzeugen zu wollen. Charakteristisch für den Wahn ist ja gerade, daß er weder durch Argumente noch durch Beweise aufgelöst werden kann. Im Kontakt muß man daher zumindest akzeptieren, daß die Wahnvorstellungen usw. *für den Betroffenen* real sind. Für ihn sind es unumstößliche Gewißheiten und alle Versuche, ihn vom Gegenteil zu überzeugen, schüren nur seinen Ärger und sein Mißtrauen. Über die Irrealität des Wahns muß man sich daher zunächst hinwegsetzen.

Als Bezugsperson eines Wahnkranken sollte man andererseits durchaus deutlich werden lassen, daß man selbst die Wahnvorstellungen nicht teilt. Ansonsten kommt es zum „Mitspielen"; der Betreuer, der die Wahnüberzeugung noch bestätigt, trägt zu ihrer Verfestigung bei. Insbesondere, da Wahnideen usw. in den meisten Fällen nicht stets in der gleichen Deutlichkeit vorhanden sind und die Wahnüberzeugungen von Zeit zu Zeit wechseln können, kann die Realitätswahrnehmung des Betreuers für den Betroffenen eine Hilfe sein. Es gilt also etwa zu vermitteln: „Ich kann mir nicht vorstellen, daß Sie von Strahlen durchbohrt werden; aber für Sie muß das eine schreckliche Qual sein."

Erstes Ziel aller Bemühungen um den Wahnkranken muß sein, einen vertrauensvollen Kontakt herzustellen. Dieser Kontakt ist die Basis aller weiteren Pflege und Betreuung. Das schließt ein, daß der Betreuer sich auch für die (Wahn-)Ängste des Betroffenen interessiert.

In jedem Fall ist zu vermeiden, daß der Helfer selbst als Verfolger erscheint. Der Kranke spaltet (unbewußt) seine Wahrnehmungen der äußeren Welt in „gut" und „böse". Ausgehend von einer oft sehr sensiblen Wahrnehmung werden insbesondere die Personen der näheren Umgebung, die Nachbarn, Verwandten oder auch Pflegekräfte als „gut" oder als „böse" eingestuft. Im ungünstigsten Fall wird die gesamte Umgebung als „böse" empfunden; der Zugang zum Kranken ist dann oft nur als Gewaltakt möglich. Im günstigeren Fall gelingt es einer oder mehreren Personen, vom Kranken als „nicht-verfolgend" und daher als „gut" wahrgenommen zu werden. Solche Kontakt- und Vertrauenspersonen können eine entscheidende Stütze sein, wenn es gilt, die notwendige Medikation sicherzustellen oder die Absicherung elementarer Grundbedürfnisse wie Essen und Trinken zu gewährleisten. Um ihren Zugang zum Kranken nicht zu gefährden, müssen sie allerdings auf alle Handlungen verzichten, die vom Betroffenen möglicherweise als Verfolgung o.ä. wahrgenommen werden könnten (z.B. können einige tuschelnde Bemerkungen in der Nähe des Kranken bereits Anlaß zum Mißtrauen sein).

Wahnkranke fühlen sich häufig in besonderer Weise isoliert und isolieren sich selbst von der als bedrohlich erscheinenden Umwelt. Der Kontakt mit der Realität kann für sie zum furchterregenden Erlebnis werden. Dennoch ist gerade dieser Kontakt dringend notwendig und therapeutisch sinnvoll. Die Verringerung sozialer Isolation ist ein wichtiges therapeutisches Ziel und stärkt die Realitätswahrnehmung des Betroffenen. So ist z.B. auch für Wahnkranke die langsame Hinführung zu einer therapeutisch geleiteten Gesprächsgruppe oder zu regelmäßigen Gruppenaktivitäten wünschenswert. Selten wird der Kranke derartige Aktivitäten von sich aus suchen. Da selbstverständlich niemand zur Pflege sozialer Kontakte gezwungen werden kann und darf, ist vielfach eine Art sanfter sozialer „Belagerung" mit nachdrücklichen Aufforderungen notwendig. Der vom Betroffenen als „sicher" empfundene Kontakt zu einer Vertrauensperson kann hier den Zugang zu weiteren Kommunikationsmöglichkeiten öffnen.

Zur uneingeschränkten Realitätswahrnehmung gehört auch der volle Gebrauch aller Sinne. Schwerhörigkeit und Sehstörungen sollten sorgfältig untersucht werden. Eine optimale Versorgung mit Hörgeräten bzw. Brille ist gerade bei Wahnkranken unverzichtbar. Wie bei anderen Schwerhörigen auch, ist die Bereitschaft zum Tragen von Hörgeräten oft nur schwer zu erreichen. Kompetente pflegerische Hilfestellung für den Umgang mit den Hörgeräten und eine gut geplante Eingewöhnungsphase mit zeitweiliger Hörgerätenutzung zunächst in vertrauten Situationen können die Akzeptanz verbessern.

Neben Augen und Ohren sind auch alle anderen Sinne für eine uneingeschränkte Realitätswahrnehmung wesentlich: Geschmack, Geruch, Tastsinn sowie alle Körperempfindungen (Wärme, Kälte, Anspannung...). Zur Intensivierung des Kontakts zur Realität und zum Ausgleich bestehender Sinnesbehinderungen können alle Sinne angeregt und trainiert werden: Im Alltag, indem die Aufmerksamkeit immer wieder auf die verschiedenen Sinnesreize gelenkt wird, aber auch durch spezielle Übung wie z.B. Tastspiele, die in der Regel zum Repertoire von Ergotherapeuten gehören.

Soweit Schmerzen in der Wahnentstehung eine Rolle spielen, ist selbstverständlich die Schmerzbehandlung ein wesentlicher Faktor in der Entwicklung der psychischen Problematik. Allzu häufig ist Schmerzbehandlung (zumindest in der Bundesrepublik) bisher beschränkt auf die Gabe von Schmerzmitteln, „Schmerzzentren" und „Schmerzkliniken" befinden sich erst im Aufbau. Tatsächlich ist das Schmerzempfinden ein sehr kommplexer Vorgang, an dem sowohl die Schmerzrezeptoren des Körpers und die zentralnervöse Verarbeitung von Schmerzreizen als auch die individuelle Einstellung, Bewertung und lebensgeschichtlich geprägte Erfahrung eine Rolle spielen. Die Möglichkeiten moderner Schmerzbehandlung können hier nicht im einzelnen erörtert werden, bei chronischer Schmerzproblematik sollte aber in jedem Fall der Rat von Spezialisten gesucht werden.

Unmittelbar auf die Wahnbildung wirken Neuroleptika, die bei Wahnkranken die wichtigste pharmakologische Behandlungsmöglichkeit darstellen. Sie haben antihalluzinatorische Effekte, d.h., sie vermindern oder verhindern Wahnbildungen und Halluzinationen (z.B. Haloperidol). Häufig eröffnen Neuroleptika überhaupt erst die Möglichkeit, einen Zugang zum Kranken zu finden. Aufgrund ihrer Nebenwirkungen sind sie allerdings insbesondere in der Langzeitbehandlung und bei Alterspatienten problematisch (vgl. Tab. 2, Kap. 3.3.5). Die Wahl des Medikaments und seine Dosierung sollte immer wieder durch den Facharzt (Psychiater) kritisch überprüft werden.

4.6 Anmerkungen zu Begriffen und Begriffsverwirrungen

Die vorstehend beschriebenen Krankheitsbilder wurden und werden in der Psychiatrie mit den unterschiedlichsten Bezeichnungen belegt und in unterschiedlicher Art und Weise einander zugeordnet. Zu den schillerndsten Begriffen gehören zweifellos die verschiedenen Verwendungen des Ausdrucks „paranoid". Häufig ist mit „paranoid" gemeint, daß der Betroffene Wahnbildungen oder Halluzinationen hat, in denen er sich verfolgt oder beeinträchtigt fühlt. Zum Teil schließt die Bezeichnung aber auch andere Wahnformen ein (z.B. Größenwahn, vgl. ICD-9). Die Diagnose „Paranoide Schizophrenie" bringt zum Ausdruck, daß der Betroffene nach Auffassung des Diagnostikers an einer speziellen Form der Schizophrenie leidet, die insbesondere durch Verfolgungswahn, aber auch andere Wahnformen und Halluzinationen gekennzeichnet ist. Die Diagnose „Paranoia" besagt dagegen, daß ein dauerhafter Wahn besteht, die sonstigen Symptome der Schizophrenie aber nicht vorliegen (keine Halluzinationen und Denkstörungen, der Begriff ist inhaltlich gleichbedeutend mit dem hier verwendeten Begriff „Wahnhafte Störung"). Der Begriff „Paranoides Syndrom" wird in vielfältigen Bedeutungen gebraucht; oft als Oberbegriff für unterschiedliche psychotische Erkrankungen, die zwar der Schizophrenie ähneln, aber nicht alle Merkmale der Schizophrenie aufweisen (ICD-9).

Auch der Begriff der Schizophrenie ist vielfach umstritten und wird in den unterschiedlichsten Bedeutungen verwendet. Fraglich erscheint vor allem der Nutzen einer Unterscheidung zahlreicher Unterformen. Zum Teil war bisher in Frage gestellt, ob Schizophrenien überhaupt nach dem 45. Lebensjahr neu auftreten (dies scheint inzwischen aber allgemein bestätigt zu werden, obwohl das Phänomen offensichtlich selten ist). Der Begriff der Schizophrenie sollte schon deshalb bei im höheren Alter erstmals auftretenden psychotischen Symptomen eher nicht verwendet werden, weil die Bedeutung des Begriffs für diese Patientengruppe höchst unklar ist. Nähere Beschreibungen des Problems, seines Umfeldes und seiner Vorgeschichte sind zweifellos aufwendiger, aber auch hilfreicher als eine inhaltsleere Etikettierung.

5. Depression

5.1 Fallbeispiel[1]

Frau Kahn – eine jetzt 85jährige Pflegeheimbewohnerin – wurde als uneheliches Kind einer ledigen Mutter geboren. Sie wuchs zunächst bei Pflegeeltern auf, wurde alle zwei Wochen von der berufstätigen Mutter zu sich nach Hause geholt. (Die Mutter bezahlte auch die Pflegeeltern.) Ab ihrem 7. Lebensjahr wohnte sie bei einer Tante, die sie als sehr hart und kaltherzig empfand und die ihren Tagesablauf streng regelte. In dieser Zeit entfremdete sie sich trotz weiterer Besuche immer mehr von der Mutter.

Ab ihrem 14. Lebensjahr arbeitete sie als Dienstmädchen. Mit 24 bekam sie eine Tochter. Die Beziehung zu dem in Scheidung lebenden Vater wurde ihr in der Nachbarschaft als Skandal angelastet. Als Mitglied einer strengen kirchlichen Gemeinschaft wurde sie auch von den Gemeindemitgliedern herabwürdigend behandelt. Als Bloßstellung ist ihr in besonders starker Erinnerung geblieben, daß sie als ledige Mutter nicht das Recht hatte, einen Paten für ihr Kind zu wählen, so daß sie zur Taufe vor den Augen der Gemeinde mit dem Kind allein am Altar stehen mußte. Nach der Taufe setzte der Kirchenvorstand durch, daß das Kind – gegen den Willen von Frau Kahn – zu einer Pflegefamilie gegeben wurde.

Nach der Scheidung des Vaters – zwei Jahre nach Geburt der Tochter – heirateten sie. Gegen einige Widerstände konnte Frau Kahn ihre Tochter wieder zu sich holen. Ein Jahr später wurde eine weitere Tochter geboren. Ein weiteres Kind kam elf Jahre später tot zur Welt.

Frau Kahn empfand ihre Ehe als unglücklich. Der Ehemann arbeitete nicht, verlangte von ihr aber eine perfekte Haushaltsführung. Die erste Tochter hat er nicht anerkannt, auch die Beziehung zur zweiten Tochter blieb oberflächlich. Die Familie wurde von Frau Kahns Mutter oft finanziell unterstützt. Nachdem die Kinder zur Schule gingen, nahm Frau Kahn Gelegenheitsarbeiten in Fabriken und als Haushaltshilfe an. Später hatte sie eine Stelle bei der Feldpost.

1946 bekam die älteste Tochter das erste Kind und heiratete anschließend. Frau Kahn war seit dieser Zeit oft in der Familie der Tochter und hat in den folgenden Jahren zehn ihrer Enkelkinder versorgt und erzogen.

Frau Kahn gewann in der Folge eine gewisse Selbständigkeit, die Beziehung zum Ehemann lockerte sich. Den Tod des Ehemannes vor 12 Jahren empfand sie als Erlösung.

Frau Kahn litt in den folgenden Jahren zunehmend unter Polyarthrose und vor allem Kniegelenkarthritis, die ihre Gehfähigkeit stark einschränkte.

Mit der wachsenden Verselbständigung der Enkelkinder und nach dem Tod des Ehemannes entschied sich Frau Kahn vor allem aufgrund ihrer Arthritis zum

---

1 Ich danke meiner Kollegin, Frau Dipl.-Psych. Januszewski, für die Schilderung des Fallbeispiels.

Einzug ins Pflegeheim. Etwas später zog die älteste Tochter in einen etwa 100 Kilometer entfernt liegenden Ort. Obwohl sie relativ zahlreiche Besuche von den Enkelkindern, den Töchtern, von Gemeindemitgliedern und ehemaligen Nachbarn erhält, erlebt sie jetzt, daß sie „nicht mehr dazugehört". Die Beziehung zur ältesten Tochter hat sich sehr gelockert. Sie hat jetzt erstmals das Gefühl, einsam zu sein.

Frau Kahn ist oft bedrückt, sie zieht sich dann zurück und fühlt sich nicht in der Lage, irgendwelche Aktivitäten zu entfalten. Sie hat oft sehr unangenehme Herz- schmerzen und leidet unter Schlaflosigkeit. Dennoch bessern sich nach dem Einzug ins Pflegeheim ihre Möglichkeiten zur Selbstversorgung, so daß sie un- abhängiger von pflegerischen Leistungen wird.

Im Laufe ihres nunmehr zehnjährigen Heimaufenthalts hat ihre Sehkraft stark nachgelassen, so daß sie inzwischen nahezu blind ist.

Es ist für Frau Kahn sehr bedrückend, von den Hilfeleistungen anderer abhängig zu sein. So reagiert sie manchmal mit Dankbarkeit, manchmal mit Aggressivität auf Helfer und Pfleger. Oft hat sie Angst, verlassen zu werden. Im Kontakt mit Mitarbeitern ist sie vorsichtig und zurückhaltend geworden, da sie schon einige Male erfahren mußte, daß ihr liebgewordene Pflegerinnen den Arbeitsplatz wech- selten, wodurch die Beziehung abgebrochen wurde.

Frau Kahn ist geistig sehr rege und hat ein gutes Gedächtnis. Seit etwa zwei Jahren führt sie regelmäßig wöchentlich Gespräche mit der sie betreuenden Psy- chologin.

Aktuelle Konflikte und ihr Zusammenhang mit ihren lebensgeschichtlichen Erfahrungen werden in diesen Gesprächen bearbeitet. Schwierige Situationen füh- ren nun zwar noch zu einem kurzfristigen Stimmungstief, aus dem sie aber relativ bald wieder herauskommen kann. Ihre Aktivitäten bleiben dann relativ konstant. Obwohl es ihr große Mühe bereitet, kann sie sich alleine waschen und anziehen und sorgt auch selbst für die Sauberkeit ihres Zimmers. Sie nimmt an der ergo- therapeutischen Gruppe auf der Station teil und besucht den Sonntagsgottesdienst im Heim. Während sie früher das Angebot einer therapeutischen Gesprächsgruppe ablehnte, ist sie jetzt durchaus interessiert und wohnt ihr regelmäßig bei.

5.2 Das Syndrom

Redewendungen wie „heute bin ich so depressiv" o. ä. sind weit verbreitet und gehören zur Alltagssprache. Gemeint ist meist, daß der Betreffende sich traurig fühlt. „Depression" als Krankheitsbegriff unterscheidet sich von der allgemeinen Traurigkeit in einigen Punkten. Dennoch zeigt dieser Sprachgebrauch, daß Gefühle wie „Niedergeschlagenheit" oder „Bedrückt-Sein" zum alltäglichen Erleben ge- hören. Ebenso wie Freude oder Schmerzen sind diese Empfindungen Teil unserer menschlichen Möglichkeiten und eine völlig gesunde Reaktion auf belastende Ereignisse oder Situationen. Insbesondere Verlusterlebnisse stehen am Beginn der Trauer ebenso wie am Beginn der Depression – sei es der Verlust einer geliebten Person, ein Verlust an Selbständigkeit, ein Verlust im Bereich des körperlichen Wohlbefindens o. ä.

Traurigkeit sollte nicht mit einer behandlungsbedürftigen Depression gleichge- setzt werden. Die Ehefrau, die über den Verlust ihres Mannes trauert; der alte Mensch, der bei Aufnahme im Pflegeheim traurig ist über den Verlust der eigenen

Wohnung; der Beinamputierte, der den Verlust seines Gliedmaßes betrauert: Sie sind keineswegs krank, sondern – im Gegenteil – völlig gesund. Bedenklich wäre in diesen Fällen eher die Abwesenheit von Trauer.

Da gerade alte Menschen besonders häufig mit Verlusten der verschiedensten Art konfrontiert werden, zeigen sie auch besonders oft Anzeichen der Trauer. Traurigkeit oder eine bedrückte Stimmung können Teil der persönlichen Lebenshaltung sein. Sie können lebenslang bestehen oder während besonders problematischer Lebensphasen anhalten. Die Grenzen zwischen der bedrückten Stimmung als normaler Reaktion auf eine schwierige Lebenssituation und der Depressivität als Krankheitsanzeichen sind fließend. In jedem Fall ist es wichtiger, die individuelle Lebenssituation zu verstehen als das Etikett „Depression" zu verteilen.

Der Unterschied zwischen „Depression" und „Traurigkeit" liegt vor allem darin, daß der Depressive an seiner bedrückten Stimmung festhält, während der Trauernde im Laufe der Zeit Abschied nimmt von dem, was er betrauert. Er leistet „Trauerarbeit" und lernt den Verlust – z.B. des Ehepartners – zu überwinden.

Neben der bedrückten Stimmung als Hauptsymptom gibt es noch weitere Symptome der Depression. Hierzu gehören Angst, Unsicherheit und Unruhe, eine Verminderung des Antriebs, Entschlußlosigkeit und Schwunglosigkeit, eine Neigung zum Grübeln oder zum Pessimismus bis hin zu Suizidgedanken, eine Gleichgültigkeit gegenüber Dingen, die früher noch wichtig waren und gegenüber anderen Personen, ein Rückzug von sozialen Kontakten. Depressive wirken in ihrem Gesichtsausdruck und ihrer Körperhaltung oft starr und bewegungsarm. In vielen Fällen ist die sexuelle Aktivität beeinträchtigt. Depressive leiden häufig unter Schlafstörungen und Appetitverlust. Besonders im Alter geht die Depression einher mit einer verstärkten Aufmerksamkeit für den eigenen Körper. Alle Körpervorgänge werden eingehend beobachtet, so z.B. das normale Funktionieren der Verdauung oder der Schlaf.

Allen Ausprägungen und Varianten der Depression ist gemeinsam, daß sie eine besondere Form der Beziehungsaufnahme des Kranken mit seiner Umgebung beinhalten. Der Depressive reagiert einerseits mit sozialem Rückzug, mit einer Einschränkung seiner Sozialkontakte. Die verbleibenden Bezugspersonen beansprucht er dafür um so intensiver. Viele Depressive wünschen uneingeschränkte Aufmerksamkeit und wollen von diesen Bezugspersonen unbegrenzt umsorgt sein. Die Zuwendung wird oft durch zahlreiche körperliche Beschwerden erreicht. Pflegende und andere Bezugspersonen spüren den „depressiven Sog" – das Bedrückt-Sein des Patienten wirkt „ansteckend", kann dazu verleiten, sich mit ihm in eine resignative Stimmung hineingleiten zu lassen oder aber im Gegenteil sich von dem Betreffenden fernzuhalten. Das Gefühl, „mit hineingezogen" oder „heruntergezogen" zu werden, kann für den Betreuer manchmal sogar ein wichtiger Hinweis auf das Vorliegen einer Depression sein.

Ursprüngliches Kennzeichen der Depression ist die bedrückte Stimmung. Es gibt jedoch eine Vielzahl von verschiedenen Ausprägungen der Depression, bei denen jeweils unterschiedliche Symptome im Vordergrund stehen. Es kann sogar dazu kommen, daß die bedrückte Stimmung gar nicht mehr auffällig ist und hinter anderen Symptomen völlig zurücktritt. Von diesen Varianten und unterschiedlichen Ausprägungen der Depression soll im folgenden die Rede sein.

Besonders im Alter vermischt sich das Gefühl des „Bedrückt-Seins" mit verschiedenen körperlichen Beschwerden. Es handelt sich vor allem um jene schwer eingrenzbaren Symptome, die in der Medizin zumeist als „vegetative Dystonie" zusammengefaßt werden. An erster Stelle sind hier die Schlafstörungen zu nennen, aber auch Kopf- und Gliederschmerzen, Magenschmerzen, Übelkeit, Schwindelgefühl, Herzrasen, Atembeschwerden usw. Oft treten diese Beschwerden gleichzeitig und neben der depressiven Verstimmtheit auf, manchmal treten auch die körperlichen Beschwerden ganz in den Vordergrund. Es erscheint dann so, als ob die depressive Verstimmung in körperliche Beschwerden umgewandelt würde. Man spricht von Somatisierung (oder „somatoformer Störung") bzw. von einer „larvierten" oder „maskierten" Depression, da sich die Verstimmung gewissermaßen hinter den körperlichen Symptomen versteckt (vgl. Kap. 8). In diesen Fällen kann u. U. die Beobachtung des non-verbalen Verhaltens Aufschluß geben. Eventuell berichtet der Patient auch, daß seine Symptome im Tagesverlauf schwanken. So können die körperlichen Beschwerden morgens stärker sein, im Tagesverlauf abnehmen und z. T. gegen Abend völlig verschwinden. Solche Tagesschwankungen können ein Hinweis auf eine larvierte Depression sein.

Depression kann im Alter auch dazu führen, daß die geistige Leistungsfähigkeit beeinträchtigt wird. Bei schweren Depressionen kann dies so weit gehen, daß der Erkrankte alle Symptome einer beginnenden Demenz zeigt (zum Demenz-Syndrom bei Depression vgl. Kap. 3.3.3). Auch in diesen Fällen tritt die bedrückte Stimmung eher in den Hintergrund, während vor allem die für die Demenz typische Merkschwäche auffällt.

Die ängstliche Selbstbeobachtung des Depressiven steigert sich in manchen Fällen bis zur Krankheitsfurcht. Die Betroffenen vermuten schon bei kleinen körperlichen Beschwerden schwerwiegende Krankheiten – hier spricht man von Hypochondrie bzw. hypochondrischer Störung. Meistens beziehen sich die Befürchtungen auf Erkrankungen der inneren Organe. Viele glauben, lebensgefährlich erkrankt zu sein, etwa an Krebs oder einer Infektionskrankheit. Natürlich kann eine depressive Verstimmung auch als Begleiterscheinung realer körperlicher Erkrankungen auftreten.

Bei stark ausgeprägter Hypochondrie sind die Kranken felsenfest überzeugt, an einer schweren Erkrankung zu leiden. Diese Überzeugung kann wahnhafte Formen annehmen, das heißt, sie ist durch Argumente kaum zu beeinflussen und kann völlig unrealistisch sein. Die Patienten glauben beispielsweise unbeirrbar, giftige Schleimbahnen würden sich durch den Körper ziehen oder sie würden von innen her verfaulen usw. Hier bestehen fließende Übergänge zu Wahnbildungen bei wahnhafter Störung und Schizophrenie (s. Kap. 4).

Einige Depressive klagen nicht so sehr über ein Gefühl der Traurigkeit, sondern vielmehr über ein Gefühl der inneren Leere, ein „Gefühl der Gefühllosigkeit", wobei auch Schmerz, Angst und Trauer nicht mehr empfunden werden können. Es ist ein Zustand, der sprachlich nur schwer zu formulieren ist und nur annähernd beschrieben werden kann. Der Kranke ist oft extrem bewegungsarm, zum Teil völlig starr. Er wirkt angespannt und ist zugleich von Entschlußlosigkeit und Hoffnungslosigkeit geprägt. Schlafstörungen und andere körperliche Mißempfindungen sind besonders ausgeprägt.

Solche Zustände zeigen in vielen Fällen tageszeitliche Schwankungen, wobei die frühen Morgenstunden besonders belastet sind, während die Stimmung sich im Lauf des Tages und besonders gegen Abend langsam aufhellt. Oft lassen sich auch langfristige Schwankungen feststellen, wobei der Kranke während einiger Monate in einem ganz besonderen „Tief" ist. Besonders in höherem Lebensalter kann daraus eine anhaltende Depression mit „Dauertief" werden. Diese Ausprägung der

Depression kann als „endogene Depression" bezeichnet werden (vgl. unten zum Begriff „endogen"). Die aktuelle Klassifikation der Weltgesundheitsorganisation spricht hier von „rezidivierender psychischer Störung" (ICD-10).

Ebenfalls bei einer eher „endogenen" Ausprägung der Depression können Schuld- und Versündigungsgedanken im Vordergrund stehen. Der Kranke sieht seinen depressiven Zustand als Folge früherer Verfehlungen und als Bestrafung oder er sieht sich selbst als insgesamt schlecht und sündig. Soweit diese Gedanken der Einsicht und Argumentation nicht mehr zugänglich sind, spricht man vom Schuld- oder Versündigungswahn. Dieser kann soweit gehen, daß der Kranke sich für schuldig hält am Tode von Mitpatienten oder an Unfällen und Katastrophen, die er gar nicht selbst erlebt hat.

Der hier beschriebene Verlauf der endogenen Depression wird auch „monopolarer" Verlauf genannt, da die Befindlichkeit nur in Richtung „nach unten" schwankt.

Auch im Alter kommt es gelegentlich zu manischen Phasen, die gekennzeichnet sind von gehobener Stimmung, Antriebssteigerung und Ideenflucht. Die Betroffenen sind oft heiter oder sogar mitreißend lustig, zum Teil aber auch gereizt und streitsüchtig. Sie sind rastlos aktiv, haben auf sprunghafte Weise ständig neue Einfälle, verlieren sich dabei aber oft in Nebensächlichkeiten. Bei der manisch-depressiven Erkrankung treten neben mehreren depressiven auch manische Phasen auf, man spricht dann vom bipolaren Verlauf (Schwankungen „nach unten" und „nach oben") oder von Zyklothymia. In Einzelfällen kommt es auch zur monopolaren Manie (nur manische, keine depressiven Phasen). Zum Teil können am Ende von depressiven Phasen kurze manische „Nachschwankungen" entstehen und am Ende von manischen Phasen kurze depressive „Nachschwankungen".

„Wann sollte der Verdacht auf eine Depression bestehen?
Eine Depression kann vorliegen, wenn
– jemand plötzlich seine alltäglichen Aufgaben nicht mehr bewältigen kann,
– jemand besonders in den Vormittagsstunden jede kleine Arbeit wie einen unüberwindlichen Berg empfindet, („Das Unvermögen, den Tag an den Abend zu bringen"),
– jemand sich ständig mit Selbstvorwürfen plagt,
– jemand sich für wertlos und schuldig hält,
– jemand über Schlaflosigkeit und innere Unruhe klagt,
– jemand Selbstmordabsichten äußert.
In anderen Fällen können körperliche Beschwerden, Verstopfung, Appetitmangel, Konzentrations- und Gedächtnisstörungen im Vordergrund stehen, während seelische Niedergeschlagenheit weitgehend zurücktritt. „Depressionen können mit innerer Unruhe und Nervosität einhergehen; in anderen Fällen sind die Patienten gehemmt und schließen sich völlig von der Umwelt ab." (Bergener 1986, S. 32).

Die Verbreitung (Epidemiologie)
Wie häufig ist die Depression im Alter?

Die Depression ist die häufigste psychische Erkrankung im Alter. Bei Befragungen berichten etwa 20% alter Menschen von Symptomen der Depression. Faßt man die Merkmale der depressiven Verstimmung sehr weit, finden sich bis zu 45%

betroffene ältere Menschen. Etwa 1–4% der Altenbevölkerung werden wegen Depression stationär behandelt. Es überwiegt der Anteil der reaktiven und neurotischen Formen der Depression. Frauen sind etwa doppelt so häufig betroffen wie Männer.

Obwohl die meisten von Depression betroffenen älteren Menschen wegen verschiedenster Beschwerden ihren Hausarzt aufsuchen, wird die Diagnose „Depression" vom Hausarzt nur bei einem Viertel der Betroffenen gestellt (Godderis 1989).

5.3 Ursachen und Krankheitsverläufe

Verluste verschiedenster Art stehen in der Regel am Beginn einer Depression (s.o.). Gerade beim alten Menschen ist es notwendig, seine gesamte Lebenssituation einzubeziehen, wenn man seine Depressivität nachvollziehen will. Vielfältige Einschränkungen können als Verlust erlebt werden: Eine Abnahme der körperlichen wie auch der geistigen Beweglichkeit und Leistungsfähigkeit, Einschränkungen in den familiären und sozialen Kontakten, finanzielle Einbußen, ein Wohnungswechsel oder der Einzug ins Pflegeheim. Oft ist es nicht möglich, die Depressivität auf eine einzelne dieser Belastungen zurückzuführen. Vielmehr müssen die jeweiligen aktuellen sozialen, physischen und psychischen Einschränkungen in ihrem Zusammenwirken auf dem Hintergrund der jeweiligen Lebensgeschichte, der persönlichen Erwartungen und der verbliebenen Bewältigungsmöglichkeiten gesehen werden.

Das Verstehen der individuellen Lebenssituation steht in der Begegnung mit dem Depressiven im Vordergrund. Ergänzt und erleichtert werden sollte dieses Verständnis durch die Kenntnis der verschiedenen Krankheitsbilder, die dem Syndrom „Depression" zugeordnet sind. Üblicherweise wird in der Psychiatrie zwischen reaktiver, neurotischer, endogener und organischer Depression unterschieden. Abgesehen davon, daß die Differentialdiagnose Aufgabe des Facharztes oder des klinischen Psychologen wäre, ist es bei Alterspatienten allerdings meist weder sinnvoll noch möglich, einen Patienten einem dieser beschriebenen Krankheitsbilder zuzuordnen. Oft finden sich bei ein und demselben Patienten Elemente mehrerer Depressionsformen. Die Unterscheidungen werden hier dennoch angeführt, da sie jeweils verschiedene Aspekte des Syndroms „Depression" besser verständlich machen können. Die Zusammenhänge zwischen Depression und Demenz werden in Kap. 3.3.3 dargestellt.

Das Vorliegen einer Depression erhöht – statistisch gesehen – das Todesrisiko („erhöhte Mortalitätsrate"). Hierzu tragen mehrere Faktoren bei. Die Tendenz zur Somatisierung der Depression fördert Krankheitsentwicklungen. Andererseits treten bei körperlichen Erkrankungen, die ihrerseits lebensbedrohlich sein können, sowohl reaktive als auch organisch bedingte Depressionen auf. Eine Rolle spielt auch das erhöhte Suizidrisiko bei Depressiven.

Reaktive Anteile der Depression:

Als „reaktiv" bezeichnet man die bedrückte Stimmung depressiver Menschen, wenn diese Stimmung als Reaktion auf bestimmte Lebensereignisse zu verstehen ist. Wie ausgeführt, steht am Anfang fast jeder Depression im Alter eine Verlustsituation, d. h., es ist fast immer ein „reaktiver Anteil" vorhanden. Die Art der Bewältigung des Verlusts ist damit entscheidend für den weiteren Verlauf der Depression.

Ob eine Verlustsituation bewältigt oder zum Ausgangspunkt einer depressiven Entwicklung wird, ist in hohem Maß von sozialen Ressourcen im familiären Netzwerk des Betroffenen abhängig. Mit anderen Worten: Wer sich in einem stabilen Netz verwandtschaftlicher Beziehungen zufriedenstellend eingebettet weiß, wird schwierige Lebenssituationen eher meistern als der Alleinstehende.

Neurotische Anteile der Depression:

Ein belastendes Ereignis oder eine Verlustsituation werden dann als besonders schwerwiegend erlebt, wenn es in der bisherigen Lebensgeschichte und vor allem in der Kindheit des Betroffenen bereits ähnliche belastende Situationen gab. So kann beispielsweise ein Mann, der bereits in der Kindheit den Verlust der Mutter erleben mußte, beim Verlust der Ehefrau in eine neurotische Depression hineingleiten. Dabei wirkt dann nicht nur der aktuelle Verlust der Ehefrau belastend, sondern es werden auch die schmerzlichen Kindheitserfahrungen wiederbelebt.

Oft wird nicht zwischen reaktiver und neurotischer Depression unterschieden. Man kann beide unter dem Begriff „psychogene Depression" zusammenfassen, da das aktuell beobachtbare Zustandsbild weitgehend gleich ist. Erst bei näherer Betrachtung des Lebenslaufs kann eine Unterscheidung zwischen reaktiven und neurotischen Anteilen der Depression getroffen werden. Die psychogene Depression wird auch als „Dysthymia" bezeichnet (ICD-10).

Organische Anteile der Depression:

Eine Depression kann durch organische Fehlfunktionen und Erkrankungen ausgelöst werden. Hier ist in erster Linie der Schlaganfall zu nennen. Etwa 20–30 % der Schlaganfallpatienten zeigen depressive Symptome (Beck 1986). Depressionen treten besonders bei Schlaganfallspatienten auf, bei denen die linke Hirnhälfte vom Insult betroffen ist. Dies ist ein Hinweis darauf, daß die Depressionen hier nicht nur eine Reaktion auf die durch den Apoplex eingetretenen Verluste sind, sondern daß sie neuroanatomische Grundlagen haben. Ebenso wie bei Apoplex-Patienten treten auch bei Patienten mit vaskulärer Demenz organisch bedingte Depressionen auf.

Auch Leber- und Pankreaserkrankungen, Erkrankungen des Zentralnervensystems, Hormonstörungen oder Virusinfektionen können zur Depression führen. Organische Depression kann auch im Verlauf des Parkinson-Syndroms auftreten. Ebenso kann eine Depression als unerwünschte Nebenwirkung von Medikamenteneinnahme entstehen (z. B. Neuroleptika, paradoxe Wirkung von Antidepressiva, Steroide u. a.). Ein schwerwiegendes Problem ist, daß die bei Alterspatienten häufig verordneten blutdrucksenkenden Präparate vor allem bei langfristiger Einnahme zu Depressionen führen können (Hebebrand/Propping 1989). Depressionen treten auch häufig nach Operationen auf; man spricht in diesem Zusammenhang von „Erschöpfungsdepression".

Endogene Anteile der Depression:

„Endogen" bedeutet – wörtlich übersetzt – „von innen heraus kommend". Gemeint ist, daß einige Ausprägungsformen der Depression nicht erklärbar sind als reaktiven, neurotischen oder organischen Ursprungs. Das Gefühl der inneren Leere, Schwankungen der Depressivität im Tagesverlauf, langfristige phasische Schwankungen, Wahnbildungen scheinen von unbekannten Faktoren gesteuert zu werden. Auch am Beginn einer endogen-depressiven Phase kann aber ein belastendes Lebensereignis als Auslöser stehen. Die endogene Form der Depression ist die schwerwiegendere und führt häufiger zur stationären Behandlung. Es gibt Hinweise darauf, daß erbliche Belastungen in der Entstehung der endogenen Depression eine Rolle spielen, obwohl die Art des Erbfaktors noch immer ungeklärt ist. Anscheinend sind Erbeinflüsse um so unbedeutender, je später die Erkrankung beginnt (Hebebrand/Propping 1989).

Vor allem im Alter ist die endogene Form der Depression eher durch längerdauernde depressive Phasen gekennzeichnet. Oesterreich (1981) gibt die durchschnittliche Dauer depressiver Phasen im höheren Lebensalter mit etwa 12–14 Monaten an. Beginn und Ende der Phasen sind weniger deutlich abgegrenzt und die Symptomatik ist insgesamt weniger charakteristisch.

Eine Depression kann auch auftreten als Symptom einer – ebenfalls endogenen – schizophrenen Erkrankung.

Zum Fallbeispiel:

Anzeichen von Depressivität zeigen sich bei Frau Kahn, nachdem ihre Tochter sie „verläßt", indem sie in einen weiter entfernt liegenden Ort zieht. Dieses Ereignis kann als reaktiver Anteil in der Entstehung der Depression aufgefaßt werden. Frau Kahn wirkt nun bedrückt; ihre Herzschmerzen und Schlafstörungen lassen sich als Zeichen einer Somatisierung verstehen.

Aufgrund von Frau Kahns Lebensgeschichte läßt sich nachvollziehen, daß im aktuellen Geschehen lebenslang bestehende Konflikte wiederholt werden: Die Trennung von Mutter und Tochter wiederholt sich in verschiedenen Varianten – zunächst die Trennung von der eigenen Mutter, dann die erzwungene Trennung von der Tochter, schließlich die erneute Trennung von der Tochter durch deren Umzug. Auf diesem Hintergrund ist Frau Kahn nun für das Erleben von Trennungsereignissen stark sensibilisiert und erlebt zusätzlich die wiederholten „Trennungen" von vertraut gewordenen Pflegepersonen als persönliche Belastung. Die lebensgeschichtlichen Belastungen stellen den neurotischen Anteil in der Entstehung der Depressivität bei Frau Kahn dar.

Die Bewältigung dieser Belastungen geschieht unter Nutzung aller noch zur Verfügung stehenden Fähigkeiten und Möglichkeiten: Sie nutzt ihre noch vorhandenen Fähigkeiten zur Selbstversorgung voll aus und vermeidet so durch ihre betonte Selbständigkeit so weit als möglich erneute Abhängigkeitsverhältnisse, die stets die Gefahr neuer schmerzlicher Trennungen einschließen würden. Hinzu kommt die von der betreuenden Psychologin unterstützte Bearbeitung und Bewußtwerdung der für sie kritischen Konfliktmuster. Es gelingt ihr auf diese Art und Weise, ihre Fähigkeiten in der Beziehungsaufnahme bewußt einzusetzen und emotionale Stabilität zu erreichen.

> **Übung:**
> Überlegen Sie, welches pflegerische Verhalten im Umgang mit Frau Kahn sinnvoll sein könnte. Wie könnten Sie die Beziehung zu ihr gestalten, um erneute depressive Krisen vermeiden zu helfen und weiterhin die größtmögliche Selbstversorgung zu ermöglichen?

Depression und Selbsttötung (Suizid)

Depressive sind in besonderem Maße suizidgefährdet. Etwa die Hälfte der älteren Suizidpatienten ist depressiv erkrankt.

Bei der Depression wie beim Suizid spielen Gefühle der Einsamkeit eine zentrale Rolle. Dabei kommt es nicht so sehr auf das objektive Ausmaß sozialer Kontakte an, sondern eher auf das subjektive Empfinden, einsam zu sein.

Die depressive Empfindung, wertlos zu sein, sein eigenes Leben als sinnlos zu erfahren, kann dazu führen, daß sich ein Gefühl der inneren Leere ausbreitet, aus dem heraus es zum Suizidversuch kommt.

Depression und Sucht

Depression und Suchterkrankungen sind eng miteinander verknüpft. Einerseits kann man Suchterkrankungen als eine besondere Form der Verarbeitung depressiver Empfindungen ansehen. Andererseits führen fortgeschrittene Suchterkrankungen regelmäßig zu Depressionen.

Am Beginn zahlreicher Suchterkrankungen stehen – besonders im Alter – Verlusterfahrungen, wie sie auch für die Depression typisch sind. Auf Verluste – z.B. Verlust des Ehemannes – folgen oft Depressionen. Auf diese folgt wiederum oft die Einnahme von Medikamenten (oder auch verstärkter Alkoholkonsum). Die Medikamente – beispielsweise Beruhigungsmittel – können zu Inaktivität führen, was wiederum die soziale Isolation und damit die Gefühle von Einsamkeit und Ausweglosigkeit verstärkt. Es folgt eine Zunahme der Depressivität und infolgedessen eine weitere Medikamenteneinnahme.

Der *Teufelskreis* von Depression und Sucht kann sich fortsetzen und ist zugleich von einem hohen Suizidrisiko begleitet.

5.4 Zum psychologischen Verständnis Depressiver

Welches sind nun die innerpsychischen Abläufe bei der Depression; wie läßt sich die Depression psychologisch verstehen? – An dieser Stelle sollen zwei mögliche Erklärungsansätze genannt werden: psychoanalytische Modellvorstellungen sowie ein lerntheoretischer Erklärungsversuch.

Ein psychoanalytischer Ansatz

Die Depression wird in der Psychoanalyse v.a. als narzißtische Kränkung und orale Regression begriffen. Während der gesunde Narzißmus die lebensnotwendige Selbstliebe eines jeden Menschen darstellt, kommt es bei der narzißtischen Kränkung zu einer Verarmung des Selbstwertgefühls. Der Depressive fühlt sich wertlos, nutzlos, oft sieht er sich sogar als schuldig oder sündig. Aggressionen werden weitgehend vermieden bzw. in depressive Schuldgefühle (= Selbstbestrafung) umgesetzt. Zugleich findet eine Regression (d.h., eine „Rückentwicklung") statt, wobei der Depressive danach strebt, ähnlich wie in der oralen Phase der frühkindlichen Entwicklung versorgt zu werden. Er erlebt sich als abhängig von seinen Bezugspersonen und sucht diese Abhängigkeit z.T. sogar. Ähnlich wie in der frühkindlichen Entwicklung spielt das körperliche Befinden eine besonders wichtige Rolle; körperlicher und psychischer Zustand sind eng miteinander verknüpft. „Orale" Wünsche beziehen sich auch auf Essen und Trinken, wobei einerseits Störungen wie Appetitverlust auftreten können, andererseits aber auch Suchtverhalten (Eßsucht, Alkoholismus).

Die Lösung einer Depression erfordert im psychoanalytischen Sinn „Trauerarbeit", d.h., daß der Depressive sich auch innerlich von dem trennen muß, was er in der Realität bereits verloren hat. Stand am Beginn einer Depression beispielsweise der Verlust des Ehepartners, ist eine innere Verabschiedung, ein „sich-abfinden-mit-dem-Verlust" notwendig. So kann Depression in Trauer aufgelöst werden, die schließlich zur Bewältigung des Verlustes führt.

Ein lerntheoretischer Ansatz

Innerhalb der Lerntheorie wird Depression v.a. als „erlernte Hilflosigkeit" begriffen. Der Grundgedanke ist, daß die Erfahrung, an der eigenen Situation nichts ändern zu können, zu Hilflosigkeit führt. Wer glaubt, daß er „ja sowieso nichts ändern kann" an einer schwierigen Lebenssituation, der wird oft inaktiv und pessimistisch (zeigt also das Bild der Depression). Dies gilt vor allem dann, wenn der Betreffende der Auffassung ist, daß seine Situation vor allem von äußeren Faktoren bestimmt ist, auf die er keinen Einfluß hat, daß sich dies auch in Zukunft nicht ändern wird und alle Lebensbereiche betrifft.

Nach dem lerntheoretischen Ansatz kann man annehmen, daß Depressive
- Mißerfolge häufiger erwarten,
- Erfolge seltener erwarten,
- Mißerfolge eher auf die allgemeine und andauernde eigene Unzulänglichkeit zurückführen,
- Erfolge eher auf wechselnde besondere äußere Umstände und Handlungen anderer Personen zurückführen,
- glauben, auf zukünftige Ereignisse keinen Einfluß nehmen zu können.

5.5 Professionelle Beziehung und therapeutische Möglichkeiten

Der Rückzug des Depressiven von Aktivitäten und sozialen Kontakten bringt es oft mit sich, daß er für Hilfsangebote nur schwer erreichbar ist. Hier ist es wichtig, ein konstantes Angebot aufrechtzuerhalten, ohne es aufzuzwingen.

Die eigentliche Kunst im Umgang mit dem Depressiven besteht darin, einen Kontakt mit ihm herzustellen und aufrechtzuerhalten, ohne sich in seine Depressivität mit hineinziehen zu lassen, aber auch ohne den Versuch zu unternehmen, ihn mit aller Kraft aus der Depressivität herausziehen zu wollen. So kann man ihm im wahrsten Sinne des Wortes „beistehen".

Es gilt also, ihn und seine subjektive Sicht zu verstehen und als seine persönliche Sichtweise der Dinge zu akzeptieren. Ich muß akzeptieren, daß für ihn die Welt hoffnungslos erscheint, daß er sich selbst „am Ende" sieht. Zugleich darf ich diese Stimmung nicht übernehmen und kann ihm nicht helfen, wenn ich seine Weltsicht innerlich teile.

Die Belastung, die von der bedrückenden Stimmung und manchmal auch objektiv verfahrenen Situation des Depressiven ausgeht, ist für jeden Helfer enorm. Er muß innerlich und äußerlich Grenzen ziehen, damit er von der Hilfsbedürftigkeit nicht überschwemmt wird. Das können zeitliche Grenzen im Kontakt mit dem Depressiven sein, aber vor allem auch Möglichkeiten der inneren Distanzierung durch Gespräche mit Teamkollegen oder in der Supervision.

Auch der Depressive ist nicht immer gleich depressiv. Wenn man ihn näher kennenlernt, kann man beispielsweise feststellen, daß sich seine Stimmung zu bestimmten Tageszeiten aufhellt; daß er es genießt, gebadet zu werden; daß er krankengymnastische Übungen gerne mitmacht oder daß er gerne über seine Enkelkinder spricht. Es gilt, nach diesen kleinen Unterschieden zu suchen und vorsichtig entsprechende Angebote zu machen. Jede Aktivität, an der sich der Depressive beteiligt, ist ein Schritt aus dem Zustand des „Bedrückt-Seins" heraus. Dies kann aber nur funktionieren, wenn Angebote seinen eigenen Bedürfnissen und Wünschen entsprechen – ein noch so perfekt ausgedachtes Unterhaltungsprogramm wird an ihm vorbeigehen.

Gerade beim alten Depressiven, dessen depressive Grundstimmung manchmal bereits zur Lebenshaltung geworden ist oder bei dem die Depression mit unwiderbringlichen Verlusten von Gesundheit, Partnerschaft, Beruf oder Wohnung einhergeht, kommt der Gestaltung des Lebensumfeldes zentrale Bedeutung zu („Milieutherapie"). Das Ziel kann und muß nicht immer die „Beseitigung" der Depression sein. Eher geht es um die Einbindung in einen stabilen sozialen Zusammenhang, das Knüpfen dauerhafter neuer Kontakte und die Wiederbelebung verlorengegangener Interessen und Bindungen. Beispielsweise bieten der regelmäßige Besuch einer Altentagesstätte, die Teilnahme an einer Kaffeerunde oder die Mitarbeit in einem Verein stabilisierende Rahmenbedingungen. In diesem Sinne können Hilfsangebote zu Ressourcen werden, die entscheidend sind für die Bewältigung der Depressivität.

Tägliche Sozialkontakte haben auch eine hohe Bedeutung im Bereich der Vorbeugung. Bei Menschen mit einer guten Einbindung in ihr soziales Umfeld ist die Wahrscheinlichkeit, an einer Depression zu erkranken, relativ gering (Kastrup 1989).

Psychotherapeutische Angebote für Depressive im höheren Lebensalter gibt es bislang kaum. Die bisherigen Erfahrungen legen nahe, daß ältere Depressive zunächst für Einzelkontakte aufgeschlossener sind als für eine Gruppenteilnahme (zu der sie evtl. im Lauf der Behandlung zu motivieren sind). In noch höherem Maße als bei Jüngeren steht die Bearbeitung aktueller Konflikte und die Berücksichtigung der augenblicklichen Lebensumstände in der Therapie über längere Zeiträume im Vordergrund. Die Schaffung bzw. Stabilisierung eines zufriedenstellenden Lebensmilieus kann auch hier als wichtiges Therapieziel gelten.

Psychopharmaka sind das wohl am häufigsten eingesetzte Behandlungsmittel in der Therapie älterer Depressiver. Antidepressiva sind die Mittel der Wahl, obgleich über ihre Wirkungsweise bei älteren Patienten nur vergleichsweise wenige Untersuchungen vorliegen.

Ursprünglich sind Antidepressiva vor allem für den Einsatz bei endogenen Depressionen gedacht. Da die verschiedenen Formen der Depression im Alter besonders schwer zu unterscheiden sind und da Diagnose und Behandlung in der Regel durch den nicht spezialisierten Hausarzt erfolgen, werden Antidepressiva gerade bei Alterspatienten besonders häufig ohne Rücksicht auf die Differentialdiagnose eingesetzt. Die Auswahl eines Antidepressivums erfolgt in der Regel symptomorientiert. Tatsächlich sind Antidepressiva auch bei psychogenen Depressionen wirksam, wenngleich die Wirkung weniger eindeutig ist. Etwa 30 % der chronischen Depressionen im Alter sprechen nicht auf eine pharmakologische Behandlung an (Häfner 1986, S. 45).

Alle Antidepressiva wirken grundsätzlich depressionslösend. Einige wirken zugleich eher psychomotorisch dämpfend, können also eher bei unruhig-ängstlich-depressiver Symptomatik angewendet werden; andere wirken in unterschiedlichem Ausmaß psychomotorisch aktivierend und finden daher eher bei gehemmt-depressiver Symptomatik Anwendung.

Antidepressiva können zahlreiche unerwünschte Nebenwirkungen haben, die von Patient zu Patient allerdings völlig verschieden und auch völlig gegensätzlich sein können. Risikoreich sind die häufigen Gleichgewichtsstörungen (Sturzgefahr). Es können außerdem u.a. die unterschiedlichsten vegetativen Störungen sowie weitere kardiovaskuläre Störungen, allergische Reaktionen oder endokrine Begleitwirkungen auftreten (vgl. auch Tab. 2, Kap. 3.3.5).

Bei endogener Depression werden z.T. auch in symptomfreien Phasen Antidepressiva oder Lithium eingesetzt, um das Auftreten erneuter Krankheitsschübe zu verhindern oder zumindest deren Symptomatik abzuschwächen. Auch in diesen Fällen ist eine sorgfältige Überwachung des Patienten im Hinblick auf Nebenwirkungen bzw. Lithium-Intoxikation notwendig.

Zur Therapie der endogenen Depression wird z.T. auch die Neuroelektrische Therapie (NET) eingesetzt. Dieses Verfahren ist auch unter dem Namen „Elektrokrampftherapie" oder „Elektroschock" bekannt. Die Behandlung mittels Elektrokrampftherapie ist in der Bundesrepublik relativ selten geworden und wird auch kaum im Bereich der Alterspsychiatrie verwendet. In Großbritannien, USA und anderen Ländern wird sie in zahlreichen Fällen besonders bei schwerwiegenden Depressionen angewandt. Obwohl Komplikationen bei Alterspatienten häufiger sind als bei Jüngeren, wird überwiegend von guten Erfolgen berichtet. Die Nebenwirkungen scheinen eher geringer zu sein als bei der Anwendung von Antidepressiva (Albrecht 1989, Bekker 1989, Jolley 1989).

In der Behandlung von Depressionen hat es sich bewährt, mehrere Verfahren miteinander zu kombinieren. Es kann daher durchaus sinnvoll sein, sowohl milieutherapeutische Maßnahmen zur Gestaltung des Lebensumfeldes zu ergreifen, als auch zugleich ein psychotherapeutisches Angebot zu suchen, während stimmungsaufhellende Antidepressiva die Bereitschaft des Betroffenen zur Eigenaktivität erhöhen. Dagegen ist die einfachste und am häufigsten gewählte Möglichkeit, lediglich Antidepressiva zu verordnen, sicherlich die schlechteste Alternative – sie reduziert die professionelle Beziehung zum Depressiven auf das Verabreichen von Pillen.

5.6 Anmerkungen zu Begriffen und Begriffsverwirrungen

Der Begriff der Depression scheint zunächst – als Teil der Alltagssprache – leicht verständlich. Leider führt gerade dies z. T. zu Mißverständnissen: Mit „Depression" als Krankheitsbegriff ist ein anhaltender Zustand des „Bedrückt-Seins" gemeint, während die umgangssprachlich oft ebenfalls als „Depression" bezeichnete Traurigkeit sich dadurch auszeichnet, daß der Betroffene einen Verlust erlebt und betrauert, d. h., den Verlust verarbeitet und damit die schmerzliche Situation überwindet. Ein weiteres Mißverständnis kann dadurch auftreten, daß klinisch orientierte Autoren mit „Depression" oft ausschließlich die endogene Depression meinen. Dies hängt damit zusammen, daß die psychogene Depression in der Regel weniger schwerwiegend ist und nicht zu einer stationären Behandlungsbedürftigkeit führt (zumindest soweit keine akute Suizidgefahr besteht).

Die endogene Depression gehört in der psychiatrischen Systematik zu den affektiven Psychosen (d. h., zu den Psychosen, deren Symptome vorwiegend die veränderten Stimmungslagen sind). Die bipolare Form der endogenen Psychose, bei der sowohl depressive Phasen als auch manische Phasen auftreten, wird auch Zyklothymie genannt.

Der Begriff „endogen" ist sehr fragwürdig und umstritten. Die wörtliche Übersetzung mit „von innen heraus kommend" bringt zum Ausdruck, daß organische Ursachen vermutet, aber bislang nicht klar bestimmt werden konnten. Im Grunde ist eine „endogene" Erkrankung eine Erkrankung mit unbekannter Ursache. Im amerikanischen Sprachgebrauch wird diese Form der Depression „Major Depression" genannt, ebenso auch in der deutschen Übersetzung des Diagnostischen und Statistischen Manuals Psychischer Störungen (DSM-III-R). Vielfach wird anstatt „endogene Depression" auch der Begriff „Melancholie" verwendet.

Im aktuellen Klassifikationssystem der Weltgesundheitsorganisation (ICD-10) wird auf den Begriff „endogene Depression" völlig verzichtet. Die Depressionen werden hier lediglich nach ihrem Schweregrad sowie den unterschiedlichen Verlaufsformen eingeteilt.

Der Ausdruck „Involutionsdepression" wird zum Teil verwendet, um eine nach dem 45. Lebensjahr beginnende Depression zu bezeichnen (Involution = Rückbildung). In diesem Begriff spiegelt sich das unhaltbare Vorurteil wieder, das Alter mit Abbau gleichsetzt. Nach den heutigen gerontologischen und gerontopsychiatrischen Erkenntnissen kann dieser Ausdruck als überholt gelten. Ein grundsätzlicher Unterschied zwischen den Depressionen des höheren Lebensalters und denen in jüngeren Jahren besteht überdies nicht. Die im vorstehenden Kapitel beschriebenen Besonderheiten der Depression im Alter sind eher alterstypische Ausprägungen des allgemeinen Krankheitsbildes.

Der Begriff „Dysthyme Störung" wird in der deutschen Übersetzung des Diagnostischen und Statistischen Manuals Psychischer Störungen (DSM-III-R) ebenso wie in ICD-10 weitgehend gleichbedeutend mit den Begriffen „neurotische" bzw. „reaktive" bzw. „psychogene" Depression verwendet.

6. Selbsttötung

6.1 Fallbeispiel

„Eine 79jährige Dame, früher Sekretärin, hat nach einem Schlaganfall vor zehn Jahren eine Schwäche im linken Bein behalten, der linke Arm zitterte häufig. Sie wird mit ihrer Behinderung gut fertig, versorgt sich zu Hause selbst, das Einkaufen hat bisher die Tochter miterledigt. Sie war immer fröhlich und hat häufig Bekannte eingeladen, um Kaffee zu trinken, zu plaudern oder Karten zu spielen. Seitdem ihre Tochter verzogen ist – das Einkaufen besorgt jetzt eine Freundin – sitzt sie nur noch im Sessel, weint oft, lädt ihre Bekannten nicht mehr ein. Wenn sie von selbst kommen, läßt sie diese nicht herein. Sie will von den anderen nichts mehr wissen. „Mein Leben ist doch sinnlos, ich habe ja niemanden mehr, für den ich sorgen könnte. Solange meine Tochter noch da war, mußte ich jeden Tag auf den Enkel aufpassen, da hatte ich ständig Abwechslung. Jetzt bin ich doch überflüssig! Es kräht doch kein Hahn danach, wenn ich tot bin“, erklärte sie. Sie unternahm einen Selbstmordversuch mit 20 Schlaftabletten. Nach erfolgreicher Behandlung der Schlafmittelvergiftung in einem Krankenhaus läßt sie sich schnell entlassen. Es sei doch nicht so ernst gemeint gewesen, argumentiert sie. Drei Tage später hängt sie sich an der Türklinke ihrer Wohnung auf, sie wird erst eine Woche später – so isoliert war sie – aufgefunden“ (Grond 1983, S. 112).

6.2 Zu Häufigkeit und Art der Selbsttötung

Selbsttötung ist im Alter häufiger als in allen anderen Altersgruppen (s. Abb. 4). In der Bundesrepublik kommen auf 100 000 Einwohner jährlich etwa 50 Suizide

> Meistens benutzt man den Ausdruck „Selbstmord", wenn ein Mensch sein Leben selbst beendet hat. Mord ist allerdings eine kriminelle Handlung, strafbar und moralisch verwerflich. Selbsttötung ist nicht strafbar – und wenn ich ein moralisches Urteil über den Betroffenen fälle, werde ich ihm nicht hilfreich beistehen können. Aus diesem Grund verwende ich lieber die Begriffe „Selbsttötung" oder „Suizid".
> Es kann überhaupt gefragt werden, ob das Thema „Selbsttötung" in ein Buch über psychische Krankheiten gehört. Ist die Selbsttötung eine krankhafte Handlung oder ist sie nicht vielmehr eine menschliche Möglichkeit, wenn kein anderer Ausweg mehr erkennbar ist?
> Sicher ist es richtig, daß die Selbsttötung an sich keineswegs krankhaft ist – sie ist aber in der Regel Ausdruck einer als hoffnungslos angesehenen Lage und Selbsttötungsabsichten sind stets ein Hinweis auf ein schwerwiegendes Lebensproblem. Insofern sollte nicht die Suizidhandlung im Mittelpunkt eines nur allzuoft sensationssüchtigen Interesses stehen, sondern der lebensmüde Mensch.

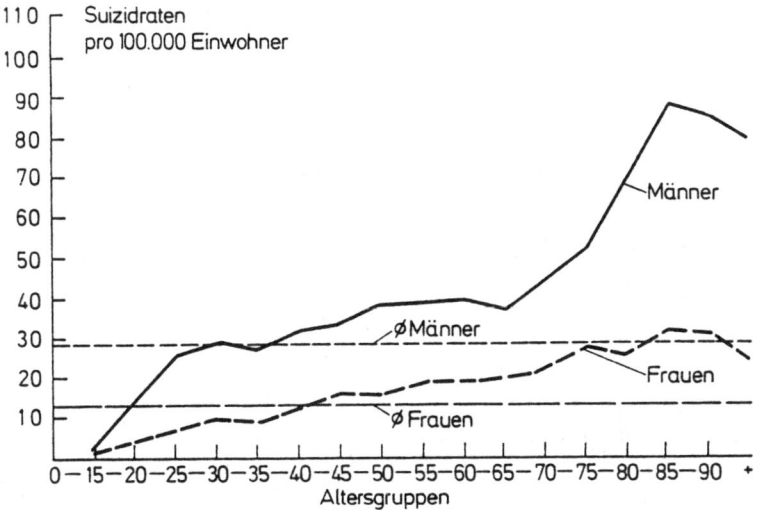

110 ┌ Suizidraten
          pro 100.000 Einwohner
100 ├
 90 ├
 80 ├
 70 ├
 60 ├
 50 ├
 40 ├
 30 ├
 20 ├
 10 ├

ØMänner, Männer, Frauen, ØFrauen

0—15—20—25—30—35—40—45—50—55—60—65—70—75—80—85—90 +
Altersgruppen

Abb. 4. Suizidziffern auf 100 000 Personen nach Alter und Geschlecht des Jahres 1983 in der Bundesrepublik Deutschland. Aus: Daten des Gesundheitswesens, 1985, S. 178

von über 65jährigen Männern und etwa 25 Suizide von über 65jährigen Frauen. (Grond 1983, S. 113).

Ältere Menschen sind in ihren Suizidversuchen weit entschiedener als jüngere. Das bedeutet, daß oft radikale und wirkungsvolle Methoden gewählt werden – Erhängen, Erschießen, Schnittverletzungen, Sprünge aus großer Höhe. Besonders von Frauen werden oft Tabletten – vor allem Schlaftabletten – benutzt. Die meisten Suizidversuche enden in Alter tatsächlich tödlich (während bei Jüngeren von 8 – 10 Suizidversuchen nur einer tatsächlich zum Tod führt).

6.3 Ursachen

Als Ursachen des Alterssuizids lassen sich nennen:

– *Einsamkeit und Isolation*

Mit Einsamkeit ist gemeint, daß die Betroffenen Kontakte zu anderen Menschen und Unterstützung durch andere Menschen vermissen – es ist ihr Gefühl, die persönliche Sichtweise ihrer Lage. Mit Isolation ist die objektive Situation gemeint, in der wenig Kontakte vorhanden sind. (Wer – z. B. im Pflegeheim – mit vielen anderen Menschen zusammenlebt, ist tatsächlich nicht isoliert, kann sich aber trotzdem einsam fühlen.)

– *Belastungen im zwischenmenschlichen Bereich*

Konflikte mit dem Ehepartner oder Kindern und vor allem das Gefühl, abgeschoben zu werden oder verlassen worden zu sein, können eine suizidale Reaktion auslösen.

– Schwere chronische und unheilbare körperliche Erkrankungen

Es sind vor allem die schmerzhaften Erkrankungen und die Angst vor langem Leiden, die zur Selbsttötungsabsicht beitragen.

– Psychische Erkrankungen

Hier ist in erster Linie die Depression zu nennen, als ein Zustand des „Bedrückt-Seins", dem Gefühl der Sinnlosigkeit und Leere, in dem die Zukunft ohne Aussicht auf Besserung erscheint. Etwa bei der Hälfte der Suizidpatienten spielen Depressionen eine Rolle.

Es lassen sich noch einige weitere Motive nennen, so z.B. wirtschaftliche Not, der Verlust der Beschäftigung oder die Folgen eines Strafdelikts.

Die genannten Motive sind nur selten allein wirksam – meistens kommen mehrere Belastungen zusammen. So kann z.B. eine schwere körperliche Erkrankung eine Depression auslösen und gleichzeitig mit dem Verlust sozialer Kontakte verknüpft sein.

6.4 Zum psychologischen Verständnis des Lebensmüden

Wie läßt es sich verstehen, daß ein Mensch in einer belastenden Lebenssituation zur Selbsttötung greift? – Ursache ist offensichtlich nur zum Teil die objektive Belastungssituation, denn Isolation oder schwere Krankheiten beispielsweise führen ja nur bei einem kleinen Teil der Betroffenen zum Suizid. Es scheint also eher darauf anzukommen, wie der Betroffene seine eigene Situation einschätzt und empfindet.

Ein psychoanalytischer Erklärungsansatz

Ein Suizid kann verstanden werden als die Folge einer tiefen narzißtischen Kränkung. Das Selbstwertgefühl des alten Menschen kann tief verletzt sein durch Isolation oder Krankheit. Auch die Depression kann als Folge einer narzißtischen Kränkung und als eine Verarmung des Selbstwertgefühls verstanden werden (s. Kap. 5). Der Tod erscheint als Erlösung, verbunden mit der Erwartung von Wärme, Ruhe, Seligkeit. Die Selbsttötung stellt sich als der letzte Akt der Selbstbestimmung dar, der den völligen Zusammenbruch des Selbstgefühls verhindert.

Ein sozialpsychologischer Erklärungsansatz

Die besondere Häufung des Suizids im Alter und die besondere Entschlossenheit zur Selbsttötung deuten darauf hin, daß ältere Menschen ihre Lage häufiger als unabänderlich und ausweglos sehen. Bei Jüngeren dient der Suizidversuch oft als Hilferuf – obwohl sie verzweifelt sind, hoffen sie dennoch auf Rettung. Sicher steckt in jedem Suizidversuch beides – der Wunsch zu sterben und die Hoffnung auf Hilfe zum Weiterleben. Bei älteren scheint diese Hoffnung aber geringer zu sein. Ihre Einschätzung und Bewertung der eigenen Lage als aussichtslos führt sie zum Suizid.

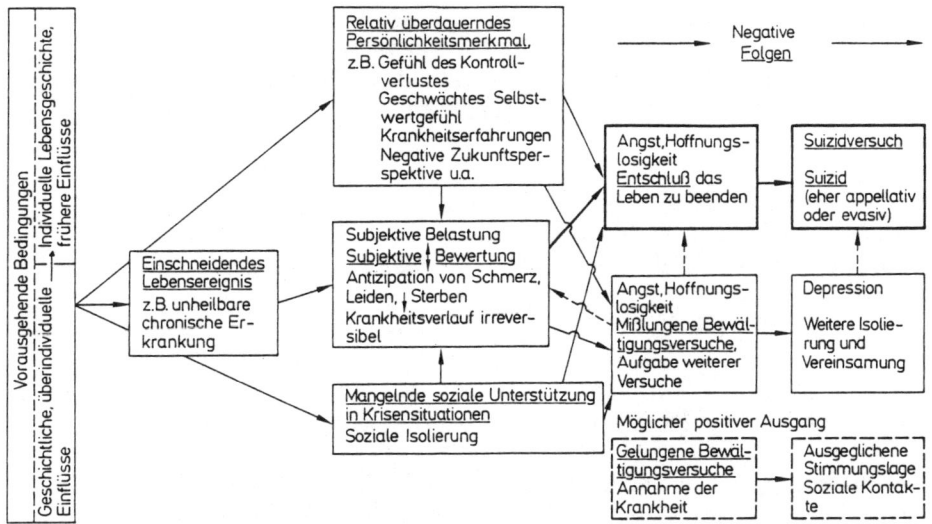

Abb. 5. Prozeßmodell als Erklärungsversuch für suizidales Verhalten. Aus: N. Erlemeier 1988, S. 275

In einem Prozeßmodell versucht Erlemeier die Bedingungen zusammenzufassen, die zum Suizid führen können (vgl. Abb. 5). Dieses Modell berücksichtigt die Einflüsse von Lebensgeschichte und Persönlichkeit, von belastenden Lebensereignissen, deren subjektive Bewertung, das Ausmaß der sozialen Unterstützung sowie die Bewältigungsmöglichkeiten für eine suizidale Krise.

6.5 Hinweise auf Suizidgefahr

Ein (dummer) Spruch lautet „Wer von Selbstmord redet, der tut es nicht." Diese Meinung ist falsch – die meisten Selbsttötungen werden angekündigt. Jede Ankündigung ist also ernst zu nehmen – sie ist ein Hilferuf und ein Hinweis auf eine drohende Gefahr.

Außer der Ankündigung gibt es noch zahlreiche andere Hinweise, die Betreuer auf die Gefahr einer Selbsttötung aufmerksam machen können. Viele Suizidale durchlaufen vor dem Suizidversuch typische Entwicklungsphasen (das sogenannte „präsuizidale Syndrom"):

– Einengung: Die Interessen und Gedanken des Lebensmüden engen sich auf ein einziges Thema ein – die als ausweglos gesehene eigene Lebenssituation. Zugleich findet eine Einengung der sozialen Kontakte statt, ein Rückzug auf vielleicht nur noch eine einzige Bezugsperson.

– Aggressionshemmung: Aggressionen werden nur noch verdeckt oder gar nicht geäußert; werden schließlich als Schuldgefühl o.ä. gegen sich selbst gewendet.

– Flucht in Phantasien: Der Lebensmüde stellt sich seinen Tod, seine Beerdigung, die Trauer der Angehörigen usw. vor und nimmt damit die Selbsttötung in Gedanken vorweg.

- Konkrete Planung und Vorbereitung: Es werden z.B. Tabletten gesammelt, „günstige" Orte und Zeiten erkundet – hier ist schon höchste Gefahr.
- „Ruhe vor dem Sturm": Bei manchen Suizidalen kommt es, nachdem der Entschluß gefaßt ist, zu einer Stimmung fast entspannter Ruhe und Leichtigkeit.

Weitere Hinweise auf eine Selbsttötungsgefahr sind
- frühere Suizidversuche des Betroffenen
- Suizide oder Suizidversuche in der Verwandtschaft oder der näheren Umgebung

6.6 Professionelle Beziehung zum Lebensmüden

Zunächst sollte man sich über die eigene moralische Haltung zum Suizid Rechenschaft ablegen. Selbsttötung wird oft aus religiösen Motiven abgelehnt – „das Leben, das Gott gegeben hat, darf der Mensch nicht nehmen". Wenn aber der Suizidale als „Sünder" betrachtet und damit moralisch abgewertet wird, kann man sich ihm wohl kaum noch unvoreingenommen zuwenden. Ebenso ist der eigene Zugang des Helfers verstellt, wenn Selbsttötung als „Schwäche" oder „Feigheit" abgetan wird.

Wer helfen will, muß vielmehr akzeptieren, daß für den Betreffenden seine Situation als ausweglos und hoffnungslos erscheint, muß seine Verzweiflung und seine Einschätzung der eigenen Lebenssituation ernst nehmen. Gleichzeitig darf der Helfer sich – ähnlich wie beim Depressiven – nicht „mit hineinziehen lassen" – etwa indem er auf sein Verlangen eingeht, die einzige Bezugs- und Vertrauensperson zu sein und womöglich niemanden sonst etwas von den Selbsttötungsgedanken zu erzählen. Die Betreuung des Suizidgefährdeten sollte nicht die Aufgabe eines einzelnen sein – dafür ist die Belastung zu hoch, sind die Risiken zu groß. Der Betreuer benötigt für sich selbst Stütze und Rat anderer und sollte nach Möglichkeit mehrere Personen mit in die Betreuung einbeziehen – Angehörige und Freunde des Betroffenen oder professionelle Helfer.

Vor einer akuten Krise

Im Stadium der Erwägung des Suizids, wenn der Betroffene noch unentschlossen ist, die Selbsttötung zur „Lösung" seiner Probleme in Betracht zieht, sind feste und möglichst verbindliche Kontakte wesentlich. Im Gespräch muß der Suizidgedanke offen ausgesprochen werden, nichts sollte beschönigt oder verniedlicht werden (etwa „Das wird schon wieder, das kriegen wir schon hin…" o.ä.).

In der akuten Krise

Wenn der Betroffene akut – in diesem Moment oder in dieser Nacht – gefährdet ist, wird eine „Rund-um-die-Uhr-Betreuung" notwendig. Dabei sollte nicht die Überwachung im Vordergrund stehen (obwohl sie notwendig ist), sondern das andauernde Gesprächsangebot. Auch kleinste Zeichen von Lebenswillen – etwa eine Tasse Kaffee zu trinken – müssen aufgegriffen werden.

Nach der akuten Krise

Die Betreuer müssen sich jetzt langsam aus der Verantwortung für den Suizidalen zurückziehen, dieser muß sein Leben jetzt wieder selbst – positiv – in die Hand nehmen. Dies ist mit dem Betroffenen zu besprechen, wobei weitere Perspektiven – soziale Kontakte, Lebensplanung – geklärt werden sollen. Grundsätzlich gilt, daß regelmäßige feste Bindungen, Kontakte, Interessen bedeutsamer sind als vorübergehende Zerstreuung und Ablenkung.

7. Abhängigkeit

7.1 Fallbeispiel

Herr Grün wurde zu Anfang der zwanziger Jahre in Polen geboren. Mit den Eltern zog er noch im Kindesalter nach Frankfurt am Main, wo er aufwuchs. Als Jugendlicher wurde er zur Wehrmacht eingezogen und nahm am Ostfeldzug des deutschen Heeres teil.

Nach dem Krieg war er in Frankfurt als Angestellter einer Bank tätig. Er heiratete und gründete zusammen mit seiner Frau ein Fuhrunternehmen. Er selbst arbeitete als Fahrer und war häufig auch im Ausland unterwegs, während seine Frau die Leitung des Betriebs übernahm. In dieser Zeit begann sein zunehmender Alkoholkonsum, der schließlich dazu führte, daß er seine beruflichen Aufgaben nicht mehr erfüllen konnte. Bei Herrn Grün kam es in der Folge zu einem Magendurchbruch sowie etwas später zu Tuberkulose. In einer abgeschieden gelegenen TB-Heilstätte wurde die Tuberkulose auskuriert, während Herr Grün körperlich aber in einem sehr schlechten Allgemeinzustand blieb. Untergewichtig und entkräftet wurde er schließlich in ein Pflegeheim verlegt. Seine geistige Leistungsfähigkeit war zu diesem Zeitpunkt bereits erheblich vermindert und er hatte Gedächtnisstörungen.

Durch gute Pflege besserte sich Herr Grüns Allgemeinzustand in den folgenden Monaten und Jahren. Die wiedergewonnene Beweglichkeit nutzte er für Ausflüge in umliegende Kneipen, wo er wiederum Alkohol trank. Es kam im Laufe der folgenden Jahre zur erneuten Verschlechterung des körperlichen Zustands, ohne daß allerdings ernsthafte Krisen auftraten. Die Merkfähigkeit ließ weiter nach und Herr Grün sprach jetzt nur noch selten und leise einige wenige unzusammenhängende Sätze. Immer wieder fragt er angstvoll: „Ist noch Krieg?" Zu selbständigen Ausflügen war er nach einiger Zeit nicht mehr in der Lage, aber er griff weiterhin gierig und wahllos nach Zigaretten oder Alkohol, sobald diese für ihn erreichbar waren.

7.2 Das Syndrom

Abhängigkeitskranke sind von einem bestimmten Stoff abhängig, der Auswirkungen auf die Stimmung, das Verhalten oder das zentrale Nervensystem hat (sogenannte „psychotrope Substanz"). Im Alter handelt es sich vor allem um Abhängigkeit von Alkohol oder verschiedenen Medikamenten. (Der Begriff der „Abhängigkeit" ersetzt zunehmend den älteren Ausdruck „Sucht".)

Der Kranke versucht, sich die Stoffe, von denen er abhängig ist, immer wieder zu beschaffen. Entscheidend ist, daß er den Gebrauch dieser Stoffe nicht oder nur unzureichend kontrollieren kann. Er konsumiert sie, obwohl er sich selbst und/oder die Gesellschaft schädigt.

102

Zugleich mit dieser seelischen Abhängigkeit besteht in der Regel auch eine körperliche Abhängigkeit – obwohl dies nicht für alle Stoffe gleichermaßen gilt. Die körperliche Abhängigkeit zeigt sich in der Tendenz, die Dosis ständig zu erhöhen, da immer größere Mengen benötigt werden, um die gleiche Wirkung wie zuvor zu erzielen (Toleranzentwicklung). Hat der Kranke keinen Zugang mehr zum Suchtstoff, zeigen sich (bei den meisten Stoffen) Entzugserscheinungen.

In Unterscheidung zur „Abhängigkeit" spricht man von „Alkoholmißbrauch" bzw. „Medikamentenmißbrauch" usw., wenn die Störung weniger schwerwiegend ist. Dies bedeutet z.B., daß keine körperliche Abhängigkeit besteht.

Üblicherweise unterscheidet man die verschiedenen Abhängigkeitserkrankungen nach der Art des Suchtstoffs, man spricht also etwa von Alkoholabhängigkeit oder der „Abhängigkeit von Schlaf-, Schmerz- und Beruhigungsmitteln".

Die unterschiedlichen Suchtstoffe haben nicht nur unterschiedliche körperliche Auswirkungen, sondern werden auch jeweils von unterschiedlichen Bevölkerungsgruppen bevorzugt, haben also jeweils ihr typisches soziales Umfeld – so sind z.B. bei der Drogenabhängigkeit (Cannabis, Kokain, Heroin ...) überwiegend Jugendliche und junge Erwachsene betroffen, jedoch kaum Ältere.

In allen Kulturen unserer Welt sind Stoffe mit berauschenden Eigenschaften oder mit anderen psychischen Wirkungen – z.B. stimulierende Substanzen – bekannt. Ihre Verwendung ist in der Regel in bestimmte Traditionen oder Riten eingebettet. Gerade die Einbettung in soziale Gebräuche macht es oft schwer, ein bestimmtes Konsumverhalten mit dem psychiatrischen Etikett „Abhängigkeit" zu belegen. Insbesondere die Loslösung des Rauschmittelkonsums von sozialen Gewohnheiten kann zur individuellen Abhängigkeit führen. So wird beispielsweise Alkohol in den modernen Industriegesellschaften immer häufiger zu den unterschiedlichsten Zeiten und Gelegenheiten konsumiert – es entfällt die Regulation über feststehende Gebräuche.

Neuere Untersuchungen bestätigten, daß Alkohol auch im Alter vorwiegend eine „Geselligkeitsdroge" ist, d.h. daß Alkohol vor allem in Gesellschaft genossen wird (Schmitz-Moormann 1992). Hier dürfte es fließende Übergänge vom geselligen Konsum zur Abhängigkeit geben.

Es gibt zahlreiche Abhängigkeitskranke, die sich nicht auf *eine* Klasse von Suchtstoffen beschränken. So greift etwa der Alkoholabhängige unter Umständen auch zu Medikamenten. Das gilt besonders, wenn Alkohol gerade nicht verfügbar ist und Medikamente ihm über Entzugserscheinungen hinweghelfen sollen. Vor allem in fortgeschrittenen Stadien von Abhängigkeitserkrankungen kommt es auch zur wahllosen – und besonders gefährlichen – Einnahme aller möglichen psychotropen Substanzen (z.B. wahllose Einnahme aller erreichbaren Medikamente). Man bezeichnet dies auch als Polytoxikomanie („Poly" = viel; „toxi" = Toxin = Gift; „manie" = zwang- und suchtartige Verhaltensweise).

Tatsächlich gibt es auch Gemeinsamkeiten aller Abhängigkeitserkrankungen, die unabhängig vom benutzten Stoff sind. Man spricht in diesem Zusammenhang von der „süchtigen Fehlhaltung" (vgl. Schulte/Tölle 1979). Süchtiges Verhalten muß sich nicht unbedingt auf einen bestimmten Stoff beziehen. Man kennt beispielsweise die Spielsucht, wobei der Spieler immer wieder unkontrolliert große Geldsummen verspielt – bis zum finanziellen Ruin und darüber hinaus. Weit verbreitet sind Eßsüchte, aber auch nach Sexualität kann man süchtig sein. Gar nicht selten ist die Arbeitssucht („workaholic"), bei der man ohne Ruhepause rastlos arbeitet.

Gemeinsam ist den Suchthaltungen, daß sie der Flucht aus der Realität dienen bzw. über unangenehme Aspekte der Realität hinwegtrösten sollen.

Bei fast jedem Menschen gibt es Dinge, nach denen er ein großes und schwer zu kontrollierendes Verlangen hat. Übung: Überlegen Sie, welche Süchte oder Suchthaltungen Sie an sich selbst beobachten können!

Die Diagnose einer Abhängigkeitserkrankung ist vor allem bei älteren Menschen schwierig. Wirklich auffällig ist nur der Alkoholabhängige im fortgeschrittenen Stadium der Krankheitsentwicklung, der bereits äußerlich ungepflegt und zum Teil auch abstoßend schmutzig wirkt und Alkohol ohne Scheu in aller Öffentlichkeit trinkt. Der weit überwiegende Teil der Abhängigkeitskranken entspricht diesem Bild aber überhaupt nicht. Eher handelt es sich um besonders angepaßte und geradezu unauffällige Menschen.

Die unmittelbaren Auswirkungen von Alkohol oder Medikamenten, d. h., der Rausch, die Dämpfung (Sedierung) durch Beruhigungsmittel oder die Entzugserscheinungen können gerade bei alten Menschen leicht mit einer hirnorganischen Erkrankung verwechselt werden. Die Betroffenen wirken desorientiert und bleiben häufig unter dem Etikett „altersverwirrt" unbehandelt. Tatsächlich handelt es sich hier um akute Verwirrtheitszustände (vgl. Kap. 3). Oft bleibt aber die Ursache – nämlich die Abhängigkeit von Alkohol oder Medikamenten – unerkannt.

Abhängigkeitserkrankungen im Alter werden häufig auch deshalb übersehen, weil es sich hier um ein Tabu-Thema handelt: Abhängigkeitskranke neigen immer dazu, ihre Abhängigkeit – vor sich selbst und vor anderen – zu verleugnen und zu verniedlichen. Ebenso neigt die Umgebung zum „Weggucken"; Abhängigkeit wird oft über lange Zeit auch vom sozialen Umfeld nicht wahrgenommen. Auch Ärzte, Pfleger oder andere klinisch Tätige kommen oft gar nicht auf die Idee, auffällige Verhaltensweisen alter Menschen mit einer Abhängigkeitsproblematik in Verbindung zu bringen. Der Abhängigkeitskranke und sein Umfeld finden sich zusammen zu einer „Verschwörung des Schweigens" (Coper 1984).

In dieses Bild einer stillen und stummen Erkrankung paßt auch die Forschungssituation: über Alkohol – oder Medikamentenabhängigkeit im Alter finden sich nur sehr wenige Veröffentlichungen – viele Fragen sind wissenschaftlich noch unbeantwortet, viele Behauptungen und Befunde sind nicht ausreichend überprüft (Knauer 1984). Die vergleichsweise größte Anzahl einschlägiger Untersuchungen stammt aus den USA. Die Abhängigkeitsproblematik in den Vereinigten Staaten muß aber nicht unbedingt der deutschen Situation entsprechen, da gerade bei den Abhängigkeitserkrankungen soziale und kulturelle Einflüsse eine ganz wesentliche Rolle spielen. Einige der folgenden Ausführungen zu Alkohol- und Medikamentenabhängigkeit im Alter können daher nur unter Vorbehalt gelten: Neuere Forschungsarbeiten könnten durchaus abweichende Ergebnisse erbringen oder einzelne Thesen widerlegen.

Es erscheint möglich, daß die Probleme der Abhängigkeit im Alter in der Forschung wie auch in der Öffentlichkeit und in Fachkreisen in Zukunft stärker als bisher Beachtung finden, da voraussichtlich immer mehr ältere Menschen betroffen sind. Es werden nunmehr die Generationen alt, die Alkoholkonsum in größeren Mengen häufiger gewohnt waren als die vorhergehenden Jahrgänge. Ebenso sind

Psychopharmaka in den vergangenen Jahrzehnten in breiten Bevölkerungsschichten zum geradezu selbstverständlichen Bestandteil der täglichen Lebensführung geworden.

7.3 Ursachen und Krankheitsverläufe

Die Abhängigkeit von Alkohol und die Abhängigkeit von Medikamenten zeigen jeweils besondere Eigentümlichkeiten, die sich auf das typische soziale Umfeld bzw. auf Besonderheiten in der Art des Gebrauchs beziehen sowie auf die unterschiedlichen körperlichen Auswirkungen. Obwohl beide Suchtmittel häufig miteinander kombiniert werden und der psychische Hintergrund weitgehend gleich ist, werden beide Abhängigkeitsformen daher hier zunächst gesondert dargestellt.

7.3.1 Alkoholabhängigkeit

Unter den Alkoholabhängigen im Alter lassen sich mehrere Gruppen unterscheiden. Zum einen handelt es sich um Menschen, die schon vor Erreichen des Alters alkoholabhängig waren. Darunter sind jene, die lange gewohnheitsmäßig größere Mengen Alkohol getrunken haben. Da mit zunehmendem Alter – etwa ab 50 Jahren – bei gleichbleibendem Konsum die Alkoholwirkung verstärkt ist (Toleranzminderung), kann es eine Entwicklung vom Alkoholmißbrauch zur Alkoholabhängigkeit geben. Gefährdet sind auch abstinente Alkoholiker, die im Alter aufgrund besonderer Belastungen rückfällig werden. Menschen, die bereits im Erwachsenenalter langfristig chronische Trinker waren, haben allerdings eine stark verminderte Überlebenschance und machen daher nur den kleinsten Anteil alter Alkoholiker aus. Insgesamt wird geschätzt, daß mindestes zwei Drittel der alkoholabhängigen Alten bereits in der einen oder anderen Weise vor dem 60. Lebensjahr abhängig waren.

Bei etwa einem Drittel der Betroffenen entsteht die Alkoholabhängigkeit erst im Alter. Es handelt sich überwiegend um Reaktionen auf Belastungen und Krisen. Hierzu gehören die Pensionierung, Verlusterlebnisse wie der Tod der Partnerin bzw. des Partners, Verlust weiterer sozialer Kontakte, körperliche Erkrankungen usw. Diese Gruppe gehört zu den sogenannten „Konflikt- und Erleichterungstrinkern", bei denen die Flucht vor aktuellen Problemen als Ursache im Vordergrund steht. Sie haben eine vergleichsweise gute Prognose.

Die Häufigkeit von Alkoholabhängigkeit in der Bundesrepublik wird insgesamt auf etwa 1,5 bis 1,8 Millionen geschätzt (Deutsche Hauptstelle gegen Suchtgefahren). Angaben über die Zahl alter Alkoholabhängiger sind allerdings eher vage und schwanken stark. Vermutlich liegt die Zahl alkoholabhängiger alter Menschen bei etwa 1–2% der Altenbevölkerung (Cooper/Vinzelberg-Sommer 1981, S. 8). Es wird geschätzt, daß in Altenheimen etwa 10% der Bewohner alkoholabhängig sind (Bron/Lowack 1987). Die meisten Befunde weisen darauf hin, daß die Männer unter den alten Alkoholkranken weit überwiegen.

Insgesamt ist die Häufigkeit der Alkoholabhängigkeit im Alter geringer als unter Jüngeren. Die Abnahme der Häufigkeit läßt sich nur zum Teil durch die

Eine weit verbreitete Einteilung der Alkoholabhängigkeit in verschiedene Typen stammt von dem Psychiater Jellinek:

Beim Alpha-Typ („Konflikt- und Erleichterungstrinker") besteht psychische Abhängigkeit, der Alkohol dient der Entspannung und Erleichterung, dem Ausweichen vor Konflikten. Da durch die Konfliktvermeidung die Probleme eher vergrößert werden, kommt es zu stets erneutem und verstärktem Trinken. In einem Teufelskreis verstärken sich damit Schwierigkeiten im familiären und sozialen Bereich. Es bestehen keine Toleranzsteigerung und kein Kontrollverlust.

Beim Beta-Typ („Gelegenheitstrinker") besteht ebenfalls psychische Abhängigkeit. Er trinkt zu bestimmten Gelegenheiten oder Zeiten, beispielsweise am Wochenende oder am Feierabend. Es entstehen körperliche Schäden wie Polyneuritis (Nervenentzündung), Gastritis (Magenentzündung, bes. Magenschleimhäute), Leberzirrhose (chronische Lebererkrankung). Nur teilweise körperliche Abhängigkeit.

Der Gamma-Typ ist der auffälligste unter den Alkoholikern, er ist seelisch und körperlich abhängig, hat eine gesteigerte Alkoholtoleranz sowie Kontrollverlust (trinkt, bis es nicht mehr geht). Abstinenz ist möglich, führt aber zu Entzugssymptomen (vgl. unten „chronische Phase" des Alkoholismus). Man bezeichnet diesen Typ auch als „Prozeß-Trinker", da die Krankheit sich in einem langsamen Prozeß bis in die chronische Phase hinein entwickelt.

Der Delta-Typ („Spiegel-Trinker") sorgt dafür, daß ein beständiger Alkoholspiegel im Blut erhalten bleibt. Er ist selten berauscht, aber auch fast nie ganz nüchtern. Es kommt in der Regel nicht zum Kontrollverlust. Er ist ganz besonders unauffällig und angepaßt.

Der Epsilon-Typ (früher auch „Quartalssäufer" genannt), trinkt selten, dann aber exzessiv und buchstäblich bis zum Umfallen. In Abständen von einigen Monaten kommt es zu solchen „Ausbrüchen" aus dem Alltag, die im Gegensatz zum sonst eher angepaßten Leben des Betroffenen stehen.

erhöhte Sterblichkeit Alkoholabhängiger erklären. Die Verminderung der körperlichen Toleranz für Alkohol im Alter und die dementsprechende Zunahme unangenehmer Nebenwirkungen bei Alkoholkonsum wird zum Teil ebenfalls als Ursache für die Abnahme der Häufigkeit von Alkoholismus im Alter angesehen. Die These, daß Alkoholabhängigkeit (ebenso wie Medikamentenabhängigkeit) im Alter gewissermaßen von selbst „ausreife", ist allerdings umstritten (sogenannte „maturing-out"- Hypothese). Verschiedene Befunde weisen darauf hin, daß die Betroffenen weniger trinken, aber nicht unbedingt abstinent werden. Möglicherweise sind sie aber bereits durch Verringerung der Alkoholmenge weniger auffällig und erscheinen damit nicht mehr in den entsprechenden Untersuchungen.

In der Entwicklung der Alkoholabhängigkeit lassen sich verschiedene Phasen unterscheiden. Die Entwicklung bis zur chronischen Phase dauert in der Regel viele Jahre. Nicht immer werden alle Phasen durchlaufen. Die hier beschriebene Entwicklung trifft in ihrer vollen Ausprägung vor allem auf den „Gamma-Typ" zu.

In der *voralkoholischen Phase* wird Alkohol mit zunehmender Häufigkeit benutzt, um Problemen und Spannungen aus dem Weg zu gehen.

In der *Prodromalphase* („Vorläuferstadium") kommt es bereits zur Toleranzsteigerung, Alkohol wird notwendig für die Bewältigung des Alltags, er wird heimlich getrunken; die ersten Gläser voller Gier. Es kommt zu Schuldgefühlen, Anspielungen auf Alkohol werden vermieden. Nach starkem Alkoholkonsum kann der Betroffene sich an die Zeit des Rausches nicht mehr erinnern („Filmriß").

In der *kritischen Phase* kann sich der Betroffene schon nach dem ersten Schluck Alkohol nicht mehr kontrollieren. Er trinkt zwanghaft so lange als möglich weiter. Der Kranke verliert die Achtung vor sich selbst, wird depressiv, reizbar oder versucht, seine verzweifelte Lage durch Großspurigkeit zu überspielen. Es kommt gehäuft zu Gewalttätigkeiten. Die sozialen Beziehungen werden vernachlässigt und zerbrechen zum Teil. Das Interesse kreist ausschließlich um Alkohol. Auch die sexuellen Bedürfnisse nehmen ab, es kommt zu Impotenz. Die körperlichen Folgen des Alkoholkonsums führen zu ersten Krankenhauseinweisungen. Versuche des Kranken, den Konsum zu stoppen, mißlingen immer wieder. Er findet stets neue Begründungen und Ausreden. Es besteht in der Regel keine Einsicht in die eigene Abhängigkeit, der Betroffene sieht sich typischerweise nicht als Alkoholiker.

In der *chronischen Phase* kommt es aufgrund der körperlichen Schädigung (v. a. der Leber) zur Verminderung der Fähigkeit zum Alkoholabbau. Die zuvor erhöhte Toleranz vermindert sich: Jetzt sind bereits kleine Alkoholmengen ausreichend, um den notwendigen Pegel aufrechtzuerhalten. Der Kranke benötigt fortwährend zu jeder Tageszeit Alkohol, um Entzugserscheinungen zu vermeiden. Es kommt zu tagelangen Räuschen, Angstzuständen, Zittern und Denkstörungen. Der Abhängige verliert bisherige moralische Maßstäbe und Normen; das einzig Wichtige ist nurmehr der Alkohol. Sowohl im fortgesetzten Rausch wie beim Entzug kommt es zu Delirien. Die meisten Kranken werden erst jetzt – wenn sie „ganz unten" sind – für therapeutische Angebote zugänglich.

Akute Folgen der Alkoholvergiftung (Alkoholintoxikation)

Wohlbekannt ist in unserem Kulturkreis der Rausch als akute Folge der Alkoholvergiftung (vgl. auch Kap. 3.3.5). Es kommt zu Geh- und Sprechstörungen, Denk- und Konzentrationsfähigkeit sind beeinträchtigt. Der Betrunkene verliert seine Hemmungen, seine Stimmung kann fröhlich bis erregt sein, aber auch aggressiv oder depressiv bis hin zur Suizidgefährdung.

Fortgesetztes Trinken großer Alkoholmengen kann zu den gleichen Folgen führen wie der Entzug bei Alkoholabhängigkeit: Es kommt zu Erregungszuständen mit Halluzinationen, die für den Betroffenen oft bedrohlich sind (geradezu klassisch sind die „weißen Mäuse", oft werden auch andere kleine Lebewesen wie Spinnen usw. gesehen, z. T. auch auf der Haut gespürt). Diese Phase gesteigerter Erregung kann als „Delirium tremens" mit Zittern am ganzen Körper einhergehen und Stunden bis Tage andauern (tremens = zittern). Der Zustand ist lebensbedrohlich und erfordert sofortige ärztliche Hilfe. Nach dem Abklingen ist die Erinnerung an den deliranten Zustand nur bruchstückhaft oder gar nicht vorhanden (Amnesie).

Eine akute Alkoholvergiftung kann bei bestehender Alkoholabhängigkeit Auslöser einer Alkoholhalluzinose sein. Dieser Zustand dauert Tage bis Monate und ist von Halluzinationen und Verfolgungswahn ohne Bewußtseinstrübungen gekennzeichnet.

Akute Alkoholvergiftungen können auch beim Konsum geringer Alkoholmengen entstehen, wenn der körperliche Allgemeinzustand schwach ist. Ein besonderes Risiko ist die Wechselwirkung mit Medikamenten.

Vor allem bei Menschen mit einer bestehenden organischen Hirnschädigung können bei Alkoholkonsum und bei Alkoholentzug leicht delirante Zustände entstehen.

Nicht in jedem Fall kommt es nach Delirien zur völligen Wiederherstellung des ursprünglichen Zustandes. Mit dauerhaft verbleibenden Schädigungen der Hirnfunktionen muß vor allem dann gerechnet werden, wenn starke neurologische Symptome beobachtbar sind (z. B. andauernde Schläfrigkeit, Augensymptome und Störungen der Bewegungskoordination, Krampfanfälle).

Langfristige körperliche Folgen der Alkoholabhängigkeit

Langjährig Alkoholabhängige sind in der Regel auch äußerlich von den Folgen des Alkohols gekennzeichnet. Durch die Erweiterung der Blutgefäße kann die Gesichtshaut rötlich bis rötlich-blau verfärbt sein, das Gesicht wirkt oft aufgeschwemmt. Die Augen können wäßrig sein, während die Tränensäcke vorgewölbt sind. (Achtung: Dies sind nur erste Hinweise – nicht jeder, auf den die Beschreibung zutrifft, ist alkoholabhängig!)

Langjährig Alkoholabhängige leiden unter zahlreichen körperlichen Beeinträchtigungen: Kreislaufbeschwerden, Magenbeschwerden und vegetative Störungen stehen am Anfang. Bluthochdruck und Diabetes – vermeintlich „normale" Alterungserscheinungen – können auch durch Alkoholmißbrauch entstehen. Später kommt es zu Herzmuskelschäden, Magenschleimhautentzündungen und Magengeschwüren, Eiweißmangel, Vitaminmangel. Typisch ist ebenfalls die Leberzirrhose, geschädigt wird auch die Pankreas. Die Lunge wird anfällig für Tuberkulose. Die Neigung zu Krampfanfälligkeit ist gesteigert.

Alkoholabhängigkeit führt zur dauerhaften Veränderung der Hirnfunktionen. Die geistige Leistungsfähigkeit ist herabgesetzt; besonders die Merkfähigkeit ist gestört. Im fortgeschrittenen Stadium der Schädigung besteht eine andauernde Organische psychische Störung. Man bezeichnet dies als „Alkoholbedingte Amnestische Störung", auch „Korsakow-Syndrom" genannt. Von anderen Organischen psychischen Störungen unterscheidet sie sich dadurch, daß relativ isoliert nur die Gedächtnisfunktionen betroffen sind. Ist die Störung umfassender, spricht man von „Demenz bei Alkoholismus" (vgl. Kap. 3). Sie umfaßt alle Merkmale der Demenz: Störung des Kurz- und Langzeitgedächtnisses sowie eine Beeinträchtigung des Denkvermögens, der Urteilsfähigkeit und Persönlichkeitsveränderungen.

Demenz bei Alkoholismus unterscheidet sich in der Symptomatik nicht grundsätzlich von Demenzen anderer Ursache. Eventuell ist die Neigung verstärkt, viel, umständlich und weitschweifig zu reden, dabei Ereignisse und Geschichten zu erfinden oder nach spontanen Assoziationen miteinander zu verknüpfen (Konfabulationen). Zum Teil werden auch Umschreibungen oder ganz neue und spontan gebildete Wörter (Neologismen) verwendet.

Seelische und soziale Folgen der Alkoholabhängigkeit

Alkoholabhängigkeit beeinträchtigt langfristig nahezu alle Bereiche des täglichen Lebens. Die bisherigen sozialen Kontakte werden brüchig, oft kommt es bei Ehepaaren in der Folge zu Trennung oder Scheidung. Neue Kontakte werden zumeist nur in der Gesellschaft anderer Alkoholabhängiger gefunden. Die Arbeitsfähigkeit ist herabgesetzt und bestehende Verpflichtungen aller Art können vom Alkoholiker nicht mehr eingehalten werden. Obwohl Alkohol bei uns relativ billig ist, wird doch oft der wesentliche Teil des Einkommens für Alkoholika und weitere Suchtmittel – z.B. Zigaretten – ausgegeben.

Alkoholabhängigkeit führt bei vielen Betroffenen zu Depressionen. Abhängige sind auch in besonderem Maß suizidgefährdet, da sie in einem Teufelskreis immer weiter in die Abhängigkeit mit allen ihren zerstörerischen Folgen hineingeraten, und Versuche, sich von der Sucht zu lösen, immer wieder scheitern.

In einigen Fällen kommt es bei Alkoholabhängigen zur Ausbildung eines Eifersuchtswahns. Vor allem Männer entwickeln manchmal die feste Überzeugung, daß ihre Partnerin intime Verhältnisse mit anderen Männern habe. In der Entstehung dieser Wahnbildung sind organische und psychische Faktoren eng miteinander verknüpft: Zum einen besteht subjektiv eine feste Wahnüberzeugung, die keine reale Grundlage hat. Diese Loslösung von der Realität verweist auf die organische Schädigung. Zum anderen entspricht der Wahninhalt dem psychischen Zustand des Alkoholabhängigen: Alkoholbedingt sind sexuelle Erlebnisfähigkeit und körperliche Potenz reduziert, was durch die Enthemmung im Rausch noch weiter kompliziert wird. Der Betroffene erlebt sich als impotent und zugleich als minderwertig und nicht liebenswert. Im Eifersuchtswahn erklären sich ihm die Schwierigkeiten im Kontakt zur Partnerin durch den angeblichen Liebhaber; er selbst sieht sich als Opfer.

Zum Fallbeispiel:

Bei Herrn Grün besteht ein jahrzehntelanger Alkoholmißbrauch, der zu massiver körperlicher Schädigung führt (Magendurchbruch; TB aufgrund erhöhter Infektionsanfälligkeit; Korsakow-Syndrom, das in eine alkoholbedingte Demenz übergeht). Die Abhängigkeit hat bei ihm im Zusammenhang mit ihren körperlichen Folgen eine Entwicklung genommen, die nicht gestoppt werden konnte.

Herrn Grüns Lebensgeschichte gibt einige Hinweise auf die psychosozialen Hintergründe und Zusammenhänge: Die Identitätsbildung war bei ihm aufgrund der Übersiedlung nach Deutschland und der historischen Ereignisse erschwert. Als gebürtiger Pole hatte er gegen deutsche Vorurteile anzukämpfen, wurde aber andererseits als junger Soldat zum Eroberungsfeldzug für das Deutsche Reich nach Osten eingesetzt. Die Kriegserlebnisse sind für ihn traumatisch und prägend. Die Wiedereingliederung in ein bürgerliches Angestelltenleben fällt ihm schwer.

Extreme Belastungen als selbständiger Fuhrunternehmer, die Verführung zum Alkoholkonsum im Fernfahrer-Kneipen-Milieu sowie die Ehe mit einer dominanten Frau bieten den aktuellen Anlaß zum Alkoholmißbrauch. Das hieraus folgende berufliche Versagen bedeutet den Einstieg in die chronische Abhängigkeitsentwicklung. In der TB-Heilstätte scheint Herr Grün sich in die Rolle als abhängiger, gefügiger und passiver Patient eingepaßt zu haben. Die Abhängigkeit vom Alkohol ging einher mit der Abhängigkeit von Pflegepersonen. Die passive Patientenrolle behält Herr Grün auch im folgenden bei. Das sich entwickelnde Korsakow-Syndrom engt seine Möglichkeiten immer weiter ein; schließlich kommt es zur Ausbildung einer Demenz.

7.3.2 Medikamentenabhängigkeit

Der Gebrauch von Psychopharmaka ist im Alter erschreckend häufig. Vor allem Schlaf- und Beruhigungsmittel werden in großem Umfang konsumiert. Etwa 15 % aller alten Menschen greifen regelmäßig zu Schlafmitteln, bei den über 75jährigen sogar 25 % (Krauss 1989, S. 77). Beruhigungsmittel werden oft bei Ängsten aller Art eingenommen bzw. ärztlich verordnet. Manchmal greifen Abhängige auch zu Schmerzmitteln. Die regelmäßige Einnahme von Psychopharmaka kann zum Medikamentenmißbrauch werden und schließlich zur Abhängigkeit führen. In einigen Fällen werden wahllos verschiedenste Mittel konsumiert, die psychische Wirkungen oder Nebenwirkungen haben, z. T. in Kombination mit Alkohol. Die Gesamtzahl der Medikamentenabhängigen in der Bundesrepublik wird auf etwa 450 000 bis 800 000 geschätzt (Deutsche Hauptstelle gegen Suchtgefahren).

In welch erschreckend hohem Ausmaß gerade Alterspatienten Medikamente mit Abhängigkeitspotential ärztlich verordnet bekommen, zeigt eine Studie, die auf Abrechnungsdaten einer gesetzlichen Krankenkasse basiert (Remien 1994). Anhand der verordneten Arzneimittelmengen und deren bekanntem Abhängigkeitspotential läßt sich folgern, daß 3,5 % der weiblichen und 7,5 % der männlichen Versicherten über 60 Jahre medikamentenabhängig sind. Bei den über 70jährigen Versicherten sind nach diesen Daten sogar rund 10 % der Männer und 14 % der Frauen abhängig.

Welche Medikamente werden eingenommen?
Die am häufigsten gebrauchten Schlaf- und Beruhigungsmittel gehören zur Gruppe der Benzodiazepine. Sie wirken beruhigend und werden bei Unruhe, Angst und Spannungszuständen angewendet. Ihre Einnahme wird dadurch gefördert, daß sie anfänglich wenig Nebenwirkungen haben.
Man bezeichnet die Schlafmittel auch als Hypnotika, die Beruhigungsmittel als Tranquilizer oder als Anxiolytika, d.h. angstlösende Mittel (z.T. wird auch die Bezeichnung „Sedativa" verwendet, vor allem für die früher üblichen barbiturathaltigen Mittel).
Andere Psychopharmaka wie z.B. Neuroleptika führen kaum zur Abhängigkeit, da sie wegen der unangenehmen Nebenwirkungen selten ohne Notwendigkeit eingenommen werden.

Die Medikamentenabhängigkeit ist eine ganz besonders „stille" Form der Abhängigkeitserkrankungen. Sie ist in Entstehung und Verlauf extrem unauffällig und wird daher oft nicht erkannt. Hierfür gibt es zahlreiche Gründe:

- Arzneimittel scheinen zunächst einmal der Gesundheit zu dienen. Weder der Abhängige noch seine Umgebung sind darauf eingestellt, die Medikamenteneinnahme selbst als Zeichen einer Erkrankung zu betrachten.
- Gerade Alterspatienten werden von ärztlicher Seite besonders häufig Psychopharmaka verordnet. Die Gründe der Verordnung (Indikation), Dosierung und Dauer der Anwendung werden dabei oft zu „großzügig" gehandhabt. Die ärztliche Verordnung kann zum Ausgangspunkt der Abhängigkeit werden („Der Arzt hat es verschrieben, also kann es nicht schaden").
- Psychopharmaka sind auf Rezept nahezu kostenfrei zugänglich, Rezepte können – auch durch häufigen Arztwechsel – leicht beschafft werden.
- Zahlreiche Schlaf-, Schmerz- und Beruhigungsmittel sind rezeptfrei in jeder Apotheke erhältlich.

– Medikamente können jederzeit völlig unauffällig und im stillen eingenommen werden (während Alkohol z.B. eher eine „Geselligkeitsdroge" ist).
– es fehlen auffällige Merkmale, wie z.B. die „Fahne" nach Alkoholkonsum.
– die von alten Menschen bevorzugten Psychopharmaka wirken in unterschiedlicher Weise dämpfend – die Medikamentenwirkung trägt daher selbst zur Unauffälligkeit des Abhängigen bei.
– das Alter gilt als „Ruhestand" – ruhige Alte entsprechen gängigen Klischeevorstellungen, so daß die Umgebung oft gar nicht auf die Idee eines Zusammenhangs mit dem Konsum dämpfender Psychopharmaka kommt.

> Während Alte etwa 15 % der Bevölkerung stellen und jeder 3. Patient in der ärztlichen Praxis über 65 Jahre alt ist, werden ihnen „in den Arztpraxen 48 % aller Sedativa und Hypnotika, 37 % aller Tranquilizer, 31 % aller Neuroleptika, 33 % aller Antidepressiva und 24 % aller Schmerzmittel verschrieben". (Rassek 1986, S. 146/7)

Die Abhängigkeit von Schlaf-, Schmerz- oder Beruhigungsmitteln im Alter betrifft typischerweise vorwiegend Frauen. Für sie gilt in besonderem Maße das Klischee vom Rückzug im Alter. Nicht nur im Fremdbild, sondern auch im Selbstbild wird „Stille und Bescheidenheit" häufig zum Leitmotiv. Rückzug von Aktivitäten und eine depressiv gefärbte Wendung nach innen können durch Medikamentenmißbrauch in geradezu „idealer" Weise ergänzt werden.

Es besteht ein enger Zusammenhang zwischen Depression, der Tendenz zur Somatisierung und dem Gebrauch dämpfender Psychopharmaka. Wie in Kapitel 5 ausgeführt, haben Depressionen im Alter eine starke Tendenz, sich als körperliche Störung auszudrücken („larvierte Depression"). Damit entstehen häufig diffuse körperliche Symptome wie Schlafstörungen, Atembeklemmungen, Kopfschmerzen o.ä., die von Patienten wie Ärzten bevorzugt mit dämpfenden Psychopharmaka bekämpft werden. Die körperlichen Symptome werden auf diese Weise gemildert, das psychische Leiden bleibt verdeckt. Das Fortbestehen der ungelösten Probleme führt allerdings zum fortgesetzten Medikamentenkonsum. Es entsteht eine psychische Abhängigkeit und – je nach Medikament, Dosierung, Dauer der Anwendung, körperlichem Allgemeinbefinden etc. – auch eine körperliche Abhängigkeit.

> Markennamen einiger gängiger Schlaf- und Beruhigungsmittel (Wirkstoff Benzodiazepine):
> ADUMBRAN, SERESTA, DALMADORM, FRISIUM, URBANYL, HALCION, LEXOTANIL, LIBRIUM, LUMINAL, AGRYPNAL, MEDOMIN, MOGADAN, MOGADON, NEMBUTAL, NOCTAMID, ROHYPNOL, TAVOR, TEMESTA, TRANXILIUM, VALIUM, XANAX
> Einige gängige Schmerzmittel (in Klammern sind die chemischen Bezeichnungen der Wirkstoffe angegeben):
> ASPIRIN (Acetylsalicylsäure), BEN-U-RON (Paracetamol), NOVALGIN (Metamizol), QUADRONAL (Phenacetin)

Nach längerem Gebrauch von Schlaf- und Beruhigungsmitteln (Benzodiazepin-Gruppe) können paradoxe Wirkungen auftreten: Die Medikamente wirken nun nicht mehr dämpfend, sondern führen zu gesteigerter Aktivität und Reizbarkeit.

Die körperliche Abhängigkeit zeigt sich in der Toleranzerhöhung und – besonders deutlich – bei Entzug: Erhält der Körper die gewohnte Medikamentendosis nicht, treten häufig bis regelmäßig Symptome auf, die denjenigen bei Alkoholentzug ähneln: Verstimmung, Angst, Schlafstörungen, Muskelschmerzen und -zuckungen, Zittern sowie weitere „nervöse" Symptome. Es handelt sich also gerade um jene Symptome, die durch Schlaf- und Beruhigungsmittel in der Regel bekämpft werden sollen (vgl. Spiegel 1988, S. 32). Außerdem können delirante Zustände entstehen.

Wird ein Schlaf- oder Beruhigungsmittel auf ärztliche Verordnung über längere Zeit eingenommen, kann eine körperliche Abhängigkeit entstehen, die auch Entzugserscheinungen beim Absetzen des Medikaments einschließt. Nicht in jedem Fall handelt es sich dabei aber um eine Abhängigkeitserkrankung im eigentlichen Sinn, d.h., mit Entwicklung einer psychischen Abhängigkeit. Die psychische Abhängigkeit zeigt sich z.B. in den Anstrengungen des Betroffenen, sich das Mittel wieder zu besorgen und in der unzureichenden Kontrolle über den Gebrauch.

Besonders problematisch ist die Medikamentenabhängigkeit im Alter wegen möglicher Wechselwirkungen mit hirnorganischen Beeinträchtigungen. Sogar bei gesunden Menschen mindern Schlaf- und Beruhigungsmittel die Gedächtnisleistungen und können bei Entzug zu Wahrnehmungsstörungen und Störungen des Realitätsbewußtseins führen. Liegt bereits eine hirnorganische Schädigung vor, muß mit diesen Nebenwirkungen gehäuft gerechnet werden. Die Betroffenen können alle Symptome eines akuten Verwirrtheitszustandes zeigen. Auch unter Einfluß von Schmerzmitteln kann es zu akuter Verwirrtheit kommen. Häufig werden diese Symptome verkannt; der Fehldiagnose folgt die Fehlbehandlung – möglicherweise mit weiteren Beruhigungsmitteln.

Werden über lange Zeit in hoher Dosierung Schlaf- und Beruhigungsmittel konsumiert, kommt es zu einer starken Beeinträchtigung des Kurz- und Langzeitgedächtnisses, die auch als „Amnestische Störung" bezeichnet wird. Sie zeigt weitgehend das gleiche Bild wie die durch Alkohol verursachte Organisch Bedingte Psychische Störung (s. Kap. 7.3.1).

7.4 Zum psychologischen Verständnis des Abhängigkeitskranken

Zur Abhängigkeit gehört untrennbar das Verlangen, etwas zu bekommen. Dieses „etwas" ist – vordergründig gesehen – der Schnaps oder die Tablette. Was aber steckt dahinter?

Gerade bei alten Menschen sind die Beweggründe, die in die Sucht führten, nur allzu verständlich. Konflikte in den Beziehungen zum Partner bzw. zur Partnerin, Konflikte mit den Kindern, Verluste geliebter und nahestehender Menschen, Verluste bedeutsamer sozialer Rollen – die Liste ließe sich verlängern. In allen Fällen sind es Ereignisse, die den Betroffenen schwer belasten. Auf schwere Belastungen reagieren einige Menschen mit vermehrter Anstrengung und aktiver Auseinandersetzung, einige mit der Ausbildung psychosomatischer Störungen, einige depressiv und einige greifen zur Flasche oder zur Tablette. Mancher zeigt auch gleichzeitig oder abwechselnd alle diese möglichen Reaktionen. Insbesondere die Depression, die Psychosomatische Störung und die Abhängigkeit sind vom psychologischen Hintergrund her eng miteinander verwandt.

Das auffälligste und für die Abhängigkeit typische äußere Kennzeichen ist, daß

„etwas geschluckt" wird. Das „Schlucken" soll als seelische Sonnenbrille einen Zustand des wohligen Betäubt-Seins, der „rosa Wolke" oder zumindest der Gleichgültigkeit gegenüber Konflikten und Verlusten herbeiführen. Die Betäubung durch Alkohol oder Medikamente dient der Abwendung von unangenehmen Konflikten und Problemen der Realität und der Hinwendung zu einem entspannten, „glücklichen" Zustand.

Abhängigkeit ermöglicht die Flucht vor der Realität ebenso wie die Anpassung an die Realität. Wer sich einerseits durch Alkohol oder Medikamente seine private Rückzugsmöglichkeit schafft, kann sich andererseits um so besser und unauffälliger anpassen. Abhängigkeit wird auch vom Kranken selbst stets verniedlicht, heruntergespielt und versteckt. Das Auffällige an der Erkrankung ist ihre Unauffälligkeit (Dörner 1985). Auf diese Weise werden die Bedürfnisse des Abhängigkeitskranken versteckt und doch befriedigt.

In der Sprache der Psychoanalyse läßt sich Abhängigkeit als orale Befriedigung verstehen (oral = auf den Mundraum bezogen). Es lassen sich zahlreiche Parallelen zwischen der Haltung des Abhängigen und der Situation des Säuglings herstellen. Der Säugling findet im 1. Lebensjahr seine größte Befriedigung im Saugen an der Brust der Mutter (oder auch an der Flasche). Aus diesem Grund wird diese Zeit der kindlichen Entwicklung in der Psychoanalyse auch als orale Phase bezeichnet. Beim Stillen erlebt der Säugling nicht nur Sättigung, sondern zugleich Wärme, Zuwendung und Entspannung. Das Kind ist überwiegend in der passiven Position des Nehmenden, abhängig von der scheinbar allmächtigen Zuwendung der Mutter. Unlustgefühle kann es durch lautes Schreien äußern – die Befriedigung muß von der Mutter gewährleistet werden.

Der Abhängige nimmt in mancher Hinsicht eine ähnliche Haltung wie der Säugling ein: Er fordert Zuwendung ein und verlangt nach Mitteln, einen Zustand der völligen Befriedigung herzustellen. Diese Befriedigung der Bedürfnisse steht bei der voll entwickelten Abhängigkeitskrankheit im Mittelpunkt aller Interessen. Alle Aktivitäten und auch alle sozialen Beziehungen werden diesem Interesse untergeordnet.

7.5 Professionelle Beziehung und therapeutische Möglichkeiten

Abhängigkeitskranke benötigen „Mitspieler": Die Menschen in ihrer Umgebung werden gewollt oder ungewollt zu Akteuren in der Krankheitsentwicklung. Es gibt viele Möglichkeiten, „Mitspieler" zu sein. Eine häufig gewählte Möglichkeit ist es, die Krankheit zu übersehen – Abhängigkeit wird vielfach von der Umgebung gar nicht erst wahrgenommen. Wird sie wahrgenommen, verhalten sich Freunde, Angehörige oder professionelle Helfer oft betont diskret – die Abhängigkeit wird nicht angesprochen, u. U. wird der nötige „Stoff" sogar ganz dezent bereitgestellt. Diskretion und Verschwiegenheit der „Mitspieler" ermöglichen so das unauffällige Voranschreiten der Erkrankung.

Besonders nahe Angehörige übernehmen häufig die Rolle des Ko-Abhängigen: Sie helfen, peinliche Situationen und Schwächen zu überspielen, indem beispielsweise die Ehefrau versucht, den volltrunkenen Ehemann möglichst geräuschlos an den Nachbarn vorbei in die Wohnung zu bugsieren, ihn am Arbeitsplatz entschuldigt und alkoholbedingte Stürze ganz neutral als „Unfall" darstellt. Ko-Abhängige versuchen, den Partner zu kontrollieren, indem sie die

Flaschen verstecken oder die Medikamente in der Toilette herunterspülen. Auch dies ist eine Möglichkeit des „Mitspielens", indem hier der Mitspieler die Verantwortung für den Abhängigen übernimmt. Selbstverständlich führt eine solche Kontrolle niemals zur Abstinenz – „Stoff" jedweder Art ist allzu leicht erreichbar; das Bedürfnis und die Geschicklichkeit des Abhängigen sind zu groß. Im übrigen ist Abstinenz auch nicht unbedingt Sinn und Ziel des „Spiels" zwischen dem Abhängigen und seinem Partner – der „Ko" benötigt die Krankheit des Abhängigen zur eigenen Stabilisierung oft ebenso wie der Abhängige die Flasche bzw. das Medikament.

In Phasen zeitweiliger Abstinenz kann der Ko-Abhängige auch an die Stelle des Suchtstoffs treten – es liegt dann an ihm, alle Bedürfnisse des Kranken möglichst umfassend und sofort zu befriedigen; immer für ihn da zu sein. Er selbst wird zur Droge, der Abhängige bleibt abhängig – nur daß der „Stoff" jetzt durch den Helfer ersetzt wird. Auf Dauer ist dieses Verhältnis nicht durchzuhalten, denn hier wird der „Mitspieler" regelrecht ausgesaugt, bis es zur erneuten Krise und Rückfälligkeit kommt.

Häufig werden auch Ärzte zu Mitspielern in der Abhängigkeit, ohne sich darüber im klaren zu sein. Insbesondere bei der Medikamentensucht kann der Kranke sich mit Symptomen präsentieren, die ein Verschreiben von Psychopharmaka geradezu herausfordern – etwa Kopfschmerzen, die diagnostisch schwer zuzuordnen sind. Die gewissermaßen „offizielle" Legitimation der Medikamenteneinnahme aufgrund des Verschreibens ermöglicht die ärztlich verordnete Abhängigkeitsentwicklung.

Pflegekräfte haben sozusagen die Wahl, auf welche Art und Weise sie sich als Akteure an der Entwicklung der Abhängigkeit beteiligen: Sie können die Erkrankung und ihre Symptome bewußt oder unbewußt übersehen. Sie können als Ko-Abhängige die Folgen der Erkrankung lindern. In ihrer Berufsrolle sind sie sogar teilweise verpflichtet, dem Kranken beizustehen – beispielsweise durch Hilfen gegen den „Kater", durch die Beseitigung von Erbrochenem oder die Pflege nach Stürzen unter Alkohol – oder Medikamenteneinfluß. Sie können durch den Versuch der Kontrolle des Konsums zum Mitverantwortlichen werden. Schließlich können sie frei zugängliche Arzneimittel oder die Bedarfsmedikation mehr oder weniger „großzügig" verteilen.

Zum Mitspieler wird man immer dann, wenn man sich eine Rolle nach den Wünschen des Abhängigkeitskranken zuschieben läßt. Es gilt, die eigene Wahrnehmung für alle Versuche des Abhängigen zu schärfen, seinen Helfern einen Platz

---

Übung: Lesen Sie die folgenden Sätze oder verwenden Sie diese in einem kleinen Rollenspiel. Achten Sie dabei zunächst auf Ihre eigenen Empfindungen – wohin sollen die Äußerungen Sie bringen, worin besteht die Manipulation?
„Ich verspreche Ihnen (!), ab heute nie mehr Tabletten zu nehmen." – „Ich habe Ihnen verschwiegen, daß ich wieder getrunken habe, weil ich Sie nicht enttäuschen wollte." – „Ich bin das verlogenste Subjekt, das es gibt." (Die erwartete, aber falsche Antwort wäre: „Na, so schlimm ist es auch wieder nicht.") – „Ich will mich Ihren Anweisungen fügen, alle Ratschläge befolgen… Bestimmen Sie, wieviel Ausgang ich haben darf." – „Ich habe die ewige Bevormundung durch Sie satt."
Versuchen Sie, in einem zweiten Durchgang Antworten zu finden, in denen Sie dem Abhängigen seine eigene Verantwortung zurückgeben und sich dem Mitspielen verweigern, ohne die Beziehung völlig abzubrechen. (Nach Dörner/Plog 1985, S. 272)

in seinem „Spiel" zu geben, sie zu manipulieren. Solche Versuche sind vielfältig und subtil – sie werden vom Abhängigen keineswegs bewußt gesteuert, sondern sind Teil seiner eigenen Hilflosigkeit in der Krankheitsentwicklung.

Wie könnte eine professionelle Beziehung zum Abhängigkeitskranken beschaffen sein, in der das „Mitspielen" vermieden wird? Was wäre hilfreich für den Kranken wie für den Helfer?

Es gilt, in der Beziehung zum Abhängigen alle Abhängigkeit zu vermeiden. Das gelingt nur, wenn der Helfer klare Grenzen setzt. Er kann, soll und muß bestimmte, klar umrissene Angebote machen. Da viele alte Abhängigkeitskranke schwere körperliche und z. T. auch geistige Störungen zeigen, müssen gerade Pflegende bei ihnen unter Umständen auf Dauer Hilfe und Versorgung gewährleisten. Wichtig ist, daß die Pflege nicht als Belohnung für „braves" Verhalten gewährt oder „zur Strafe" entzogen wird. Eine förderliche Haltung wäre eher: Das Pflegeteam bietet bestimmte Versorgungsleistungen an – (z. B. wird für saubere Wäsche und Kleidung gesorgt) – aber um anderes muß sich der Patient grundsätzlich selbst kümmern (z. B. um seine persönliche Hygiene). Welche Hilfeleistungen individuell sinnvoll sind und welche nicht, kann nur am Einzelfall im Pflegeteam entschieden werden. Wichtig ist, daß die Angebote und die Grenzen für alle Mitarbeiter ebenso klar und verbindlich sind wie für den Kranken. Sobald bei Pflegenden der Eindruck entsteht, ausgenutzt zu werden, „Diener" des Abhängigen zu sein, von den Wünschen des Kranken überfordert zu sein, ist dies Anlaß zu einer Überprüfung. Hier haben sich vermutlich neue – zwischenmenschliche – Abhängigkeitsverhältnisse hergestellt. Eine tatsächlich förderliche Haltung ermöglicht die professionelle Distanz zum Patienten ebenso wie Zuwendung und Hilfeleistung innerhalb klarer Grenzen.

Therapeutische Möglichkeiten bei Abhängigkeitserkrankungen

In der Therapie von Abhängigkeitserkrankungen aller Art gibt es eine „klassische" Abfolge von Behandlungsschritten. Während Freunde und Angehörige des Abhängigen eher den Weg zu einer ambulanten Beratungsstelle finden, sind die Betroffenen oft erst im fortgeschrittenen Stadium der Erkrankung bereit, professionelle Hilfe anzunehmen. Die therapeutische Kette beginnt mit dem stationären Entzug, der körperlichen Entgiftung unter ärztlicher Aufsicht. Die eigentliche Therapie findet anschließend statt – in der Regel ebenfalls stationär und über mehrere Monate andauernd. Über Erfolg oder Mißerfolg entscheiden erst die anschließende ambulante Nachsorge und die Einbindung in ein stabilisierendes Netz sozialer Beziehungen. Besondere Bedeutung kommt hier den Selbsthilfegruppen zu (z. B. „Anonyme Alkoholiker").

Für Jugendliche und Erwachsene existiert eine solche Behandlungskette zumindest im Prinzip, auch wenn die Therapie keineswegs immer so realisiert werden kann. Für alte Abhängigkeitskranke gilt das nicht – sie bleiben vielfach ohne professionelle Hilfe. Zum einen betrachten sich die meisten Institutionen der Suchtkrankenhilfe als „nicht zuständig" für Alterspatienten, zum anderen finden die Betroffenen oft den Weg zu den richtigen Ansprechpartnern nicht (in Fachkrankenhäusern für Alkoholabhängige sind nur 0,1 % der Patienten über 65 Jahre alt (Dilling/Weyer 1984). Das gilt in ganz besonderem Maß für alte Medikamentenabhängige: Ist schon für jüngere Medikamentenabhängige der Zugang zu professioneller Hilfe schwer, da Alkoholismus und Rauschmittelsucht im Mittelpunkt der Aufmerksamkeit stehen, fallen die älteren Medikamentensüchtigen gänzlich durch das Netz der Hilfseinrichtungen.

Trotz der schlechten Versorgungslage gibt es Hinweise darauf, daß mit speziellen Behandlungskonzepten für die stationäre Langzeittherapie älterer Alkoholkranker sogar tendenziell günstigere Erfolgsraten als bei jüngeren Patienten erzielt werden können (Soeder 1984).

Viele Alterspatienten lernen im Lauf der Jahre, mit ihrer Abhängigkeit zu leben. Sie können mit niedrigen und gleichmäßigen Stoffmengen relativ angepaßt ihren Alltag bewältigen. Möglicherweise sind es die stärkeren Unverträglichkeitsreaktionen des alternden Körpers, die einige Abhängige von dem übermäßigen Gebrauch von Suchtmitteln abhalten. Gleichzeitig liegt in einer geschwächten körperlichen Verfassung natürlich auch das verstärkte Risiko für alkohol- oder medikamentenbedingte Krisen sowie langfristige gesundheitliche Komplikationen.

Abhängigkeitskranke im Pflegeheim

Auf den meisten Pflegestationen finden sich alkohol- oder medikamentenabhängige Patienten. Auch hier bleibt die Sucht in vielen Fällen unerkannt oder wird geflissentlich übersehen. Auf der anderen Seite verführen die weitgehenden Kontrollmöglichkeiten eines Heims Mitarbeiter leicht dazu, Patienten Entzug und Abstinenz zu verordnen. Abgesehen davon, daß auch jede noch so perfekt organisierte Institution Schlupflöcher für die Beschaffung von Suchtmitteln aller Art läßt, ist die erzwungene Abstinenz eine menschlich unakzeptable Zwangsmaßnahme (die überdies einer rechtlichen Absicherung bedürfte!).

Von einer Suchttherapie im eigentlichen Sinn kann im Pflegeheim nicht gesprochen werden. Wenn Abhängigkeit aufgegeben wird, dann muß auf der anderen Seite die Perspektive eines unabhängigeren, erfüllteren Lebens stehen – eine Perspektive, die ein Pflegeheim schwerlich bieten kann. Auch weitere Voraussetzungen, wie eine suchtmittelfreie Umgebung und qualifizierte therapeutische Mitarbeiter, sind im Pflegeheim nicht gegeben.

Obwohl gerade die Aufnahme ins Pflegeheim Auslöser einer Krise mit Abhängigkeitsentwicklung sein kann, ist das Heim als totale Institution andererseits in manchen Fällen auch geeignet, den Verlauf von Abhängigkeitsprozessen positiv zu beeinflussen. Ein gut geführtes Pflegeheim bietet eine Vielzahl umfassender Versorgungsleistungen, die den Wünschen Abhängiger nach umfassender Fürsorge sehr entgegenkommen. Ähnlich wie der Ko-Abhängige und Partner zeitweise an die Stelle des Suchtmittels treten kann (s. o.), kann das Pflegeheim eine solche Ersatzfunktion übernehmen. Die Regelmäßigkeit von Essen und Schlafen und die Regelung eines Tagesablaufs durch die Routine des Heims bieten ein „Stützkorsett", das den Abhängigen von täglichen Pflichten entlastet. Im Unterschied zur einzelnen Bezugsperson ist das Heim als Ganzes mit dieser Aufgabe nicht überfordert. Die Folge ist in manchen Fällen eine Reduzierung der Alkohol- oder Medikamentenmenge durch den Süchtigen oder sogar eine Abstinenz, die durch die oben erwähnten verstärkten Unverträglichkeitsreaktionen noch gefördert werden.

Selbstverständlich ist eine solche Entwicklung keine Suchttherapie und keine Heilung, eher könnte man von einer stabilisierten Abhängigkeitsentwicklung sprechen. Soweit andere therapeutische Möglichkeiten fehlen, ist dies allerdings sicher nicht die schlechteste der denkbaren Alternativen.

116

8. Psychosomatik

8.1 Grundzüge der Psychosomatik

An jeder körperlichen Erkrankung ist auch die Psyche des Menschen beteiligt und an jeder psychischen Erkrankung ist auch der Körper beteiligt. Ebensowenig wie es eine „rein körperliche Erkrankung" geben kann, gibt es die „rein psychische Erkrankung". Ähnliches gilt auch schon für den gesunden Menschen – die Zweiteilung in „Seele" einerseits und „Körper" andererseits entspringt einer verengten Sichtweise des menschlichen Lebens.

> „PSYCHE <gr. ‚psychein' hauchen>, das Wort bedeutet ursprünglich Hauch, dann Atem. Da der Atem Kennzeichen des Lebens ist, wurde Psyche gleichbedeutend mit dem Leben und zuletzt mit der Seele als dem Prinzip des Lebens. Dabei bedeutet Psyche dann die Hauch- oder Schattenseele im Gegensatz zur Körperseele." (Dorsch 1987)

Auf dem Hintergrund der industriellen Entwicklung unserer Gesellschaft und den damit einhergehenden naturwissenschaftlichen Fortschritten ist die Aufspaltung in „Körper" einerseits und „Seele" andererseits zu einer gewohnten Betrachtungsweise und zum festen Bestandteil unserer Kultur geworden. Die Einheit von Seele und Körper wird oft übersehen oder vernachlässigt und muß erst mühsam wieder ins Bewußtsein gerufen werden.

> Das Zusammenwirken psychischer und körperlicher Einflüsse ist selbstverständlicher Teil unseres Alltags, obwohl wir uns dessen selten bewußt werden. Zum Beispiel: Wenn wir traurig sind (Psyche), weinen wir manchmal (körperliche Reaktion).
> Übung: Sammeln Sie weitere Beispiele solcher alltäglicher seelisch-körperlicher Reaktionen.
> Übrigens: Versuchen Sie einmal, ihre Mundwinkel mit zwei Fingern nach unten und dann nach oben zu ziehen – wie verändert sich Ihre Stimmung?

Nach dem traditionellen Modell der heutigen Schulmedizin wird der Körper des Menschen als eine Art Maschine begriffen – wenn eines der „Rädchen" (sprich: z.B. Gelenke) nicht mehr läuft, so muß es geölt (sprich: Medikamente) oder notfalls ersetzt (sprich: künstliches Gelenk) werden. Dies führt einerseits zu bewundernswerten medizinischen Leistungen – andererseits aber zur Ratlosigkeit vor den seelischen und sozialen Aspekten von Krankheit. Dabei ist jede Erkrankung – gleich ob es sich um eine körperliche oder eine seelische Krankheit handelt – die Krankheit eines Menschen. Das bedeutet, daß seine augenblickliche Lebenssituation, seine Ängste, Wünsche, Ideen, Hoffnungen und Erfahrungen von

Anfang an in das Krankheitsgeschehen eingehen. Zwei Beispiele zur Veranschaulichung:

Auf der Pflegestation eines Heims ereignen sich im Laufe eines Wochenendes vier Stürze bei vier verschiedenen Bewohnern. Obwohl glücklicherweise niemand ernsthaft verletzt wird, erscheint diese Häufung seltsam und wird montags im Team besprochen. Schnell stellt sich heraus, daß die Station an diesem Wochenende mit Aushilfen, Praktikanten und Schülern besetzt war, die zudem teilweise allein im Dienst und mit den Bewohnern nur wenig vertraut waren. Die Folge waren Hektik und Unruhe der Mitarbeiter, die sich als Stimmung den Patienten mitteilten. Aggressionen wurden zwischen Bewohnern handgreiflich ausgetragen; Desorientierte waren noch verwirrter als zuvor; Unsichere versuchten, Dinge allein zu erledigen, für die sie normalerweise Hilfe bekamen. Die Stürze waren das sichtbare Ergebnis dieser schwierigen sozialen Situation.

Nicht nur beim Zustandekommen eines Unfalls oder einer Erkrankung spielen seelische und soziale Einflüsse eine wichtige Rolle. Entscheidend sind sie auch für den Krankheitsverlauf und den Heilungsprozeß:

An der Universitätsklinik Kiel wurden stationär behandelte Unfallpatienten 2–3 Tage nach ihrer Aufnahme über ihre Einstellungen zum Unfall, zur Behandlung und zur voraussichtlichen Genesung befragt (Rogner u. a. 1987). Im weiteren Verlauf der Untersuchung zeigte sich, daß die Dauer des Krankenhausaufenthalts nur zum Teil von der Schwere der Verletzung bestimmt war. Der Aufenthalt dauerte um so länger, je mehr der Patient
– glaubte, er wäre selbst schuld oder er hätte den Unfall vermeiden können,
– sich mit der Frage beschäftigte, warum gerade er den Unfall erlitten hat,
– versuchte, sich von seiner Verletzung abzulenken,
– der Meinung war, daß er zur Genesung nicht viel beitragen könne,
– der Meinung war, auf Beruhigungsmittel nicht verzichten zu können.

Das heißt, es gab Patienten, die – unabhängig von der Schwere ihrer Verletzung – mehr dazu neigten, mit ihrem Schicksal zu hadern und eine aktive Auseinandersetzung mit der neuen Situation vermieden. Bei diesen ergab sich ein ungünstigerer Heilungsprozeß und eine längere Aufenthaltsdauer in der Klinik als bei denjenigen, die sich aktiv auf die neue Situation einstellten.

Wenn seelische und soziale Einflüsse bei scheinbar völlig zufälligen Ereignissen wie einem Unfall so eine große Rolle spielen – wieviel mehr gilt dies dann für Erkrankungen, bei denen eine langfristige Krankheitsentwicklung eng mit der gesamten Lebensweise verknüpft ist?

Die Frage, wie die Zusammenhänge zwischen psychosozialen und körperlichen Vorgängen beschaffen sind und auf welche Weise sie zustande kommen, wird von der Medizin wie auch von der Psychologie unter dem Stichwort „Psychosomatik" untersucht („Psyche" = Seele, „Soma" = Körper). Psychosomatik ist dabei nicht zu verstehen als ein besonderes Fachgebiet für besondere Erkrankungen. Vielmehr sollte die psychosomatische Sichtweise dazu dienen, die Aufmerksamkeit aller im Gesundheitswesen Tätigen auf die Zusammenhänge von körperlichen, seelischen und sozialen Einflüssen bei *jeder* Erkrankung und ihrer Behandlung zu richten.

„Psychosomatik" im weiteren Sinn bezieht sich daher auf jegliche Zusammenhänge zwischen seelischen und körperlichen Vorgängen, sowohl beim gesunden
wie beim kranken Menschen. „Psychosomatik" im engeren Sinne bezieht sich auf
die Zusammenhänge zwischen seelischen und körperlichen Faktoren in der Entstehung, dem Verlauf und der Behandlung von Störungen und Erkrankungen.

Die Entwicklung einer Psychosomatik des – gesunden und kranken – alternden
Menschen ist noch nicht allzu weit fortgeschritten. Psychologie, Soziologie und
Medizin müssen hier gleichermaßen Beiträge leisten – eine Zusammenarbeit, die
in der Wissenschaft wie in der praktischen Anwendung auf große Hindernisse
stößt. Dennoch sollen an dieser Stelle einige Hinweise auf psychosomatische
Aspekte von Störungen beim alternden Menschen gegeben werden. Es ist zu
hoffen, daß in der Zukunft Geriatrie und Altenpflege in immer stärkerem Maße die
Erkenntnisse der Psychosomatik einbeziehen und für ihr spezielles Arbeitsfeld
weiterentwickeln.

Zahlreiche Redensarten und Sprichwörter beschreiben die Zusammenhänge zwischen
seelischen und körperlichen Vorgängen: „Mir stehen die Haare zu Berge" oder „Das geht
mir an die Nieren". Sammeln Sie weitere Beispiele!
Viele dieser Redewendungen enthalten verstecktes Allgemeinwissen über das, was
wissenschaftlich „Psychosomatik" genannt wird und in der heutigen Schulmedizin ein
Schattendasein führt.

Die Psychosomatik des alternden Menschen unterscheidet sich in einigen Punkten
von den bei Jüngeren stattfindenden Entwicklungen. Psychische Vorgänge werden
im Alter verstärkt als körperliches Symptom ausgedrückt – man spricht hier von
der Tendenz zur Somatisierung im Alter. Zugleich sind körperliche Erkrankungen
im Alter häufiger und hinterlassen im Versuch der Krankheitsbewältigung ihre
Spuren im psychischen Geschehen.

Im Rahmen psychosomatischer Überlegungen ist es müßig, danach zu fragen,
ob am Ursprung von Erkrankungen ein körperlicher oder ein seelischer Grund lag,
denn die Frage ist falsch gestellt. Hilfreicher ist es, wenn jegliche Erkrankung in
ihren seelischen, sozialen und körperlichen Aspekten betrachtet wird. Dies gilt für
die Untersuchung der Krankheitsursachen ebenso wie für die Betrachtung des
Krankheitsverlaufs, für die Begegnung mit dem Kranken und für therapeutische
Maßnahmen.

Die Auseinandersetzung mit dem eigenen Gesundheitszustand

Die bedeutsame Rolle der persönlichen Einschätzung und Bewertung für die Be-
urteilung des eigenen Gesundheitszustands zeigt sich z.B. in systematischen
Untersuchungen und Befragungen. Im Rahmen der Bonner Gerontologischen
Längsschnittstudie (s. z.B. Lehr 1979, Lehr/Thomae 1987) wurden Gruppen älterer Menschen u.a. nach ihrer subjektiven Einschätzung des eigenen Gesundheitszustands gefragt. Gleichzeitig fanden eingehende ärztliche Untersuchungen
statt. Zwischen Arzturteil und Selbstbeurteilung ergaben sich in 60–74% aller
Fälle deutliche Unterschiede.

Die meisten Untersuchten können als „Gesundheitsoptimisten" gelten. Sie hiel-
ten sich selbst für gesünder, als sie nach dem Ergebnis der ärztlichen Untersuchung

waren. Die Gruppe der Männer neigte dabei in stärkerem Maß zur subjektiven Bessereinschätzung als die Gruppe der Frauen. Für die Selbstbeurteilung spielten Herz-Kreislauf-Erkrankungen insgesamt nur eine geringe Rolle, während im ärztlichen Urteil Herzinsuffizienz, Hypertonie und Sklerosezeichen sehr stark beachtet wurden.

Die Untersuchten selbst bewerteten vor allem den Grad der körperlichen Beweglichkeit und sensorischen Einschränkungen als sehr bedeutsam. Als zentraler Faktor für die Selbsteinschätzung der eigenen Gesundheit erwies sich die Fähigkeit, ohne Hilfe aus dem Haus gehen zu können. Diejenigen, die sich subjektiv gesund fühlten, waren – auch bei objektiv schlechterer Diagnose – „viel sicherer im Auftreten, von positiverer Stimmungslage, von höherer Aktivität, Anregbarkeit, Angepaßtheit und Steuerung gekennzeichnet" (Lehr 1987b, S. 159).

Umgekehrt gingen das Empfinden von Einsamkeit und eine insgesamt negative Selbsteinschätzung auch mit einer negativen Einschätzung des eigenen Gesundheitszustands einher.

Der Personenkreis, dessen objektiver Gesundheitszustand sich im Laufe der Untersuchungsjahre besonders stark verschlechterte, war durch folgende Merkmale gekennzeichnet: „... mehr Frauen als Männer, eher der niederen sozialen Schicht angehörend, häufiger alleine lebend oder aber durch größere Unzufriedenheit und Belastung in der Partnerrolle beschreibbar. Schließlich ging schlechterer Gesundheitszustand häufiger mit Klagen des ‚Nicht-mehr-Gebrauchtwerdens' einher" (Lehr 1987b S. 158).

Mit dem Älterwerden kam es im Laufe der Untersuchungen zu einer Zunahme der Übereinstimmungen zwischen Arzt- und Selbstbeurteilung. Dies beruhte vor allem auf einer Zunahme der Seh-, Hör-, Bewegungs- und Verdauungsprobleme, die das subjektive Urteil relativ stark bestimmten.

Funktionelle Störungen, organische Schädigung und sekundärer Krankheitsgewinn

Grundsätzlich läßt sich in der Psychosomatik zwischen „funktionellen Störungen" und Erkrankungen mit organischer Schädigung unterscheiden. Beispiel für eine häufige funktionelle Störung im Alter ist die Schlafstörung, aber auch Kopfschmerzen, Atemnot, Übelkeit, Schwächegefühl usw. Häufig kann kein auslösender organischer Faktor gefunden werden bzw. die subjektiven Beschwerden sind oft sehr viel stärker, als von den organischen Befunden her erwartet werden könnte. Es handelt sich also gerade um jene Symptome, die Anzeichen einer larvierten Depression sein können (vgl. Kap. 5).

Anstatt des Ausdrucks „funktionelle Störung" werden in der Medizin noch eine Vielzahl anderer Begriffe benutzt, um auszudrücken, daß eine Störung nach Meinung des Untersuchers einen psychischen Ursprung hat. Hierzu gehören die Ausdrücke
- Vegetative Dystonie
- Vegetative Ataxie
- Vegetative Neurose
- Sympathikotonie
- Vagotonie
- Organneurose u.v.m.

Bei Erkrankungen mit organischer Schädigung läßt sich ebenfalls grundsätzlich ein psychosomatischer Zusammenhang in Entstehung und Verlauf benennen. Als Beispiele dienen in den nachfolgenden Kapiteln die im Alter häufigen Störungen des Magen-Darm-Bereichs sowie die Herz-Kreislauf-Störungen (s. Kap. 8.3 und 8.4). Bei ihnen bestehen einerseits langfristige Krankheitsentwicklungen, die eng mit der Lebensweise, dem sozialen Umfeld und den psychischen Konflikten verknüpft sind, andererseits dienen die bei diesen Erkrankungen auftretenden organischen Schädigungen auch als „Aufhänger" für psychische Konflikte.

Darüber hinaus kann jegliche körperliche Erkrankung – ganz unabhängig davon, wie sie entstanden ist – zum „Aufhänger" für bewußte wie unbewußte persönliche Wünsche oder Konflikte werden. So kann sich beispielsweise der Wunsch nach Zuwendung und Verwöhnung in der Art und Weise zeigen, wie der Patient seine Symptome gegenüber Ärzten und Pflegern präsentiert. Seelische Konflikte, die in früheren Lebensjahren ihren Ausdruck in verschiedensten funktionellen Störungen fanden, können sich in höherem Alter gewissermaßen an vorhandene organische Veränderungen und Befunde „anhängen". Anstatt der früheren funktionellen Störungen finden sich daher nun Symptome, bei denen sich ein Zusammenhang mit den körperlichen Veränderungen herstellen läßt. Tatsächlich ist aber die seelische Situation des Patienten für die Ausbildung der einschlägigen Beschwerden oft entscheidender als der körperliche Befund. Der psychische Konflikt ist hier gewissermaßen der unerkannte Trittbrettfahrer, der die organische Veränderung als Vehikel benutzt.

Fallbeispiel und Übung:
Frau P. hatte über lange Jahre ihres Erwachsenenlebens hinweg immer wieder anfallsweise heftige Kopfschmerzen, deren Ursache nie geklärt werden konnte. Durch die Schmerzen war sie häufig daran gehindert, an Familienfeiern und geselligen Zusammenkünften aller Art teilzunehmen. Ab dem Alter von 70 Jahren verstärkten sich bei ihr arthritische Beschwerden, die zuvor nur ansatzweise vorhanden gewesen waren. Hieraus entstand eine starke Gehbehinderung, wegen der sie kaum noch das Haus verlassen konnte. Die Kopfschmerzen traten nicht mehr auf.

Fragen zum Fallbeispiel:
Worin besteht die gemeinsame psychosoziale Funktion der Kopfschmerzen und der arthritischen Beschwerden bei Frau P. (oder – anders gefragt – welchen „Gewinn" hatte sie durch diese Störungen)?
Wie läßt sich das Verschwinden der Kopfschmerzen erklären?
Was würden Sie eher als „ernsthaftes Leiden" bezeichnen: Kopfschmerzen unbekannter Ursache oder arthrosebedingte Gelenkschmerzen?
Wie würde die Familie urteilen, wie der Arzt?
Hat sich Frau P. die Kopfschmerzen „eingebildet"?

Selbst bei klinisch unauffälligen Alterspatienten findet sich bei sorgfältiger medizinischer Untersuchung regelmäßig die eine oder andere Normabweichung, die dann vom Patienten wie vom Arzt mit den präsentierten Symptomen in Zusammenhang gebracht werden kann. Dies dürfte auch die Erklärung dafür sein, daß die Diagnose „funktionelles Syndrom" bei Alterspatienten so selten gestellt wird: In der Regel läßt sich ein organischer Befund nachweisen, der dann für die diagnostische Einstufung den Ausschlag gibt.

Die überwiegend organmedizinische Ausrichtung unseres Gesundheitswesens führt in diesem Zusammenhang zu einer Verstärkung der Somatisierungstendenzen im Alter. Körperliche Symptome werden in unserem Gesundheitssystem eher ernst genommen als psychische Beschwerden. Ein Patient mit körperlicher Symptomatik kann darauf bauen, daß zur Diagnose und Behandlung seiner Leiden umfangreiche Untersuchungsverfahren sowie diverse Behandlungsmethoden eingesetzt werden. Insbesondere ein Alterspatient mit psychischer Problematik kann in der Regel nur das Verschreiben von Psychopharmaka erwarten, das überdies zumeist ohne sorgfältige fachärztliche Diagnosestellung erfolgt. Die Hervorkehrung körperlicher Leiden und die Verniedlichung psychischer Symptome durch den Patienten entspricht insofern auch der Logik unseres Gesundheitswesens.

Zur individuellen Bedeutung körperlicher Symptome – eine psychoanalytische Perspektive

Die psychoanalytische Sichtweise geht davon aus, daß gesundheitliche Beschwerden auch eine hohe individuelle und zumeist unbewußte Bedeutung haben können, deren Schlüssel in der Lebensgeschichte des Betroffenen liegt.

> Man altert auch in seinen Ängsten, wie man gelebt hat (Haag 1985).

Aus der Sicht der Psychoanalyse hat A. Haag (in Bergener/Kark 1985) formuliert, wie sich die unbewußte individuelle Bedeutung mancher körperlicher Symptombildung von Alterspatienten verstehen läßt. Bei verschiedenen funktionellen Störungen konnte sie feststellen, daß die unterschiedlichsten Schmerzempfindungen, Unruhe, Schlafstörungen, u. ä. im Zusammenhang mit Verlusterlebnissen der betroffenen Patienten standen. Die auftretenden Symptome sind dabei nicht nur als „Defekt“ zu verstehen, sondern dienen den Betroffenen gewissermaßen als seelische Krücke, die ein weiteres Abgleiten und das Erleben von Trauer, Angst und Schmerz verhindert. Insofern werden die körperlichen Symptome benötigt, um ein gefährdetes psychisches Gleichgewicht zu stabilisieren.

Die oben dargestellte Möglichkeit, daß psychische Konflikte mit Hilfe eines bestehenden körperlichen Leidens ausgedrückt werden, wird von Haag (1985) näher erörtert. Der Patient, der seine Beschwerden hervorkehrt und damit Aufmerksamkeit, Versorgung, Pflege und Behandlung erlangt, hat damit tatsächlich durch seine Krankheit einen „Gewinn“. Man spricht in diesem Zusammenhang vom „Krankheitsgewinn“ – gemeint sind alle Vorteile und Vergünstigungen, die der Betroffene aufgrund seiner Erkrankung genießt. Der Krankheitsgewinn kann in einigen Fällen so stark sein, daß er selbst wesentlich zur Aufrechterhaltung der Symptome beiträgt.

Durch die besondere Betonung der eigenen Beschwerden kann eine Krankheit als Anklage verwendet werden. In Situationen, in denen der Patient sich von Verlusten, Einschränkungen oder Trennungen bedroht sieht, werden die körperlichen Symptome zum Mittel des Appells an Angehörige, Ärzte oder Pflegekräfte. „Das Tragische an diesem Versuch, über körperliche Symptome Trennungen zu vermeiden, liegt darin, daß die Umwelt sie als Erpressung erlebt und sich nach anfänglicher Zuwendung und Anteilnahme später um so stärker zurückzieht. Die gefürchtete Einsamkeit des Kranken, die durch die Symptomatik verhindert werden sollte, wird so häufig um so größer." (Haag, S. 29f.) Es entsteht ein Teufelskreis, in dem die Umwelt immer weniger geneigt ist, auf die seelischen Bedürfnisse des Patienten einzugehen, während die verstärkte Präsentation körperlicher Symptome zu einer Vielfalt mehr oder weniger zielloser Hilfsmaßnahmen auf der körperlichen Ebene führt.

„Eine 62jährige Patientin klagt seit 4 Jahren über Schmerzen und Steifheitsgefühle in den Beinen, die sie ans Haus fesseln. Abgesehen von mäßig arthrotischen Kniegelenken sind diese Beschwerden weder von neurologischer noch von orthopädischer Seite her erklärbar. Die Patientin wird von ihrer Tochter, einer jungen Ärztin, in die Poliklinik gebracht. Sie ist das einzige, spät geborene Kind der Patientin, die, seit 17 Jahren verwitwet, in ihr den einzigen Lebensinhalt sieht. Die Zunahme der Beschwerden steht in deutlichem zeitlichem Zusammenhang mit dem Auszug der Tochter, den sie als Treulosigkeit und Verrat erlebt" (Haag 1985, S. 30).

Soweit Krankheit als Anklage verwendet wird, richtet sich das Bestreben des Kranken in erster Linie darauf, an seine Umwelt zu appellieren und von dieser auf eine Erfüllung seiner Bedürfnisse zu hoffen. Die nachfolgenden Abschnitte beschreiben dagegen eher nach innen gerichtete Vorgänge, bei denen ein psychischer Konflikt, ein Verlust, Schmerz, Wut oder Angst nicht in allen Konsequenzen seelisch erlebt werden kann, sondern sich in körperlicher Symptomatik ausdrückt.

So kann etwa der Tod des Ehepartners für die Witwe oder den Witwer so einschneidend und bedrohlich sein, daß die Tatsache des Todes seelisch nicht angenommen werden kann.

Während bei der „normalen" Trauer ein Prozeß der Verabschiedung von dem geliebten Menschen stattfindet, ist dies für einige Hinterbliebene psychisch nicht verkraftbar. Dies tritt vor allem dann auf, wenn bereits in der früheren Lebens- und Kindheitsgeschichte Verluste als traumatisch erfahren wurden. Im Wunsch, den Partner „bei sich zu haben", kann es unbewußt zur Übernahme von dessen Krankheitssymptomen kommen – einer „identifikatorischen Übernahme der Symptomatik des Verstorbenen" (Haag, ebd.). Der Partner wird sozusagen im Überlebenden „wiederbelebt". Mit den Krankheitssymptomen am eigenen Leib wird für die unbewußte Phantasie des Betroffenen zugleich auch die Situation vor dem Verlust wiederhergestellt. Dies geschieht nach dem Motto: „Das Liebesobjekt ist nicht verloren, denn nun trage ich es in mir und kann es niemals verlieren" (Abraham nach Haag 1985, S. 27).

„So entwickelt ein 70jähriger Patient einige Monate nach dem Tod seiner Ehefrau, die an einem Darmkrebs gestorben ist, starke Schmerzen im gesamten Abdomen verbunden mit Meteorismus und Durchfällen. Er schildert seine Ehe als sehr glücklich, die Frau hat ihn, den wenig Durchsetzungsfähigen, stets unterstützt und ermutigt. Nach ihrem Tod ist er hilflos wie ein Kind, er zieht sich zurück, kann mit niemandem sprechen, erwartet insgeheim seinen eigenen Krebstod, ohne daß ihn dieses gefühlsmäßig besonders berührte" (Haag 1985, S. 28).

Die Übernahme der Symptome eines verstorbenen Partners muß nicht immer auf einer besonders innigen und positiven gefühlsmäßigen Bindung beruhen. Gerade wenn die Beziehung zum Partner spannungsgeladen und enttäuschend war, haben sich u. U. uneingestandene Gefühle von Wut und Haß aufgestaut. Die aggressiven Wünsche bis hin zu bewußten oder unbewußten Todeswünschen sehen sich durch den Tod des Partners unversehens realisiert. In dieser Situation können unbewußte Schuldgefühle entstehen, man kann die Krankheit als Ausdruck von Schuld verstehen. Die symbolische „Wiederbelebung" des Partners durch die Übernahme von dessen Krankheitssymptomen soll nicht nur das Ereignis für das Seelenleben des Hinterbliebenen ungeschehen machen, sondern dient auch als Sühne für die empfundene Schuld.

„Eine 67jährige Patientin hat ihre unglückliche Ehe, in der sie häufig betrogen wurde, nur aus Versorgungsgründen aufrechterhalten. Nach dem kürzlichen Infarkttod ihres Mannes entwickelt sie innere Unruhe, Schlafstörungen und Herzschmerzen. Sie zieht sich zurück, fühlt sich beobachtet, weil sie meint, zu einer Trauer verpflichtet zu sein, die sie nicht aufbringen kann. Insgeheim fühlt sie sich befreit, kann dieses jedoch nicht genießen, weil sie fürchtet, am Tode des Mannes, den sie mehr oder weniger uneingestanden ersehnt hat, schuldig zu sein" (Haag 1985, S. 28).

Körperliche Symptome können bei einigen Patienten auch als Ausdruck eines hypochondrischen Rückzugs in die Krankheit verstanden werden. Der hypochondrische Patient ist fortwährend damit beschäftigt, seine Körperfunktionen ängstlich zu beobachten. Jegliche Auffälligkeit wird als schwerwiegendes Krankheitsanzeichen aufgefaßt (Magenschmerzen werden in der Überzeugung des Patienten zu Magenkrebs, bei Kopfschmerzen ist der Patient gewiß, einen Hirntumor zu haben, usw.). Typischerweise sind die Betroffenen von der Existenz dieser Krankheiten fest überzeugt und konsultieren zahlreiche Ärzte, um eine Bestätigung zu erlangen. Den seelischen Hintergrund hypochondrischer Entwicklungen bilden oft ebenfalls Verlusterlebnisse. Dabei handelt es sich nicht nur um den Verlust geliebter Personen, sondern häufig auch um körperliche Einschränkungen, die mit dem Alterungsprozeß verknüpft sind – etwa eine Verminderung der Beweglichkeit. Diese Verluste stellen eine Bedrohung für das Selbstwertgefühl des Betroffenen dar, letztlich sogar eine Lebensbedrohung. Der mit den Verlusten empfundene Schmerz wird abgewehrt und ersetzt durch die intensive Beschäftigung mit der Selbstbeobachtung (vgl. 5.2).

Der hypochondrische Rückzug bringt dabei auf unterschiedliche Art und Weise „Gewinn": Die Beschäftigung mit dem Körper grenzt eine diffuse, überwältigende Angst vor dem totalen körperlichen Abbau und Versagen ein und wird so gleichsam konkretisiert. Dies geschieht so, als ob der Patient sich sagen würde: „Eigentlich bin ich noch leistungsfähig, ich bin nur wegen der Körperbeschwerden daran gehindert, es zu beweisen" (Deneke nach Haag 1985, S. 28). Zugleich erhält der hypochondrische Patient für seine vielfältigen Beschwerden immer wieder erneut die Aufmerksamkeit seiner Umgebung, von Familienmitgliedern, Ärzten oder Pflegekräften. Die Krankheitssymptome werden für ihn die oft einzig verbliebene Möglichkeit des Kontakts zur Außenwelt. Die Einsicht in diesen Zusammenhang ist für den Patienten allerdings kaum möglich. Er ist in der Regel von der Existenz seiner Erkrankungen felsenfest überzeugt und ganz und gar auf sein eigenes körperliches Erleben bezogen. Therapie und Pflege müssen sich hier oft auf eine Eingrenzung ausufernder Krankheitsphantasien und der damit verbundenen Versorgungswünsche beschränken.

„Eine 63jährige Patientin kommt wegen multipler Organsensationen in fast allen Körperbereichen nach verschiedenen Krankenhausaufenthalten in die Poliklinik. Im Vordergrund stehen Schmerzen in der rechten Thoraxseite, im Kopf- und Kieferbereich, Krämpfe in Armen und Beinen. Sie hat das Gefühl, daß sich Schleimbahnen durch ihren Oberkörper und das Gesicht ziehen. Eine Nasennebenhöhlenfensterung blieb ohne Erfolg. Sie war bis vor 3 Jahren ausgesprochen tüchtig gewesen, neben ihrer Berufstätigkeit als kaufmännische Angestellte hatte sie 3 Söhne großgezogen und einen kranken Mann versorgt. Der Mann war vor zwei Jahren verstorben, kurz darauf wurde sie berentet. – Im Gespräch wird deutlich, daß sie ihren Lebensinhalt über Verantwortung für andere bezogen hat. Sie ist immer die Starke gewesen und das Gefühl, daß andere von ihr abhängig waren, gab ihr gleichsam ihre Lebensberechtigung. Auch jetzt war der jüngste, inzwischen 34jährige Sohn noch finanziell auf sie angewiesen. Sie war immer gesund gewesen, hatte lediglich im Alter von 53 Jahren große Schwierigkeiten gehabt, sich an eine Oberkieferprothese zu gewöhnen. Den Verlust ihrer Zähne hatte sie damals als starke Kränkung erlebt. Die Mutter der Patientin hatte eine chronische Schizophrenie und wurde hospitalisiert, als die Patientin 2 Jahre alt war. Dieses frühe Verlusttrauma hat zu einer forcierten Autonomie-Entwicklung mit extremen Abhängigkeitsängsten geführt, die das Leben der Patientin bis in ihr Alter geprägt haben. Ihr Selbstgefühl konnte nur dadurch im Gleichgewicht gehalten werden, daß andere immer schwächer waren als sie selbst. Im Gespräch sagt sie bezeichnenderweise: „Ich will keine alte Frau sein, ich will mir selber helfen." Lebendige Beziehungen, in denen auch sie die Nehmende sein konnte, hat sie nie erlebt. – Die sich in der Hypochondrie manifestierende regressive Somatisierung im Alter schützt sie vor einem totalen narzißtischen Zusammenbruch, wobei die wahnhaft anmutenden Inhalte möglicherweise in einer Beziehung zur Erkrankung der Mutter zu sehen sind" (Haag 1985, S. 29).

8.2 Schlafstörungen

Schlafstörungen gehören zu den häufigsten psychosomatischen Störungen im Alter. Etwa die Hälfte aller Menschen über 65 leidet unter Schlafstörungen (vgl. Giedke 1981, S. 161–182).
Es handelt sich um
– Schwierigkeiten beim Einschlafen (Einschlafstörung) oder
– nächtliches Erwachen (Durchschlafstörung).
– Vor allem bei hirnorganisch erkrankten Patienten findet sich die Schlafumkehr – die Betroffenen sind nachts wach und schlafen am Tag.

Im Laufe unseres Lebens benötigen wir immer weniger nächtlichen Schlaf. Es ist aber schwierig, für alte Menschen eine „Durchschnittsschlafdauer" anzugeben – die Bandbreite für „ausreichenden Schlaf" zeigt im Alter noch stärkere individuelle Unterschiede als zuvor. Hinzukommt, daß zahlreiche ältere Menschen im Laufe des Tages „Nickerchen" einlegen; die notwendige Schlafdauer somit auch durch kurze Schlafenszeiten am Tage erreicht wird.

Aus verschiedenen Untersuchungen weiß man, daß die Abnahme der nächtlichen Schlafdauer im Alter vor allem auf einer Abnahme der Traumphasen beruht. Der traumlose Schlaf verkürzt sich im Alter nur wenig.

Im Schlaflabor werden mit Hilfe von Filmaufnahmen, Hirnstrommessungen u. a. Dauer und Art des Schlafs untersucht.

Auch Schlafgestörte, die tatsächlich nur für wenige kurze Zeiten während der Nacht wach waren, haben oft den Eindruck, sie hätten „die ganze Nacht kein Auge zugetan". Schlafgestörte überschätzen regelmäßig die Zeit des nächtlichen Wachliegens, zum Teil wird auch die Zeit vom Zu-Bett-gehen bis zum Einschlafen überschätzt.

Weitgehend unabhängig von der tatsächlichen Dauer des Wachliegens wird das nächtliche Wachsein oft als sehr quälend erlebt. Entscheidend ist das Gefühl des Betroffenen, nicht schlafen zu können.

Viele alte Menschen haben falsche Erwartungen an die Dauer ihres Schlafs. Wer abends um 10 Uhr ins Bett geht, wird kaum bis zum nächsten Morgen durchschlafen. Sechs Stunden Schlaf können für alte Menschen vollkommen ausreichend sein (Achtung: Starke individuelle Unterschiede!).

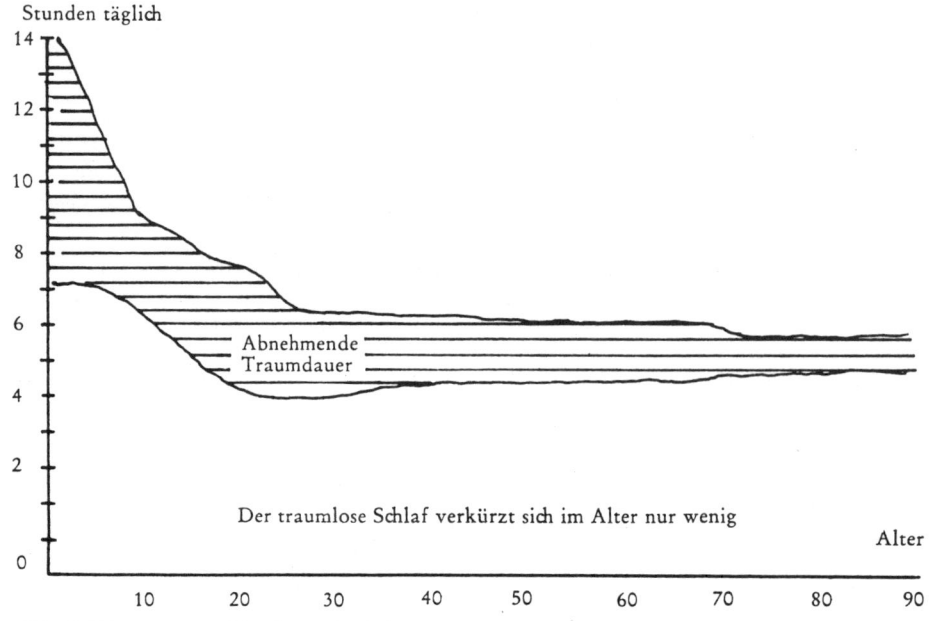

Stunden täglich

Abnehmende Traumdauer

Der traumlose Schlaf verkürzt sich im Alter nur wenig

Alter

Abb. 6. Diagramm – Abnehmende Schlafdauer mit zunehmendem Alter – nach Grond 1983, S. 142

Was als Schlafstörung erscheint, kann auch die Folge erzwungener Ruhigstellung sein: In vielen Pflegeheimen endet die Spätschicht der Mitarbeiter bereits um 19 oder 20 Uhr, während die Frühschicht um 6 oder 7 Uhr die Arbeit aufnimmt. Wer zum Zubettgehen auf deren Hilfe angewiesen ist, verbringt zwangsweise 10 bis 12 Stunden im Bett. Daß eine solche Schlafdauer nur künstlich mit Schlafmitteln herbeigeführt werden kann, liegt auf der Hand!

Ebenso ist kaum zu erwarten, daß der tagsüber unausgelastete Mensch nachts einen erholsamen Schlaf hat. Die sinnvolle Gestaltung des Tagesablaufs ist mitentscheidend für den Schlaf in der Nacht.

Auch wenn der alte Mensch sich auf seine individuell benötigte Schlafdauer richtig einstellt, können vielfältige Ursachen zu Schlafstörungen führen.

Körperliche Ursachen für Schlafstörungen können sein: Luftnot, Schmerzen, Schwitzen etc.

Psychische Ursachen für Schlafstörungen können sein: Ärger, Angst etc.

Der Schlaf hat vielfältige seelische Bedeutungen:
- Vor dem Einschlafen werden die kindlichen Elemente unseres Seelenlebens wieder wach – das Bedürfnis nach Schutz und Geborgenheit ist besonders stark,
- in unseren Träumen sind Ängste und Wünsche so intensiv vertreten wie kaum im wachen Erleben,
- Schlaf und Tod werden nicht nur von Kindern gleichgesetzt, auch beim Erwachsenen kann die Angst vor der Nacht die Angst vor dem Tod zum Ausdruck bringen („vielleicht wache ich morgen nicht mehr auf…"),
- depressive Menschen leiden verstärkt unter Schlafstörungen. Dies geht so weit, daß es bei ihnen zum frühmorgendlichen Erwachen mit „Morgentief" und besonders starker Selbsttötungsgefahr kommen kann.

126

Die häufigste Reaktion auf Schlafstörungen dürfte die Einnahme von Schlafmitteln sein. Es kann an dieser Stelle nicht auf die pharmakologischen Merkmale einzelner Wirkstoffe eingegangen werden. Generell besteht die Gefahr, daß die Traumphasen des natürlichen Schlafs unterdrückt werden (bei Durchschlafmitteln) – der Traum ist aber ein notwendiger Bestandteil unserer seelischen Erholung. Überdies besteht die Gefahr der körperlichen Abhängigkeit (je nach verwendetem Präparat) sowie der seelischen Abhängigkeit. (Achtung: Auch plötzlicher Schlafmittelentzug führt zu Schlafstörungen!)

Tatsächlich gibt es zahlreiche Alternativen zur Einnahme von Schlafmitteln. Der pflegerischen Phantasie sind beim Einsatz bewährter Hausmittel kaum Grenzen gesetzt: Kräutertee, warme Milch, Wärmflasche usw. (Überlegen Sie, welche Mittel Ihnen einfallen!)

Es kommt nicht unbedingt auf die körperliche Wirkweise der verwendeten Mittel an. Auch Tropfen oder Tabletten ohne jeglichen Wirkstoff (Placebos) führen oft dazu, daß der Patient am nächsten Tag berichtet, gut geschlafen zu haben.

Entscheidend ist die Aufmerksamkeit und Zuwendung zum Patienten vor der Einschlafzeit.

Übung zur Gesprächsführung

In Ihrer Lerngruppe, Ihrem Kurs oder unter Kollegen können Sie folgendes Rollenspiel durchführen:

Rollen:

    Ein Patient bzw. eine Patientin

    Ein Pfleger bzw. eine Pflegerin

    Die Situation:

Sie sind auf einer Ihnen noch unbekannten Station eines Pflegeheims eingesetzt und ein Bewohner (eine Bewohnerin) sagt zu Ihnen: „Ach, ich kann heute Nacht bestimmt wieder nicht schlafen."

Der Pfleger (die Pflegerin) antwortet hierauf – es entsteht ein kurzes Gespräch.

Auswertung:

Der „Bewohner" sagt zunächst, wie es ihm bei dem Gespräch ging und überlegt vor allem, inwieweit er sich von dem „Pfleger" akzeptiert und verstanden fühlte.

Dann berichtet der „Pfleger" von seinen Empfindungen während des Gesprächs – was machte ihn hilflos, an welcher Stelle wußte er nicht mehr weiter, gab es Punkte, die er zu übergehen versuchte?

Anschließend können die Zuschauer ihre Beobachtungen beisteuern (Achtung: Es geht um Beobachtungen – bitte keine Bewertungen!). Überlegen Sie gemeinsam, wie Sie in Ihrer pflegerischen Praxis auf solche und ähnliche Bemerkungen von Patienten eingehen bzw. was Sie daran hindert (wobei dies mit Sicherheit nicht nur ein Zeitproblem ist!).

Frühe Last – späte Folgen

Zahlreiche Untersuchungen beschäftigen sich mit den gesundheitlichen Folgen von Nacht- und Schichtarbeit – ein Dauerthema gerade in Pflegeberufen!

Das Erstaunliche ist, daß bei Schichtarbeitern häufig kein Unterschied im gesundheitlichen Zustand im Vergleich mit regelmäßigen Tagarbeitern gefunden wird. Die meisten Effekte der Schichtarbeit machen sich erst mit Verzögerung bemerkbar. Schichtarbeiter leiden besonders häufig unter Schlafstörungen, Unausgeschlafenheit, Müdigkeit, Zerschlagenheit – diese Symptome treten zum Teil schon in den ersten Monaten der Nachtarbeit auf, oft aber erst nach 10 bis 20 Jahren.

Ehemalige Schichtarbeiter sind am Ende ihres Berufslebens besonders häufig auf „Schonarbeitsplätzen" zu finden, wenn sie nicht Frührentner geworden sind. Die häufigsten Gesundheitsbeschwerden sind bei ihnen Magen-Darm-Beschwerden, Verdauungsstörungen, nervöse Störungen. Diese sind besonders häufig, wenn Nachtarbeit geleistet wurde und wenn diese Arbeit besonders belastend war. Gerade die Beanspruchung in der Nachtwache muß als besonders hohe Belastung angesehen werden, da hier oft allein und mit hoher Verantwortung für zahlreiche Patienten gearbeitet wird. Starke seelische Belastungen entstehen vor allem bei der Pflege von Schwerstkranken und Sterbenden.

8.3 Störungen im Magen-Darm-Bereich

Zu den alltäglichen Beschwerden zahlreicher alter Menschen gehören Störungen im Magen-Darm-Bereich. Magenschmerzen und Völlegefühl im Magen, Sodbrennen, Aufstoßen, Übelkeit und Erbrechen werden als „Funktionelle Oberbauchbeschwerden (FOB)" bezeichnet; Durchfall, Verstopfung, Blähungen, Unterleibsschmerzen als „Funktionelle Unterbauchbeschwerden (FUB)". Die Gesamtheit dieser Störungen bezeichnet man auch als „Funktionelle Abdominalbeschwerden (FAB)". Diese Störungen stehen häufig im Mittelpunkt der Aufmerksamkeit des betroffenen Alterspatienten und spielen daher auch eine zentrale Rolle in zahlreichen pflegerischen Bemühungen. Ziel dieses Kapitels ist es, die Aufmerksamkeit auf die psychosomatischen Aspekte dieser Störungen zu lenken und auf die hohe symbolische Bedeutung der entsprechenden Pflege hinzuweisen.

Selbstverständlich können Magen-Darm-Beschwerden auch vielfältige organische Ursachen haben. Diese Frage muß ärztlicherseits stets gründlich untersucht werden – es ist hier nicht der Ort, die einschlägigen Möglichkeiten darzustellen. Entscheidend ist vielmehr, daß ein umfassendes Verständnis von Patienten mit Magen-Darm-Beschwerden nur unter Einbeziehung der psychosomatischen Aspekte gelingt. Hier wie allgemein in der Psychosomatik gilt: Auch bei einem positiven organischen Befund ist die Ausprägung von Störungen stets durch die psychische Situation des Patienten beeinflußt, während auch die eindeutige psychische Auslösung von Beschwerden zwangsläufig von entsprechenden körperlichen Prozessen begleitet ist und vielfach an besondere organische Empfindlichkeiten anknüpft.

Anhand eigener Erfahrungen kann manch einer feststellen: Angst, Aufregung, Ärger können zu Magenschmerzen oder Übelkeit führen, zu verstärktem Harndrang, Durchfall oder Verstopfung. Oft werden diese Leiden chronisch – etwa 10–15 % der „gesunden" Bevölkerung leiden an Magen-Darm-Beschwerden. Die Häufigkeit solcher Beschwerden scheint sich im Alter eher noch zu verstärken (Schüffel/Uexküll 1986).

Eine verstärkte Aufmerksamkeit für die eigenen Verdauungs- und Ausscheidungsvorgänge ist bei vielen alten Menschen anzutreffen. Ihre psychische Bedeutung läßt sich als Reaktion auf die gehäufte Erfahrung von Verlusten und Einschränkungen verstehen: Im Sinne einer Regression findet eine Abwendung von als bedrohlich erlebten äußeren Konflikten statt und eine Hinwendung zur Beschäftigung mit den eigenen Körpervorgängen. Vermutlich führt bereits die Verstärkung der Aufmerksamkeit für die eigenen Verdauungsvorgänge dazu, daß die entsprechenden Störungen deutlicher bemerkt bzw. als bedeutsamer eingeschätzt werden.

Der seelisch-körperliche Zusammenhang in der Entstehung der Magen-Darm-Beschwerden ist schon länger bekannt. Die ersten systematischen Untersuchungen wurden an Patienten mit Magenfisteln durchgeführt. Die Fisteln ermöglichten eine direkte Beobachtung der Vorgänge im Mageninnern. Die einschlägigen Befunde sind seither mehrfach – auch unter Anwendung anderer Untersuchungsmethoden – bestätigt worden.

Patienten mit Magenbeschwerden reagieren im Ärger mit einer erhöhten Produktion von Magensäure und verstärkten Magenbewegungen. Die Organe funktionieren so, als ob sie verdauen müßten, auch wenn keine Nahrung vorhanden ist. Hierdurch werden die Magenschleimhäute angegriffen, es kommt zu Magenschmerzen. Bei Gefühlen der Hoffnungslosigkeit und Hilflosigkeit, beim Gefühl des Ungenügens und bei Selbstvorwürfen kommen die Verdauungsvorgänge von Patienten mit Magenbeschwerden zum Erliegen – Säureproduktion und Magenbewegungen werden eingestellt. Die Folgen sind Übelkeit und Erbrechen.

Ähnlich bei Patienten mit Darmbeschwerden: Bei Ärger finden im Darm schmerzhafte Kontraktionen statt (d.h., der Darm zieht sich zusammen). Diese heftigen Darmbewegungen führen zu Durchfall. Gefühle von Hoffnungslosigkeit, Hilflosigkeit, Gefühle des Ungenügens sowie Schuldgefühle führen zum Aussetzen der Darmaktivität und damit zur Verstopfung.

Gerade im Hinblick auf die Lage beim älteren Menschen ist die Frage nach dem Übergang funktioneller Abdominalbeschwerden zu Magengeschwüren (Ulcus ventriculi) und Zwölffingerdarmgeschwüren (Ulcus duodeni) bisher noch nicht ausreichend geklärt. Unbestritten ist aber, daß zumindest bei einem Teil der Ulcus-Kranken ein erhöhter Magensäurespiegel eine wesentliche Rolle in der Krankheitsentwicklung spielt. Speziell bei Oberbauchbeschwerden sind Übergänge zur Ausbildung von Magengeschwüren bekannt. Insofern unterscheiden sich zumindest für diese Patientengruppe die physiologischen und die psychosomatischen Zusammenhänge der Geschwürsentwicklung nicht grundsätzlich von den hier beschriebenen Zusammenhängen bei funktionellen Abdominalbeschwerden.

Charakteristischerweise bilden sich Magengeschwüre bei älteren Menschen eher kurzfristig aus. Häufig besteht nur eine kurze Vorgeschichte unspezifischer

Beschwerden. Diese schnelle Entwicklung entspricht einem „Streß-Ulkus" und stellt bei Älteren häufiger als bei Jüngeren eine Reaktion auf vergleichsweise geringfügig erscheinende Anlässe dar (vgl. Radebold 1986).

Die psychische Bedeutung von Magenschmerzen, Durchfall, Verstopfung usw. läßt sich am besten verstehen, wenn man sich die psychische Bedeutung von Essen, Trinken und Ausscheiden vergegenwärtigt. Es handelt sich um unsere elementaren Lebensvollzüge, die mit emotionalen und verhaltensmäßigen Grundmustern von frühester Kindheit an verknüpft sind. Unter Rückgriff auf die psychoanalytische Entwicklungspsychologie sei hier nur kurz angedeutet: Für den Säugling spielt die Art und Weise, in der er ernährt wird, eine zentrale Rolle im Kontakt zur Mutter. Grundlegendes Vertrauen und die Möglichkeiten, zu „nehmen" und sich versorgen zu lassen werden hier gelernt. Das etwas ältere Kind erprobt mit der Beherrschung der Ausscheidungsvorgänge zugleich seine Selbständigkeit, die Durchsetzung des eigenen Willens sowie seine Fähigkeiten, zu „geben".

Die psychische Bedeutung von Nahrungsaufnahme und Ausscheidungsvorgängen kann daher u. a. als Fähigkeit zu „nehmen" und zu „geben" beschrieben werden. Dementsprechend können Störungen der Magen-Darm-Funktionen auch als symbolischer Ausdruck für Störungen im „nehmen" und „geben" verstanden werden.

Diese grundlegenden Zusammenhänge wurden bereits vor über 50 Jahren von F. Alexander, einem Pionier der psychosomatischen Medizin, formuliert. Seine Befunde sind im Prinzip weiterhin gültig: „Relativ oberflächlich liegt beim FOB-Patienten der Wunsch nach Nehmen und Empfangen vor. Er beansprucht Versorgung. Beim FUB-Patienten wird dieser Wunsch stärker abgewehrt und statt dessen tritt die Abwehr in Form des Gebens in den Vordergrund: Dieser Patient ist der Meinung, ausreichend zu geben. Der obstipierte Patient kann praktisch nichts mehr geben. Die durchgehende Problematik einer oralen Nicht-Befriedigung führt zu drei Formen des Versuches einer Konfliktlösung, die folgendermaßen bezeichnet wurden:

1. Gastrischer oder FOB-Typus: Es besteht der Wunsch, zu erhalten oder zu nehmen. Der Konfliktfall ist dann gegeben, wenn der Wunsch zu empfangen beziehungsweise zu nehmen behindert wird.
2. Der Kolon- oder FUB-Typ: Es besteht der Wunsch zu geben oder auszuscheiden. Der Konfliktfall liegt dann vor, wenn das Geben behindert wird und die Elimination zu einem aggressiven Akt werden muß.
3. Der Obstipationstyp: Er kann nicht mehr geben, das heißt eine Abwehr der FUB-Patienten. Der Konfliktfall ist dann gegeben, wenn das Zurückhalten als schuldhaft erlebt wird" (Schüffel/Uexküll 1986, S. 527).

Selbstverständlich sind diese Aussagen nicht ohne weiteres für jeden einzelnen Patienten gültig. Eher geben sie eine Richtung an, in der ein individuelles Verständnis des jeweils betroffenen Patienten gesucht werden kann. Gerade im Bereich der Altenpflege gibt es eine hohe Anzahl von inkontinenten Patienten, deren psychische Situation sich noch wesentlich komplizierter darstellt.

Zahlreiche organische Ursachen tragen zur Inkontinenz-Entwicklung im Alter bei. Gleichzeitig ist es für Pfleger eine wohlbekannte Erscheinung, daß Inkontinenz nicht in allen Situationen gleichmäßig auftritt, sondern zeitweise verstärkt oder vermindert sein kann. Das Bemühen, Harn und Stuhl möglichst zu halten, kann für ein Bemühen um den Erhalt größtmöglicher Eigenständigkeit und den Einsatz aller vorhandenen Fähigkeiten stehen. Gesteigerte Inkontinenz kann dagegen Ausdruck von Resignation sein. Der aggressive Umgang mit den eigenen Ausscheidungen (z. B. Schmieren mit Kot) ist zumeist Ausdruck eines hilflosen Protestes gegen innere und äußere Einschränkungen und hochgradige Abhängigkeit.

Die Interaktion von Pflegern und Patienten ist in der Altenpflege oft in einem hohen Maß vom Umgang mit den Ausscheidungsvorgängen bestimmt. Dies ergibt sich nicht nur daraus, daß die Versorgung Inkontinenter sehr zeitaufwendig ist, sondern auch daraus, daß dieses Thema für Pfleger wie Gepflegte emotional stark beladen ist.

Der Umgang mit den Ausscheidungsvorgängen ist stets emotional brisant, ohne daß dies aber immer bewußt wäre. Überlegen Sie, welche psychische Bedeutung verschiedene der üblichen pflegerischen Vorgehensweisen haben können:
- der „Stuhlgangtag", an dem alle Bewohner einer Pflegestation mit Hilfe von Laxantien abführen
- das „Durchwindeln", bei dem alle Bewohner einer Pflegestation zum selben Zeitpunkt nacheinander frische Inkontinenzeinlagen erhalten
- Pflegebedürftige werden auf die Toilette bzw. den Nachtstuhl gesetzt; die Tür bleibt offen
- das Ausräumen des Darms, bei dem der Pfleger die Darmentleerung manuell durchführt
- das „Toilettentraining", bei dem Pflegebedürftige in regelmäßigen Abständen von etwa zwei Stunden zur Toilette geführt werden
- die Verweigerung des Toilettengangs mit dem Hinweis auf die angelegte Inkontinenzeinlage

---

Für Pflegebedürftige ist die Beherrschung der eigenen Ausscheidungen ein wesentliches Element ihrer Selbständigkeit und Inkontinenz daher eine erhebliche Bedrohung. Das Bewußtsein, eingenäßt oder eingekotet zu haben, ist für die meisten Menschen mit starker Scham verknüpft. Es ruft darüber hinaus häufig Schuldgefühle wach, in denen frühe Kindheitserfahrungen aus der Zeit der Sauberkeitserziehung neu belebt werden. Umgekehrt werden auch bei Pflegern häufig die eigenen Konflikte aus der Sauberkeitserziehung reaktiviert. So entstehen beispielsweise Situationen, in denen alte Menschen sich wegen ihrer Inkontinenz verzweifelt entschuldigen oder diese zu verstecken suchen, während es durchaus Pflegekräfte gibt, die Inkontinente regelrecht beschimpfen oder maßregeln: Unwürdige Neuauflagen von Szenen aus der Kinderzeit der Pfleger wie der Gepflegten.

8.4 Herz-Kreislauf-Störungen

Bei Herz-Kreislauf-Störungen finden sich ähnlich wie bei den Magenbeschwerden/Magengeschwüren Übergänge von leichten Krankheitssymptomen zu schwerwiegenden organischen Schädigungen. Zahlreiche Patienten im Erwachsenenalter bis etwa 40 Jahren klagen in Zusammenhang mit Herzbeschwerden über vielfältige Symptome: Herzrasen, innere Unruhe, niedergedrückte Stimmung, Schmerzen in der Herzgegend, ... Derartige Symptome werden vom Arzt in der

Regel als „funktionelle Störung" bzw. genauer als „funktionelles kardiovaskuläres Syndrom" bezeichnet. Körperliche Funktionen sind gestört, ohne daß eine organische Ursache hierfür erkennbar wäre. Psychische Ursachen werden angenommen und häufig mit Psychopharmaka behandelt.

Bei älteren Patienten findet sich die Diagnose „funktionelles kardiovaskuläres Syndrom" wesentlich seltener, obwohl ähnliche Beschwerden auch bei ihnen weit verbreitet sind. Tatsächlich werden diese Beschwerden bei Alterspatienten meist in Verbindung gebracht mit organischen Befunden. Üblicherweise wird kaum untersucht und ist auch im Einzelfall schwer festzustellen, inwieweit psychische Faktoren am Zustandekommen eines solchen körperlichen Befundes im Alter beteiligt sind.

Herz-Kreislauf-Erkrankungen sind die häufigsten Erkrankungen des Alters. Organisch gesehen führt die Verengung von Arterien zu Erkrankungen des Herzens oder des Gehirns oder zu anderen Durchblutungsstörungen, etwa der Beine.

Zu den Herz-Kreislauf-Erkrankungen zählen die Erkrankungen der Herzkranzgefäße, die sich als Angina pectoris, Herzinfarkt, Herzschwäche oder Herzrhythmusstörungen zeigen (bei Angina pectoris sind die Herzkranzgefäße verengt und ein vorübergehender Sauerstoffmangel löst Herzschmerzen aus). Ist das Gehirn betroffen, kommt es zum Schlaganfall (Apoplex, Hirninfarkt) oder – als Vorstufe – zu vorübergehenden Hirndurchblutungsstörungen. Viele kleine Hirninfarkte oder wiederholte Hirndurchblutungsstörungen können zur Demenz führen (vaskuläre Demenz, s. Kap. 3).

Unter den Risikofaktoren für Herz-Kreislauf-Erkrankungen spielt das Alter eine wesentliche Rolle: Je älter der Mensch, desto größer das Risiko, an einer Herz-Kreislauf-Störung zu erkranken. Weitere wichtige Risikofaktoren sind hoher Cholesterinspiegel, das Zigarettenrauchen sowie hoher Blutdruck. Als eigenständiger Risikofaktor hat sich auch ein Verhaltens- und Lebensstil erwiesen, der durch starke Rivalität und Aggressivität gekennzeichnet ist – das sogenannte „Typ A"-Verhalten (s. Kasten).

Das „Typ-A"-Verhaltensmuster
Zu den bekanntesten, schon „klassischen" Befunden psychosomatischer Forschung zählen die Ergebnisse von Untersuchungen zum sogenannten „Typ-A"-Verhalten. In zahlreichen Studien wurde festgestellt, daß bestimmte Verhaltensmuster das Risiko einer koronaren Herzerkrankung (KHK) erhöhen. Demnach treten Herzinfarkt, Angina pectoris und Linksherzinsuffizienz vermehrt infolge eines Lebensstils auf, der zumindest durch einige der folgenden Merkmale gekennzeichnet ist:
„Ungeduld, das Gefühl von ständigem Zeitdruck, Konkurrenz- und Wettbewerbsverhalten, ehrgeiziges Leistungsstreben, aggressive und auch feindselige Tendenzen" (Buchheim 1983, S. 31). Für Menschen mit „Typ-A-Verhalten" steht der berufliche Erfolg ganz im Mittelpunkt ihrer Interessen; sie zeichnen sich durch Ruhelosigkeit, angespannte Gesichtszüge und eine explosible Sprechweise aus.
Das hier beschriebene Verhaltensmuster entspricht dem Klischee vom Managertypus. Einschränkend ist allerdings zu sagen, daß insbesondere der Herzinfarkt schon längst nicht mehr die typische „Manager-Erkrankung" ist, sondern mittlerweile überwiegend in den unteren sozialen Schichten auftritt. Gleichzeitig ist durch neuere Forschungen deutlich geworden, daß auch Spannungen in den familiären Beziehungen eine wesentliche Rolle für eine Erhöhung des KHK-Risikos spielen – insbesondere wenn diese Spannungen eher übergangen und nicht ausgetragen werden. Verhaltensmuster vom „Typ-A" sind vermutlich auch bedeutsam in der Entstehung von Apoplexie (Schmidt u. a. 1986).

Die Befunde zum „Typ-A"-Verhalten sind ganz überwiegend an Personen des fortgeschrittenen Erwachsenenalters überprüft worden; selten wurden Altersgruppen jenseits von 65 Jahren einbezogen. Es ist daher durchaus zweifelhaft, inwieweit diese Befunde auf Alterspatienten übertragen werden können. Manches deutet darauf hin, daß unter den psychosozialen Faktoren im Alter die Probleme der Anpassung an neue Lebenssituationen und der Bewältigung von Verlusten entscheidender sind für die Ausbildung von Herz-Kreislauf-Erkrankungen.

Die Risikofaktoren „Alter", „Cholesterinspiegel", „Zigarettenrauchen" und „Bluthochdruck" scheinen bei oberflächlicher Betrachtung zunächst rein organischer Art zu sein. Beim zweiten Blick erweist sich, daß sie eng mit der Lebensweise und insofern auch mit Verhalten und Persönlichkeit der betroffenen Personen zusammenhängen: Der Cholesterinspiegel hängt weitestgehend von der Art der Ernährung ab und ist damit ebenso gut oder schlecht beeinflußbar wie die Entscheidung über „Rauchen oder Nichtrauchen".

Wie alt ein Mensch ist, bestimmt sich nicht nur nach dem Datum auf der Geburtsurkunde, sondern – in körperlicher Hinsicht – nach dem Allgemeinzustand oder – salopp gesagt – nach der „Fitness". Diese wiederum hängt ab vom Ausmaß körperlicher Betätigung, von der Ernährungsweise, der allgemeinen Lebensführung.

Ähnliches gilt für den hohen Blutdruck. Eine Erhöhung des Blutdrucks im Alter wird weithin als normal angesehen. Tatsächlich ist dies aber keineswegs in allen Kulturen der Fall. Dagegen gibt es aber deutliche Hinweise, daß in Bevölkerungsgruppen mit häufigem Bluthochdruck im Alter mehr soziale Spannungen als in vergleichbaren anderen Gruppen auftreten. „Dabei scheint ausschlaggebend zu sein, ob Bevölkerungsgruppen eine feste Tradition haben, die während einer Generation stabil bleibt, oder ob die sozialen Strukturen sich wandeln" (Herrmann u. a. 1986, S. 720 f.).

Man kann dies so auffassen, daß der Altersanstieg des Blutdrucks mit den Schwierigkeiten älterer Menschen zusammenhängt, sich entscheidenden Änderungen der Lebensweise anzupassen. So können „... ungünstige Umweltbedingungen Anpassungsleistungen verlangen, die bei Überforderung Streßreaktionen hervorrufen und wahrscheinlich eine Krankheitsentwicklung einleiten können" (Herrmann u. a. 1986, S. 720 f.). Die Entwicklung von Bluthochdruck läßt sich daher auch als Folge von Anpassungsschwierigkeiten verstehen.

Besondere Anpassungsprobleme treten auf, wenn außergewöhnliche Ereignisse das Leben wesentlich verändern: Die Pensionierung, der Tod des Ehepartners, der Umzug in eine neue Umgebung, die Aufnahme im Krankenhaus oder Heim usw. Ist der Betroffene nicht mehr in der Lage, auf diese Ereignisse angemessen zu reagieren, bilden sich als Antwort auf die Streßsituation leicht körperliche Fehlreaktionen aus. Bei Patienten mit Herz-Kreislauf-Erkrankungen finden sich in der Vorgeschichte nicht unbedingt mehr belastende Ereignisse als bei Vergleichsgruppen. Diese Patienten erlebten aber die Lebensereignisse, mit denen sie konfrontiert waren, als besonders belastend (Schmidt u. a. 1986).

Ebenso wie in der Entstehung von Herz-Kreislauf-Störungen spielen auch für den Krankheitsverlauf und die Heilungschancen psychosoziale Faktoren eine wesentliche Rolle. Ihre Kenntnis ist ganz wesentlich für die Planung von Pflege und Therapie.

8.5 Krankheitsbewältigung

Wie gehen kranke Menschen mit ihrer eigenen Erkrankung um? Welche Haltungen sind hilfreich für die Bewältigung von Krankheiten und ihrer Folgen? Welche Rolle spielt die soziale Unterstützung für den Kranken? Welche Umgebungsfaktoren fördern oder behindern den Umgang mit der Krankheit?

Diese Fragestellungen sind auch Gegenstand der Psychosomatik im weiteren Sinn. Bereits das zu Anfang dieses Kapitels erwähnte Beispiel der Studie an Unfallpatienten gibt einen Hinweis darauf, daß psychische Prozesse für den Verlauf und die Prognose einer Erkrankung wesentlich mitbestimmend sind (vgl. 8.1).

In der psychologischen Forschung haben diese Fragestellungen unter dem Stichwort „Coping-Prozesse" in den letzten Jahren eine wachsende Beachtung gefunden (der Begriff „Coping" entstammt dem englischen „to cope with": „bewältigen", „fertig werden mit"). Dabei spielt nicht nur die Fähigkeit, mit *Krankheiten* „fertig zu werden" eine Rolle, sondern die grundsätzlichen Fähigkeiten eines Menschen, Belastungen und Krisen in seinem Leben zu meistern. Es hat sich herausgestellt, daß die meisten Menschen im Laufe ihres Lebens individuelle „Coping-Stile" entwickeln; also eine bestimmte Art und Weise, auftretenden Schwierigkeiten zu begegnen. Bei manchen führt die Konfrontation mit schwierigen Problemen zu einer vermehrten Anstrengung und dem Versuch, die Situation aktiv zu meistern (sogenannte „active copers"). Andere wiederum reagieren bei Schwierigkeiten eher mit Rückzug und Passivität (sogenannte „passive copers"). Viele weitere Varianten sind möglich.

Die Art und Weise, in der die Menschen reagieren, ist natürlich zum einen von der Art des Problems abhängig. Ob ein Problem aber als veränderbar gesehen wird oder nicht, ist weitgehend eine Frage der individuellen Einschätzung. Psychologisch bedeutsam ist, daß es individuell typische und relativ beständige Bewältigungsstile zu geben scheint, die in der Lebensgeschichte des einzelnen verankert sind.

Offensichtlich hängt es nicht vom Alter eines Menschen ab, welche Art von „Coping-Verhalten" er an den Tag legt (Saup 1987). Unterschiedliche Varianten von aktivem oder passivem Bewältigungsverhalten finden sich bei Älteren ebenso wie bei Jüngeren. Allerdings gibt es typische Problemlagen, die bei älteren Menschen häufiger auftreten als bei jüngeren: Beispielsweise die Situation der Berentung; die gleichzeitige Konfrontation mit mehreren Erkrankungen (Multimorbidität); der Tod des Partners bzw. der Partnerin.

Inwieweit eine positive Anpassung an Probleme gelingt, die im Laufe des Alterungsprozesses gehäuft auftreten, ist stark von den Erwartungen und Bewertungen des einzelnen abhängig. Entscheidend für die Lebenszufriedenheit im Alter ist die Frage, inwieweit die wichtigsten Bedürfnisse, Erwartungen und Einstellungen mit der aktuellen Einschätzung der eigenen Lebenssituation übereinstimmen.

Ältere Menschen scheinen dazu zu neigen, Belastungen im Lichte zeitgeschichtlicher Erfahrungen zu relativieren. Etwa nach dem Motto „im Krieg ging es uns noch viel schlechter" sind anscheinend zahlreiche aktuelle Belastungen leichter erträglich (Kruse 1987a).

Coping-Prozesse spielen in der Reaktion auf Erkrankungen aller Art eine Rolle. Insbesondere bei psychischen Erkrankungen ist allerdings nicht immer leicht zu unterscheiden, welche Verhaltensweisen des Betroffenen Teil des Krankheitsbildes selbst sind, bzw. welche eine Reaktion auf die Erkrankung darstellen.

Im Kapitel über dementielle Erkrankungen wurde bereits darauf hingewiesen, daß auch hier die Art und Weise des Umgangs des Kranken mit seiner Erkrankung wesentliche Auswirkungen auf die Ausprägung der Symptomatik hat. So ist es ein erheblicher Unterschied, ob der dementiell Erkrankte auf die Verminderung seiner geistigen Fähigkeiten mit Rückzug und Depression reagiert, oder ob er durch vermehrte Anstrengungen oder auch Aggressivität die bestehenden Ausfälle zu kompensieren sucht. Ein besseres Verständnis dieser psychischen Anpassungsprozesse an die Erkrankung könnte auch zu einem besseren Verständnis des dementiell Erkrankten führen.

Insbesondere die reaktive Depression kann auch als eine besondere Art des Coping-Verhaltens aufgefaßt werden. Als Reaktion auf eine schwierige Lebenssituation kann depressives Verhalten auftreten. So kann beispielsweise die krankheitsbedingte Einschränkung der körperlichen Beweglichkeit zu anhaltender Niedergeschlagenheit, zu Rückzug und Passivität führen. Das Problem bleibt unbewältigt, die Reaktion besteht eher in einer „Anpassung nach innen", in einer zunehmenden Beschäftigung mit sich selbst, evtl. in Verbitterung und Hadern mit dem eigenen Schicksal. Resignative und depressive Coping-Stile kommen naheliegenderweise vor allem dann vor, wenn eine Lebenssituation als nicht-kontrollierbar und unveränderbar eingeschätzt wird. Depressive Verhaltensmuster sind oft mit Wunschdenken verknüpft; in vielen Fällen wird auch die emotionale Unterstützung anderer gesucht. Sie gehen einher mit einer Zunahme psychosomatischer Beschwerden (Saup 1987, Kruse 1987a).

Der Bewältigungsprozeß bei Schlaganfallspatienten

Nur relativ wenige Untersuchungen haben sich bisher ausdrücklich mit dem Bewältigungsverhalten älterer Menschen auseinandergesetzt. Beispielhaft seien hier die Untersuchungen von Kruse angeführt, die sich mit der Problematik des Schlaganfalls und der Schlaganfallsrehabilitation befassen (z.B. 1987a, 1987b).

Kruse beschreibt den Prozeß der Auseinandersetzung und Krankheitsbewältigung bei 54 Schlaganfallspatienten. Die Untersuchung richtet die Aufmerksamkeit nicht nur auf langfristige psychologische Anpassungsprozesse, sondern bezieht auch die soziale Unterstützung durch das familiäre Umfeld ein. Sie liefert damit wesentliche Hinweise, wie auch bei chronischer Erkrankung eine positive Anpassung an die eigene Lebenssituation gefördert werden kann.

Der Eintritt eines Schlaganfalls verändert im wahrsten Sinne des Wortes „schlagartig" alle Empfindungen und Wahrnehmungen des Betroffenen. Viele empfinden akut die tödliche Bedrohung, spüren die Angst.

Der österreichische Sozialberater und Publizist W. Fritschi hat beschrieben, wie er selbst seinen eigenen Hirninfarkt erlebte. Er befand sich an diesem Tag gerade als Dozent in einem Seminar, hatte im Laufe des Tages schon einige Male außergewöhnliche Müdigkeit, einen merkwürdigen kurzen Ausfall der Sprache und ungewöhnliche Angst empfunden. Im Seminar konnte er nur noch mit Mühe sprechen. „... ich hab' gedacht: Was soll ich nur machen? Dann hab' ich gespürt, daß ich das S, das B und das R nicht mehr schreiben kann, daß meine Schrift immer kleiner wird, daß die Schrift schließlich zusammenfällt und ich nicht mehr schreiben kann – daß mir die rechte Hand nicht mehr gehorcht.

Dann habe ich gefühlt, daß mein rechtes Bein so stark eingeschlafen ist, daß ich es gar nicht mehr bewegen kann. Soll ich aufstehen, an die Wandtafel gehen und etwas schreiben? Nein, dann stürz' ich hier noch um, und dann gibt es einen Auflauf und ein Theater. Ich bleibe einfach ganz ruhig und still. Den Gruppen gab ich nur noch Zeichen mit der linken Hand. Als mir die Hand unter den Tisch fiel, habe ich gespürt, daß ich den rechten Arm nicht mehr bewegen kann. Einer Frau ist etwas aufgefallen, wie ich so vor den Leuten gesessen bin. Ihr kam – wie sie später erzählte – der Gedanke: In seinen Augen spiegelt sich Angst. Aber was hat er nur? Ich habe frech zurückgeschaut: Ist etwas nicht in Ordnung?

Mich hat nur ein Gedanke bewegt: Wie kann ich das managen, um über die Runde zu kommen? Ich wußte nicht mehr, was machen. Ich bin während dreiviertel Stunden so dagesessen, die Gruppen berichteten – ich immer in der Grauzone, den Kopf auf den Tisch zu legen, vor Müdigkeit abzutauchen. Ich habe plötzlich gespürt, daß das ganz ernst ist, was hier passiert – draußen geht der Würgeengel vorbei. Da habe ich gedacht: Aber nicht jetzt schon! Ich will doch noch leben! Nein, ich will doch meine Frau, meine Kinder noch einmal sehen. Ich habe so dreiviertel Stunden mit dem Tod gerungen. In mir wuchs ein Trotz, ein innerer Lebenswille."

Die akute Krise wurde schließlich von den anderen Seminarteilnehmern erkannt, nach längerem Krankenhausaufenthalt konnte Fritschi sich wieder weitestgehend rehabilitieren (Fritschi 1989).

Der Schlaganfall ist ein Lebensereignis, das alle bisherigen Perspektiven und Wünsche in Frage stellt. Die emotionalen Reaktionen der Betroffenen sind dabei vielfältig bestimmt: Beim Schlaganfall kommt es bei etwa 20–30 % der Patienten zu Depressionen, die offensichtlich organische Depressionen sind. Besonders gehäuft tritt dies bei Patienten mit einer linkshirnigen Schädigung auf (Beck 1986, zum Konzept der organischen Depression vgl. Kap. 5.3).

Bei den von Kruse (1987a, b) untersuchten Schlaganfallspatienten kam es im Zeitraum kurz nach dem Schlaganfall zu unterschiedlichen und stark wechselnden Reaktionsweisen. Unterscheidbar waren:

„– Niedergeschlagenheit
 – Aktive Bewältigung der Situation
 – Appell an die Hilfe anderer
 – Akzeptieren der Situation
 – Stiftung und Pflege sozialer Kontakte"
(Kruse 1987a, S. 97).

Viele dieser Reaktionsweisen wechseln einander ab und auch die Stimmungslage der Betroffenen ist ungewöhnlich labil.

Einer der von Kruse (1987b, S. 170) interviewten Patienten beschreibt seine Stimmungslage so:

„Morgens, nun, da stehe ich auf, ganz voll von Tatendrang, heute muß es eben etwas werden, nicht aufgeben. Ich versuche, aus dem Bett rauszukommen, ohne Hilfe soll es gehen, aber das geht ja dann doch nicht. Ich merke gerade in diesen Augenblicken, ich bin doch niedergedrückt, möchte dann alles hinschmeißen. Bei mir ist der Tag ein Auf und Ab. Ich gebe nicht auf, nein. Ich hoffe, daß es wieder wird. Aber dann will ich doch wieder aufgeben, hat doch keinen Zweck. Wenn ich sagen würde, mir geht es schlecht, dann würde ich lügen. Aber wenn ich sagen würde, mir geht es gut, dann würde ich auch lügen. Ich mach' halt das Beste daraus, versuch's zumindest immer wieder. Mal geht's, dann geht's wieder nicht. Das ist eben ein Hin und Her (Herr C., 70 Jahre alt, Schlaganfall vor einem halben Jahr aufgetreten)."

Die Art und Weise, in der ein Patient die Krankheit zu bewältigen sucht, ist in hohem Maß abhängig von seiner Einschätzung der eigenen Situation. Es kommt darauf an, wie der Patient seine eigene Lage in den folgenden Bereichen erlebt:

„– Grad der erlebten Veränderbarkeit der Situation
– Grad der erlebten ‚Kompetenz‘ in der Bewältigung der täglichen Lebensaufgaben
– Grad der erlebten ‚sozialen Integration‘
– Ausmaß des Gefühls, ‚gebraucht zu werden‘ und Aufgaben zu besitzen
– Ausmaß, in dem die Zukunft als ‚offen‘ erlebt wird und Aufforderungscharakter besitzt
– Ausmaß, in dem die Bemühungen um gesundheitlichen Fortschritt als ‚sinnvoll‘ erlebt werden" (Kruse 1987b, S. 358).

Dementsprechend sind die wichtigsten Belastungen im Erleben der Patienten:

„– Einbuße an – Verlust der Kompetenz
– Verlust einer Lebens- und Zukunftsperspektive
– Gefühl, den Angehörigen und Freunden zur Last zu fallen
– Gefühl der Isolation
– Gefühl der Unveränderbarkeit der Situation
– Körperliche Schmerzen und Mißempfindungen
– Angewiesensein auf Hilfe" (Kruse 1987b, S. 359).

Es handelt sich also um ein ganzes Bündel von Faktoren, die auf den Prozeß der Krankheitsbewältigung Einfluß nehmen. Von außen unterstützend wirken können dabei vor allem Versuche zur Stärkung der sozialen Integration.

Schlaganfallspatienten können aus unterschiedlichen Gründen in soziale Isolation geraten, die den weiteren Bewältigungsprozeß negativ beeinflußt. Ein Rückzug kann beispielsweise wegen starker Funktionseinbußen erfolgen – die Betroffenen schämen sich ihrer Defizite oder haben Angst vor Ablehnung. Ebenso reagieren Bekannte und Verwandte in vielen Fällen mit Rückzug von weiteren Kontakten, da sie die Konfrontation mit den Schwächen des Kranken als belastend empfinden. Diese Gefahr steigt bei zunehmender Krankheitsdauer. Vor allem, wenn die eigene Situation vom Kranken als unveränderbar erlebt wird, werden Kontaktangebote häufig zurückgewiesen (vgl. Kruse 1978b, S. 360).

Umgekehrt kann das soziale Umfeld des Patienten aber auch therapeutische Funktionen übernehmen:

„Der Appell an den Patienten, Funktionen zu trainieren und auszubauen, die Unterstützung bei der Wiedergewinnung von Unabhängigkeit, die Verstärkung von Verhalten, das diese Unabhängigkeit fördert, aber auch die vorsichtige Rückmeldung der Erfolge und Mißerfolge stellten dabei die bedeutsamsten Hilfeformen dar" (Kruse 1978b, S. 360).

Tabelle 4. Vier Formen chronifizierter Auseinandersetzung mit dem Schlaganfall aus: Altenpflege 3, 1988, S. 172.

① „Leistungsbezogene, auf Veränderung im Außen hinzielende Reaktionsform"	② „Akzeptierende, auf Veränderung im Innen hinzielende Reaktionsform"
Daseinstechniken ▶ Aktive Bewältigung der Situation ▶ Aufgreifen von Chancen ▶ Innere Distanzierung/Nicht-wahr-haben-Wollen ▶ Stiftung und Pflege sozialer Kontakte ▶ Durchprobieren von Möglichkeiten	*Daseinstechniken* ● Akzeptieren der Situation ● Identifikation mit den Zielen und Schicksalen anderer ● Nachdenken über sich selbst
Daseinsthemen ▶ Ringen um die eigene Existenz ▶ Erhalten der Interessen und des sozialen Kreises	*Daseinsthemen* ● Sich freuen können an den kleinen Dingen, die der Alltag bietet ● Besorgtsein um die Existenz anderer
Lageinterpretation ▶ Sich als „kompetent" erleben ▶ Die Situation als „veränderbar" erleben	*Lageinterpretation* ● Die Situation als „in geringem Maße veränderbar" erleben
Zukunftsperspektive ▶ Die Zukunft als „gestaltbar" erleben ▶ Zahlreiche Pläne, eher differenzierter Zukunftsbezug	*Zukunftsperspektive* ● Eher wenig Zukunftspläne ● Eine im mittleren Bereich liegende Tönung der Zukunft
③ „Resignative, geringes inneres Engagement zeigende Reaktionsform"	④ „Von Enttäuschungen und Verbitterung bestimmte Reaktionsform"
Daseinstechniken ○ Niedergeschlagenheit/Resignation ○ Korrektur der Erwartungen in Richtung auf Unveränderbarkeit	*Daseinstechniken* □ Hadern mit dem Schicksal □ Abwertung anderer □ Aktiver Widerstand □ Niedergeschlagenheit
Daseinsthemen ○ Bestimmtsein von körperlichen Problemen ○ Bestimmtsein von Einschränkungen	*Daseinsthemen* □ Bestimmtsein von Enttäuschungen □ Bestimmtsein von Einschränkungen □ Bestimmtsein von körperlichen Problemen
Lageinterpretation ○ Die Situation als „in geringem Maße veränderbar" erleben ○ Interpretation der Bemühung um ○ Verbesserung der Lage als „wenig lohnenswert"	*Lageinterpretation* □ Negatives Erleben der Situation □ Die Umwelt als „abgewandt" erleben □ Bewertung der Bemühungen um Verbesserung der Lage als wenig lohnenswert
Zukunftsperspektive ○ negativ getönt; gering gestaltbar	*Zukunftsperspektive* □ negativ getönt, kein Engagement

Bei Schlaganfallspatienten bilden sich im Laufe einiger Jahre immer eindeutigere Bewältigungsstile aus. In der Gruppe der mehr als 5 Jahre erkrankten Patienten fand Kruse (1978b) vier unterschiedliche Bewältigungsstile (vgl. Tab. 4):

- Einen leistungsbezogenen Bewältigungsstil, der auf eine Veränderung „im Außen" hinzielt. Neben dem Aufgreifen von Chancen und dem Durchprobieren von Möglichkeiten beinhaltet diese Reaktionsweise auch eine Tendenz zur Verleugnung, zum „Nicht-wahr-haben-Wollen" existierender Einbußen.
- Einen akzeptierenden Bewältigungsstil, der auf eine Veränderung „im Innen" zielt. Die Anpassung an die Erkrankung geht einher mit dem Nachdenken über sich selbst und einem „sich abfinden".
- Einen resignativen Bewältigungsstil, der durch geringes inneres Engagement und Niedergeschlagenheit gekennzeichnet ist.
- Einen Bewältigungsstil, der durch Verbitterung und Enttäuschung bestimmt ist und vom Hadern mit dem eigenen Schicksal.

Zusammenfassend läßt sich sagen, daß die Art und Weise, in der eine Erkrankung bewältigt wird, in der Lebensgeschichte des Betroffenen verankert ist. Sie ist zugleich abhängig vom Erleben der eigenen Kompetenz in der aktuellen Situation, der Einschätzung der eigenen Zukunftsperspektiven und dem Ausmaß der sozialen Integration. Die Schwere der Erkrankung spielt dagegen nur eine untergeordnete Rolle.

Entscheidend für die Begegnung mit dem Kranken ist, daß eine unterstützende und anteilnehmende Umwelt in der Lage ist, einen positiven Einfluß auf die Bewältigung der Erkrankung zu nehmen. Ohne daß die bestehenden Defizite verleugnet werden müssen, können die noch vorhandenen Fähigkeiten durch gezielte Hilfestellungen gefördert und aktiviert werden.

Literatur

Albrecht, J.: Benefits and risks of lithium prophylaxis in elderly patients. In Postma, J.U. (Hg.): Depression in old age/Depressive Erkrankungen im Alter. JANSSEN-Symposium Gerontopsychiatrie – 16. Symposium der Europäischen Arbeitsgemeinschaft für Gerontopsychiatrie, Neuss: Janssen 1989, S. 199–208.

Beck, R.: Schlaganfall und Depression im Alter. In Bergener, Klaus (Hg.): Depressionen im Alter, Darmstadt: Steinkopff 1986, S. 51–58.

Bekker, F.M.: Electroconvulsive Therapy in Geriatric Depression. In Postma, J.U. (Hg.): Depression in old age/Depressive Erkrankungen im Alter. JANSSEN-Symposium Gerontopsychiatrie – 16. Symposium der Europäischen Arbeitsgemeinschaft für Gerontopsychiatrie, Neuss: Janssen 1989, S. 143–150.

Bergener, K.: Depressionen im Alter: Entstehungsbedingungen, Symptomatologie, Diagnostik, Differentialdiagnostik. In Bergener, Klaus (Hg.): Depressionen im Alter, Darmstadt: Steinkopff 1986, S. 23–33.

Bergener, Manfred (Hg.): Psychogeriatrics, New York: Springer 1987.

Bonato, A.R.: Einführung von Biographiebögen, Altenpflege 1988 10, S. 657–660.

Brandt, H. und Dennebaum, E.-M., Rückert, W.: Stationäre Altenhilfe. Freiburg: Lambertus 1987.

Braun, U. und Halisch, R.: Pflegeplanung als Arbeitsstil, Hannover: Vincentz 1989.

Bron, B. und Lowack, A.: Mißbrauch und Abhängigkeit von Alkohol und Medikamenten im höheren Lebensalter. Zeitschrift für Gerontologie 1987, 20, 4, S. 219–226.

Buchheim, P.: Psychosomatische Ansätze in der stationären Rehabilitation von Herzinfarktpatienten. In: Bönisch, E. und Meyer, J.E.: Psychosomatik in der klinischen Medizin. Berlin, Heidelberg, New York, Springer 1983, S. 28–38.

Cooper, B. und Vinzelberg-Sommer, M.: Psychische Erkrankungen im Alter: Epidemiologie und Versorgungsbedarf. In Häfner, H. und Heimann, H. (Hg.): Gerontopsychiatrie, Stuttgart: Fischer 1981.

Coper, H.: Zum Problem der Abhängigkeit im Alter. In Radebold, H. (Hg.): Gerontopsychiatrie, 12. Tagung der Europäischen Arbeitsgemeinschaft für Gerontopsychiatrie, Kassel 1984, S. 229–242.

Dilling, H. und Weyerer, S.: Epidemiologische Aspekte von Sucht und Mißbrauch im Alter. In Radebold, H. (Hg.): Gerontopsychiatrie, 12. Tagung der Europäischen Arbeitsgemeinschaft für Gerontopsychiatrie, Kassel 1984, S. 243–270.

Dörner, K. und Plog, U.: Irren ist menschlich. Lehrbuch der Psychiatrie/Psychotherapie, 2. Aufl. Bonn: Psychiatrie-Verlag 1985.

Dorsch, F.: Psychologisches Wörterbuch. 1987.

DSM-III-R: Diagnostisches und Statistisches Manual Psychischer Störungen – Revision. Weinheim: Beltz 1989.

Erlemeier, N.: Suizidalität im Alter. Zeitschrift für Gerontologie 1988 21, 5, S. 267–276.

Fritschi, W.: „Ich bin jetzt wie ein Acker" – Wie ein Hirnschlag mein Leben veränderte. ORF Nachlese 1989/1, S. 10–14.

Giedke, H.: Schlafstörungen im Alter und ihre Behandlung. In: Häfner, H. und Heimann, H.: Gerontopsychiatrie. Stuttgart, S. Fischer 1981, S. 161–182.

Godderis, J.: Diagnostic Aspects of Depression in the Elderly. In Postma, J.U. (Hg.): Depression in old age/Depressive Erkrankungen im Alter. JANSSEN-Symposium Gerontopsychiatrie – 16. Symposium der Europäischen Arbeitsgemeinschaft für Gerontopsychiatrie, Neuss 1989, S. 13–24.

Gößling, S.; Österreich, K. und Cooper, B.: Versorgungsaufgaben bei alten Menschen und ihre Institutionen, in Kisker, K.P.; Lauter, H.; Meyer J.-E.; Müller, C.; Strömgren, E. (Hg.): Alterspsychiatrie, Berlin: Springer 1989, S. 347–374.

Grond, E.: Praxis der psychischen Altenpflege, München 1983 (3. Auflage).

Grond, E.: Die Pflege verwirrter alter Menschen. Freiburg: Lambertus 1985.

Haag, A.: Psychosomatische Aspekte funktioneller Störungen bei der Bewältigung von Verlusten im Alter. In: Bergener, M.; Kark, B.: Psychosomatik in der Geriatrie. Darmstadt, Steinkopff 1985, S. 25–31.

Hartmann, Y.; Schoenicke, K.; Schmidt-Schneider, J.; Trebert, M.: Altersdemenz – Verzicht auf Leben? Frankfurt/M.: Fischer Taschenbuch 1992.

Häfner, Heinz: Psychische Gesundheit im Alter, Stuttgart: Fischer 1986.

Häfner, H. und Heimann, H. (Hg.): Gerontopsychiatrie, Stuttgart: Fischer 1981.

Hebebrand, H. und Propping, P.: Genetic Factors in Depression in Old Age. In Postma, J.U. (Hg.): Depression in old age/Depressive Erkrankungen im Alter. JANSSEN-Symposium Gerontopsychiatrie – 16. Symposium der Europäischen Arbeitsgemeinschaft für Gerontopsychiatrie, Neuss 1989, S. 125–142.

Henderson, V.: Grundregeln der Krankenpflege, Frankfurt/M.: Deutsche Schwesterngemeinschaft 1963.

Herrmann, J.M.; Rassek, M.; Schäfer, N.; Schmidt, T.H.; von Uexküll, T.: Essentielle Hypertonie. In: von Uexküll, T. u.a. (Hg.): Psychosomatische Medizin. München, Wien, Baltimore, Urban & Schwarzenberg 1986, S. 715–742.

von der Horst, Rolf: Zur Diskussion gestellt: Angehörigenberatung. Altenpflege 1989/11 S. 652–656.

ICD 9 – Diagnosenschlüssel und Glossar psychiatrischer Krankheiten, 5. Auflage, korrigiert nach der 9. Revision der ICD (International Classification of Diseases), Heidelberg: Springer 1980.

ICD-10 – Internationale Klassifikation psychischer Störungen: ICD-10, Kapitel V (F), klinisch-diagnostische Leitlinien, Weltgesundheitsorganisation. Hrsg. von H. Dilling; W. Mombour; M.H. Schmidt. Verlag Hans Huber 1991.

Jaeger, J.: Trends in der stationären gerontopsychiatrischen Versorgung in der Bundesrepublik Deutschland, Z. f. Gerontologie, 1987, Bd. 20, Heft 4, Juli/August, S. 187–194.

Jolley, D.: The Prognosis of depression in late life – as seen by psychogeriatric services in Manchester. In Postma, J.U. (Hg.): Depression in old age/Depressive Erkrankungen im Alter. JANSSEN-Symposium Gerontopsychiatrie – 16. Symposium der Europäischen Arbeitsgemeinschaft für Gerontopsychiatrie, Neuss 1989, S. 41–56.

Jovic, N.: Das paranoide Syndrom während des Alterns. In: Uchtenhagen, A.; Jovic, N.: Psychogeriatrie. Heidelberg, Asanger 1988, S. 113–128.

Juchli, L.: Krankenpflege. Stuttgart: Thieme 1987.

Kastrup, M.: Depression in late life: A brief epidemiological overview. In Postma, J.U. (Hg.): Depression in old age/Depressive Erkrankungen im Alter. JANSSEN-Symposium Gerontopsychiatrie – 16. Symposium der Europäischen Arbeitsgemeinschaft für Gerontopsychiatrie, Neuss 1989, S. 1–12.

KDA 1989: Gesprächskreise und Seminare für pflegende Angehörige, Projektberichte und Kurzbeschreibungen. Zu beziehen vom Kuratorium Deutsche Altershilfe, An der Pauluskirche 3, 5000 Köln 1.

Kisker, K.P.; Lauter, H. u.a.: Alterspsychiatrie. Berlin: Springer 1989.

Knauer, E.: Alkohol- und tablettenabhängige Alterspatienten an einer Psychiatrischen Landesklinik. In Radebold, H. (Hg.): Gerontopsychiatrie, 12. Tagung der Europäischen Arbeitsgemeinschaft für Gerontopsychiatrie, Kassel 1984, S. 271–290.

Knobling, C.: Konfliktsituationen im Altenheim, Freiburg: Lambertus 1985.

Krauss, B.: Epidemiologie. In Kisker, K.P.; Lauter, H.; Meyer, J.-E.; Müller, C.; Strömgren, E. (Hg.): Alterspsychiatrie. Berlin: Springer 1989, S. 59–84.

Kruse, A. (1987a): Belastungssituationen im Alter und Möglichkeiten ihrer Bewältigung in Kruse, Lehr, Chr. Roth: Gerontologie – eine interdisziplinäre Wissenschaft, München: Bayerischer Monatsspiegel Verlagsgesellschaft, S. 77–112.

Kruse, A. (1987b): Kompetenz bei chronischer Krankheit im Alter. Zeitschrift für Gerontologie Bd. 20, Heft 6, Nov./Dez. 1987, S. 355–366.

Kruse, A.: Bewältigung von Krankheitssituationen. Altenpflege 1988/3, S. 169–173.

Kruse, A.; Lehr, U. und Roth, Ch. (Hg.): Gerontologie – eine interdisziplinäre Wissenschaft. München: Bayerischer Monatsspiegel Verlagsgesellschaft 1987.

Lehr, U.: Interventionsgerontologie. Darmstadt: Steinkopff 1979.

Lehr, U. (1987a): Sozialpsychologische Aspekte: Alter Mensch und Familie, in: Gerontologie – eine interdisziplinäre Wissenschaft, Hg.: A. Kruse, U. Lehr, Chr. Roth, Gerontologie, München: Kohlhammer 1987.

142

Lehr, U. (1987b): Subjektiver und objektiver Gesundheitszustand im Lichte von Längsschnitt-studien. In U. Lehr, H. Thomae (Hg.): Formen seelischen Alterns. Stuttgart: Enke 1987.

Lehr, U.; Thomae, H. (Hg.): Formen seelischen Alterns. Stuttgart, Enke 1987.

Mace, N.L. und Rabins, Peter V.: Der 36-Stunden-Tag, Bern: Huber 1986.

Maslow, A.H.: Motivation und Persönlichkeit, Olten: Walter 1977.

Oesterreich, K.: Psychiatrie des Alterns, 2. Aufl., Heidelberg: UTB 1981.

Oesterreich, K.; Wagner, O.; Hoyer, S.: Differentialdiagnose und Therapie der zerebralen In-suffizienz. Altenpflege 11 (1983), S. 570–574.

Oesterreich, K.: Verwirrtheitszustände. In: Kisker, K.P. u.a. (Hg.): Alterspsychiatrie. Berlin, Heidelberg, New York, Springer 1989.

Ostermann, K.; Radebold, M. und Schmitz-Scherzer, R. (Hg.): Lebensqualität und Alter. Kassel: Stauda 1986.

Postma, J.U. (Hg.): Depression in old age/Depressive Erkrankungen im Alter. JANSSEN-Symposium Gerontopsychiatrie – 16. Symposium der Europäischen Arbeitsgemeinschaft für Gerontopsychiatrie. Neuss: Janssen 1989.

Radebold, H. (Hg.): Gerontopsychiatrie. 12. Tagung der Europäischen Arbeitsgemeinschaft für Gerontopsychiatrie. Kassel: Janssen 1984.

Radebold, H. und Oesterreich, K.: Psychisch kranken alten Menschen helfen, Entwurf eines Curriculums. Kuratorium Deutsche Altershilfe (Hg.), o.J.

Radebold, H.: Die psychosomatische Sicht alternder Patienten. In: von Uexküll, T. (Hg.): Psy-chosomatische Medizin. München, Wien, Baltimore, Urban & Schwarzenberg 1986, S. 1079–1105.

Rassek, M.: Konversionssymptome im Alter, in Ostermann, K.; Radebold, M.; Schmitz-Scher-zer, R. (Hg.): Lebensqualität und Alter, Kassel: Stauda 1986, S. 145–151.

Reimann, R.: Anleitung zur Pflegeplanung und Pflegedokumentation, Velbert 1985 (zu beziehen bei: Verlag Krankenpflege, Deutscher Berufsverband für Krankenpflege, Arndtstr. 15, 60325 Frankfurt/Main).

Reisberg, B.: Brain failure: An introduction to current concepts of senility. New York: Free Press/Macmillan 1981.

Reisberg, B.: Dementia: A systematic approach to identifying reversible causes. Geriatrics 1986, 41 S. 30–46.

Reisberg, B.; Ferris, S.H.; DeLeon, M.M.; Crook, T. und Haynes, N.: Senile Dementia of the Alzheimer's Type. In Bergener, Manfred (Hg.): Psychogeriatrics, New York: Springer 1987, S. 300–336.

Remien, J.: Bestimmung der Arzneimittelabhängigkeit. Hg.: IKK-Bundesverband, Bergisch-Gladbach 1994

Rogner, O.; Frey, D.; Havemann, D.: Der Genesungsverlauf von Unfallpatienten aus ko-gnitionspsychologischer Sicht. Zeitschrift für Klinische Psychologie, 1987, Band XVI, S. 11–28.

Roper, Nancy: The Elements of Nursing, Edinburgh: Churchill Livingstone 1980.

Rückert, W.: Demographische Grundlagen zur Altenhilfe-Planung, in: Brandt, H.; Dennebaum, E.-M.; Rückert, W. (Hg.): Stationäre Altenhilfe, Freiburg: Lambertus 1987.

Saup, W.: Coping im Alter – Ergebnisse und Probleme psychologischer Studien zum Bewälti-gungserhalten älterer Menschen. Z. f. Gerontologie 1987, Bd. 20, Heft 6, Nov./Dez. S. 345–354.

Schmidt, T.H.; Adler, R.; Langosch, W.; Rassek, M.: Arterielle Verschlußkrankheiten: koronare Herzkrankheit, Apoplexie und Claudicatio intermittens. In: von Uexküll, T. u.a. (Hg.): Psy-chosomatische Medizin. München, Wien, Baltimore, Urban & Schwarzenberg 1986, S. 650–690.

Schmitz-Moormann, K.: Alkoholgebrauch und Alkoholismusgefährdung bei alten Menschen. Geesthacht: Neuland 1992

Schüffel, W. und von Uexküll, T.: Funktionelle Syndrome im gastrointestinalen Bereich. In von Uexküll, Thure (Hg.): Psychosomatische Medizin, 3. Aufl. München: Urban & Schwarzen-berg 1986, S. 523–534.

Schulte, W. und Tölle, R.: Psychiatrie: Springer 5. Aufl. 1979.

Six, P.: Psychische und somatische Folgen der Demenz vom Alzheimertyp. In: Uchtenhagen, A.; Jovic, N. (Hg.): Psychogeriatrie, Heidelberg: Asanger 1988.

Soeder, M.: Erfahrungen mit älteren Abhängigkeitskranken. In Radebold, H. (Hg.): Geronto-psychiatrie, 12. Tagung der Europäischen Arbeitsgemeinschaft für Gerontopsychiatrie, Kas-sel: Janssen 1984, S. 291–300.

Spiegel, R.: Einführung in die Psychopharmakologie. Bern: Huber 1988.

Stumpfe, K.-D.: Psychodynamik des Selbstmordes im Alter. Zeitschrift für Gerontologie 1988, 21, 1, S. 45–51.

Uchtenhagen, A. und Jovic, N. (Hg.): Psychogeriatrie. Heidelberg: Asanger 1988.

Von Uexküll, Thure (Hg.): Psychosomatische Medizin. 3. Auflage. München: Urban & Schwarzenberg 1986.

Wolf, S. und Wolff, H.B.: Human gastric function. New York: Oxford University Press 1947.

Anhang

Biographiebogen (nach Bonato 1988)

Die hier abgedruckte Fassung zielt auf die Situation der Heimaufnahme und bezieht sich sowohl auf lebensgeschichtliche Daten als auch auf die Situation kurz vor dem Umzug. Für die Verwendung in anderen Zusammenhängen läßt sich der Bogen je nach Bedarf leicht umstellen, kürzen oder ergänzen. Die Angaben aus dem Biographiebogen sollten Bestandteil der Pflegedokumentation sein. Es sollten hier allerdings nur Daten und Fakten notiert werden. Nicht schriftlich fixiert werden sollten Schlußfolgerungen und Interpretationen. Dies vermeidet voreilige Festschreibungen oder die Zementierung von Fehlinterpretationen.

1. Bisheriger Lebensweg

Name _____

Geburt _____
       Datum   Ort

Kindheit _____
       Elternhaus   Ort

_____

_____

Herkunftsfamilie

Eltern _____   Geschwister _____

_____   _____

_____   _____

Schule _____
       Art   Abschluß

Berufsbildung _____
       Art   Abschluß

Beruf _____
          Berufsjahre/Berufswechsel

_____
                                Pensionierung

Familiengründung _____

                                Ehepartner

Kinder _____   Enkelkinder _____

_____   _____

_____   _____

2. Persönliche Lebensereignisse und besondere Interessen

Krankheiten

_____
eigene   von Angehörigen

_____   _____

_____   _____

Todesfälle

_____
Eltern   Ehepartner

_____
                         Kinder

Geschwister

_____   _____

_____   _____

Umzüge/Flucht _____

_____

_____

Reisen/Urlaub _____

_____

Hobbys/Vereinszugehörigkeit _____

_____

3. Erlebnis des Zeitgeschehens

1. Weltkrieg _____

_____

_____

Nachkriegszeit _____

_____

Nationalsozialismus _____

_____

_____

2. Weltkrieg _____

_____

_____

Nachkriegszeit _____

_____

Aufbau der Bundesrepublik _____

_____

_____

4. Situation kurz vor der Heimaufnahme

Wohnverhältnisse
vor Heimaufnahme _____

_____

_____

Krankenhaus _____
          (Kurz vor Heimaufnahme im Krankenhaus? Grund?)

Bezugspersonen _____

_____

_____

_____

(Verhältnis zu Bezugspersonen jetzt)

Orientiertheit

Örtlich _____
      (Wohnung, Umgebung, ggf. Krankenhaus)

_____

Zeitlich _____
      (Tageszeiten, Wochentage, Jahr, Alter)

_____

Situativ _____
      (Verkehr, Kontakte, Veranstaltungen)

_____

zu Personen _____
        (Freunde, Verwandte, Pfleger, Beruf)

_____

148

Selbsthilfe _____
(Waschen, Anziehen, Inkontinenz, Essen, Trinken)

_____

_____

(Im Haushalt: Bettenmachen, Staubwischen, Spülen . . .)

_____

Motivation _____
(Wie aktiv kümmerte er/sie sich um sich selbst)

_____

Grund des Einzugs ins Pflegeheim _____

_____

_____

5. Sonstiges

_____

_____

Sachverzeichnis